INTELIGENCIA
SOMÁTICA

RISA F. KAPARO

INTELIGENCIA SOMÁTICA

Arte y práctica de la atención corporal

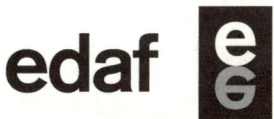

MADRID - MÉXICO - BUENOS AIRES - SAN JUAN - SANTIAGO
2014

© 2012. Risa F. Kaparo, *Awakening Somatic Intelligence,* publicado por North Atlantic Books
© 2014. De esta edición, Editorial EDAF, S. L. U. Jorge Juan, 68. 28009, Madrid, por acuerdo con BookBank, S. L., Agencia Literaria, Madrid
© De la traducción, Mariano José Vázquez

Diseño de la cubierta: Gerardo Domínguez

Advertencia de la editorial

Este libro proporciona información sobre posibles métodos preventivos y de cuidado de la salud y autoayuda. Todo aquel que decida aplicarlos lo hace bajo responsabilidad propia. El objetivo de la autora y del editor no es el de diagnosticar o proporcionar recomendaciones terapéuticas. Los métodos descritos en este libro, así como los ejercicios explicados, no están destinados a sustituir el tratamiento médico profesional para los problemas de salud.

Editorial Edaf, S. L. U.
Jorge Juan, 68. 28009 Madrid, España
Tel. (34) 91 435 82 60 - Fax (34) 91 431 52 81
http://www.edaf.net
edaf@edaf.net

Algaba Ediciones, S.A. de C.V.
Calle 21, Poniente 3223, entre la 33 Sur y la 35 Sur
Colonia Belisario Domínguez
Puebla 72180, México
Teléfono: 52 22 22 11 13 87
edafmexicoclien@yahoo.com.mx

Edaf del Plata, S. A.
Chile, 2222
1227 Buenos Aires (Argentina)
edafdelplata@edaf.net

Edaf Antillas / Forsa
Local 30 A-2
Zona Portuaria Puerto Nuevo
San Juan PR00920
(787) 707-1792

Edaf Chile, S. A.
Coyancura, 2270, oficina 914. Providencia
Santiago, Chile
edafchile@edaf.net

Queda prohibida, salvo excepción prevista en la ley, cualquier forma de reproducción, distribución, comunicación pública y transformación de esta obra sin contar con la autorización de los titulares de propiedad intelectual. La infracción de los derechos mencionados puede ser constitutiva de delito contra la propiedad intelectual (art. 270 y siguientes del Código Penal). El Centro Español de Derechos Reprográficos (CEDRO) vela por el respeto de los citados derechos.

Mayo de 2014

ISBN: 978-84-414-3382-3
Depósito legal: M-13009-2014

PRINTED IN SPAIN   IMPRESO EN ESPAÑA
COFAS, S. A. - Móstoles (Madrid)

Para Deanna,
y para las futuras generaciones.
Y en memoria
de Vanda Scaravelli.

Dedico este libro al despertar de todos los seres.
Y a todos los maestros que nos han precedido.

Permisos

Los editores generosamente han otorgado permiso para usar extractos de los siguientes trabajos registrados con derechos de autor:

De *The Poetics of Reverie* por Gaston Bachelard, traducido por Daniel Russell, Copyright © 1969, por Grossman Publishers, Inc. Orig. Copyright © 1960 por Presses Universitaires de France. Usado con el permiso de Viking Penguin, una división de Penguin Group (USA) Inc.

De *Messages From Water*, Vol. 1, Masaru Emoto. Copyright © 1999. Hado Kyoiko Sha Co., Ltd. Reimpreso bajo permiso de Office Masaru Emoto, LLC.

De *And There Was Light: Autobiography of Jacques Lusseyran, Blind Hero of the French Resistance*, Jacques Kysseyran. Copyright © 1998. Morning Light Press. Reimpreso bajo permiso de Morning Light Press.

De *Natural Liberation: Padmasambhava's Teachings on the Six Bardos*, Padmasambhava. Traducido por B. Alan Wallace. Copyright © 1998. Wisdom Publication. Reimpreso bajo permiso de The Permissions Company, Inc., en nombre de Wisdom Publications, www.wisdompubs.org.

De *Waking: A Memoir of Trauma and Transcendence*, Matthew Sanford. Copyright © 2008. Rodale Books. Reimpreso bajo permiso de Rodale Books.

De la revision de *The Body Electric* por Robert O. Becker, MD y Gary Selden, por autores de www.newtreatments.org. Reimpreso bajo permiso de Etwald Goes.

De *The Essential Rumi*, Coleman Barks/John Moyne. Copyright © 2004. HarperCollins Publishing. Reimpreso bajo permiso de Coleman Barks.

James Oschman (1983), «Structure and Properties of Ground Substances», *American Zoologist* 24, pp. 199-215.

Índice

Agradecimientos 15

Prólogo, por Rick Hanson, PhD 21

Prólogo, por James L. Oschman, PhD 23

Introducción: Percepciones de los Antiguos 27

PARTE I
La Inteligencia Somática es su patrimonio natural

Capítulo 1. El amanecer comienza en los huesos 41
    Mi viaje sanador: Desde un dolor paralizante a una libertad y vitalidad cada vez más grandes 44
    Guiada por un ciego 46
    El poder sanador del estar presente 50

Capítulo 2. Principios fundamentales del Aprendizaje Somático: Ciencia y práctica del despertar de la Inteligencia Somática .. 55
    Neuroplasticidad 58
    La atención incorporada 60
    El don de la encarnación 61
    Proprioceptión 64
    La primacía de la percepción y las creencias: Una nueva biología 67
    Estar presente. Encarnar el Infinito 70

Diferenciación 73
La iluminación propioceptiva 74

Capítulo 3. Captar la sabiduría natural de la conciencia incorporada. 79

Ciclos de aprendizaje y habituación 81
Autopoiesis 83
Una nueva perspectiva de curación, una nueva forma de vivir . . 85
Consecuencias 91
Las meditaciones somáticas 94
La transformación de su relación con la gravedad y el envejecimiento 96
Asociarse con la gravedad lo llevará a una nueva realidad . . . 97

Capítulo 4. El abrazo 103

Una fábula 105
Soberanía 114

Capítulo 5. La invitación: Nazca lentamente 123

La práctica como crisálida 124
Esfuerzo 125
La disciplina como una forma de amor 126
Encontrarse y perderse uno mismo 127
Desarrollar la ecología del afecto 129
Diferenciación 132
Cómo valorar su práctica 133
Investigaciones sobre lesiones y curación 139
Captar la inteligencia somática en una curación no-local . . . 145

PARTE II
Reorganice su estructura, reorganice su vida

Capítulo 6. Haciendo surf con la gravedad sobre las ondas de la respiración 153

Respirar y nacer 156

El pulso de la vida 157
   Localizar los diafragmas 158
   El mito del «hacer una respiración profunda» 159
Activar el peritoneo para hacer flotar los órganos y el esqueleto. 160
Sintiendo la linfa 163
Diferenciar los diafragmas 164
El surf de la gravedad y la práctica del alargamiento espinal .. 166
   Anclar el sacro 167
   Anclar la base del cráneo y los pies 168
   La exhalación: el flotar de los huesos 168
   La inhalación 169
Una variante: La respiración de serpiente 170
Consecuencias 171

Capítulo 7. Ejercicios para hacer a la hora de acostarse 175
   Redistribuya los recursos internos. Realinee su energía 177
   Ejercicios nocturnos al acostarse: 5-20 minutos 178
      Rápida liberación espinal 180
      Exploración de la referencia gravitatoria 185
      Ejercicio de postura cambiante con una pelota 188
      Secuencia Uno: Torso superior, brazo y cabeza 192
      Secuencia Dos: Pelvis y piernas 193
      Secuencia Tres: Tórax, hombro y cadera 193
      Secuencia Cuatro: Apertura del corazón y la pelvis 194
   Ejercicios matinales antes de levantarse 197
   Meditación somática del sueño 198
   Al levantarse de la cama 201
   Consecuencias 202

Capítulo 8. Ejercicios matinales 209
   Disposición para los ejercicios matinales 209
   Ejercicios matinales, 20-40 minutos 210

Series de alargamiento 210
Sentarse doblándose hacia adelante (Uttanasana) 220
Meditación sentada 223
Sentir la Ola: Introducción a la Cola del Escorpión 224
La postura del niño 228
Percibir los órganos pelvianos 229
Secuencia LUV 231

Consecuencias 239

PARTE III
El arte y la práctica del Aprendizaje Somático: Ejercicios para cualquier momento y cualquier lugar

Capítulo 9. Ejercicios para cualquier momento y para cualquier lugar: De pie. 249

Transformar su relación con la gravedad 252

Exploración de la consulta-gravedad (De pie) 254
Situación neutral (Posición parada) 257
Acercarse al horizonte desde la posición de pie 261
Restablecer la respiración natural (De pie) 263
Rápida respiración espinal (De pie) 265
Apertura del corazón 270
Alargamiento espinal (De pie, sin doblar las rodillas) 272
De pie y echado hacia adelante 273

Capítulo 10. Ejercicios para cualquier momento y para cualquier lugar: Caminando 283

Caminata lenta 286
Caminata rotatoria con movimiento de brazos 288
Caminata natural 291
Caminando cuesta arriba 292
Caminando cuesta abajo 292
Movimiento ideokinético 293
Correr 294

Capítulo 11. Ejercicios para cualquier momento y para cualquier lugar: Sentarse 299

    Sentarse en una silla 300
    Encontrar posición neutra (Sentado) 304
    Acercarse al horizonte (Desde la posición sentada) 306
    Alargamiento espinal (Sentado) 308
    Sentado hacia adelante 311
    Rápida relajación espinal 315
    Meditación de la atención 320
    Integrar sus ejercicios en la vida diaria 321
        El comer 321
        El escribir 323
        Ante el ordenador y ante un teclado 324
        Conducir un vehículo 327

Capítulo 12. Cambiando niveles. Cambiando paradigmas 331

    Espiral desde posición tumbada a posición sentada 332
    Espiral desde posición sentada a posición tumbada 333
    La cola del escorpión 334
    Media espiral y levantarse 337
    Doblándose hacia el suelo desde la posición de pie 338
    Espiral desde posición erguida al suelo 340
    Sentarse en una silla desde la posición erguida 341
    Levantarse desde la posición sentada 341

PARTE IV
Profundizando en sus ejercicios

Capítulo 13. Profundizando en el diálogo 349

    Autofacilitación mediante el toque 349
    Integrando otras formas de percepción 352
        Autofacilitación en posición supina 353
        Autofacilitación utilizando la posición pélvica con alargamiento sobre sábana o cojín 355

Limpieza de los ganglios linfáticos y del tejido pectoral 359
Retorno a la posición supina 360
Abrazarse el bajo vientre 361

Elongaciones facilitadas: Rápido perfil 368
Facilitar a otros 370

Facilitación compartida desde las posiciones rectas (sentada y de pie) 371
Curación de traumas e integración de sentimientos mediante el Abrazo 374

Resumen 375

GLOSARIO 377

Agradecimientos

Quiero mostrar mi agradecimiento a mi querido amigo y mentor, el Hermano David Steindl-Rast, que me enseñó lo que es la gratitud y la disponibilidad. Decía que «la disponibilidad es la expresión del desapego con respecto al tiempo», y que «la disponibilidad… no es el privilegio de aquellos que pueden disponer de tiempo, sino la virtud de quienes conceden a cada cosa que hacen el tiempo que realmente necesita».

Cuando me encontré por primera vez con el Hermano David, un benedictino y monje budista, me preguntó sobre mi práctica espiritual. Le dije que aunque había empezado mis prácticas budistas muy en serio en 1969, todo cambió en 1979, tras haber tenido la oportunidad de participar en algunos diálogos con Jiddu Krishnamurti. Desde entonces había estado caminando por un camino sin fronteras…, aprendiendo a —como solía decir el propio Krishnamurti, utilizando las palabras de Buda, «Ser una luz para uno mismo»—. Aunque he sentido profundamente en mí la sabiduría de muchos maestros de múltiples tradiciones, no sigo una religión en particular. Sin embargo, mi vida ha evolucionado hasta el punto de adquirir un serio compromiso diario con el arte y la práctica del despertar, en el que todas las actividades de la vida, todas mis relaciones y, por supuesto, todos los elementos naturales me sirven como pórticos para profundizar en la presencia de la plenitud. El Hermano David me dijo entonces que no era que yo careciese de una tradición, sino que, por el contrario había llegado a la tradición perenne: a la tradición de la mística universal.

Dicho lo que antecede, quisiera mencionar que la apasionada investigación que ha sostenido mi atención durante más de cuarenta años se ha visto enriquecida por las múltiples disciplinas que he practicado y por los muchos y maravillosos mentores que «el río del servicio» ha puesto en mi camino. Quiero mostrar aquí mi más profunda gratitud a mi propio linaje y a los maestros que de forma más profunda y personal influyeron en mi vida.

Al final de este libro incluyo una segunda lista de agradecimientos para quienes estén interesados en conocer los muchos amigos y mentores que han influido en el desarrollo de este trabajo.

Profundo agradecimiento hacia todos:

Quiero mostrar mi agradecimiento y profundo respeto a mi familia, por el don precioso de compartir juntos esta vida. Y a todos mis antepasados (judíos de la Europa del Este) que vivieron situaciones extremas y descubrieron «¿Qué puedes dar que nunca se pueda perder?»[1]. Reclamo su valor y solicito su bendición para hacerte este ofrecimiento, ya que cuanto ahora experimentemos constituye la única razón de nuestra existencia. Quiero mostrar mi profundo agradecimiento a mi hermana Deanna. La intensidad del amor que siento por ella me ayuda a superar todos los obstáculos.

Me inclino agradecida y respetuosa ante mis amados maestros. Al pasarte su legado apelo a la invisible entraña de los grandes linajes que ellos incorporaron para proporcionarte refugio y alimento. En primer lugar mi profundo respeto al Buda, al Dharma y al Shanga. A todos mis maestros budistas, cuyas prácticas seguí durante cuarenta años, en especial a Thich Nhat Hanh, Sakyong Mipham, Lama Tsewong Sitar, Anam Thubtchen, Trudie Goodman, Daniel Brown y Tenzin Palmo.

A Jiddu Krishnamurti, que transformó mi práctica espiritual mediante el don de una atención sin fisuras. A su querido amigo, el físico teórico David Bohm, que me proporcionó los fundamentos científicos para mi trabajo de curación y transformación, y una profunda comprensión de nuestro proceso intelectual. He tenido el don de compartir muchas investigaciones con él y con Krishnamurti, al igual que con otros pioneros que han sabido transformar el arte del diálogo en un práctica espiritual moderna —Carl Rogers, Patrick DeMari y Bill Isaacs— mientras yo desarrollaba una de las disciplinas de *Somatic Learning* como una forma de meditación social, *Covenants of Co-Presence: A Yoga Dialogue.*

Krishnamurti también me presentó a otra querida amiga que se convirtió en mi cordial maestra, Vanda Scaravelli. Para ella mi profundo respeto y mi afecto más cálido. Ella me guió en las prácticas del yoga que transformó profundamente mi relación con la gravedad y con el tiempo. Podría resumir su enseñanza en un koan: Tiempo infinito, ninguna ambición. Ninguna ambición, tiempo infinito.

Aunque ella puso a prueba mi resistencia desde el principio con ejercicios extenuantes, no soportaba verme agotada. Se produjo un punto de inflexión cuando yo dejé de *intentar hacer* lo que ella me pedía, y empecé a sentir como ella sentía, recibiendo el apoyo de la gravedad y del suelo, sintiendo la ola que interpenetraba los movimientos, y percibiendo la totalidad con cada respiración. Le estoy profundamente agradecida por la extraordinaria oportunidad de convivir y practicar a su lado varias horas en días alternos durante veinticinco años. Ignoro si habría llegado a aprender tanto de ella si me hubiera limitado a recibir las clases que daba a otros estudiantes. Mi respetuoso agradecimiento también a sus maestros, BKS Iyengar y TKV Desikachar, y al maestro de ambos, Sri T. Krishnamacharya, quien, con sus enseñanzas, transformó la devoción en práctica.

Al regreso de Europa me tomé otro año sabático para profundizar en mis investigaciones, al tiempo que vivía con dos notables personas: Emilie Conrad Da'oud y el doctor Gary David. Su amistad ha representado para mí una bendición que supera las palabras. Mi respeto para Emilie, la visionaria de la Continuum Dance Meditation. Emilie y yo compartíamos la misma pasión por plasmar el espacio, y nuestra exploración del movimiento intrínseco nos llevaba con frecuencia a océanos inexplorados. Aprecio tanto su fraternidad como su trabajo. Gary, un profesor brillante y creativo de Epistémica —un método para el desarrollo de la conciencia en el obrar— me abrió los ojos al proceso de la abstracción. Quiero mostrar mi respeto hacia él y hacia su maestro, Samuel Bois, y a Alfred Korzybski, fundador de la Semántica General. Mis conversaciones con Gary, que duran ya treinta años, han servido también para profundizar en mi conocimiento de la Affect and Script Theory. También quiero expresar mi profundo agradecimiento a sus maestros, Donald Nathanson y Silvan Tomkins.

Mi agradecimiento a la próxima generación:

A los terapeutas, educadores, estudiantes y clientes que he tenido el honor de guiar y que han constituido mis mayores maestros a lo largo de los años. Quiero agradecer especialmente a los estudiantes y practicantes del Aprendizaje Somático que me ayudaron en la redacción de este libro y en la producción de vídeos, que contribuyeron con sus propios escritos y participaron en sesiones fotográficas. Esta lista incluye a Shosanah, Neil, Tore, Chanterel, Beorn Chanters, Lisa Chipkin, Tatiana y Humberto De Blanco, Reka Foss, Carrie, Scott, Tyler, Gage y Kolea Rautman, Sophie y John Alexander, Nancy Margulies, Martin Mazzanti, Toni Mazzanti, Ron Harwin, DC, Jarvin Heiman, MD, Mark Wilson, OMD, Andrea Fuchilieri, Kat Zandvakili, Larry, Anna Marie, Margaret y Khaterine Boucher, DJ Colbert, David Andrighetto, Katherine Elijah, Katrama Brooks, Sharee Anderson, Shakira, Mark y Pua Freeman, Steve, DJ y Angelie Star, Tim Star, Steve y Trudy Bhaerman, Shakti Gawain, Robert Rowen, MD, Joan Levy, Joan y Andrew Thompson, Ursula Lamberson, Elaine Valios, Gitta y Kane Mirkus, Alain y Jody Herriot, Patrick Deluz, Peter Clarke, Jeff Groethe, Leslie Deluz, Frieda Elliot, Paula Jeane, Pam y Clarke Bell, Stan Nielson, Julie Ireland, Sally Mabelle, Ron Moshontz, Chad Bennett, Ellen Wolfe, Carol Yamasaki, Aki Creelman, Joelle Yzquierdo, Adrienne Mohr, Teresa Lumiere, Lynn Dhority y Shavan Bill Peay.

Agradecimiento a mis amigos:

A mis queridos amigos Kay Snow Davis y Robbie Engleman, que fallecieron mientras se escribía este libro…, y con quienes compartí deliciosas horas de hermandad.

A Lisa Alpine, una coconspiradora con la que compartí mi primer despacho de escritura y con la que inicié este manuscrito hace unos treinta años. Al doctor Gail Shafarman, brillante psicólogo, poeta y escritor con quien tuve el privilegio de compartir un despacho durante los últimos veinte años y de quien recibí sabios consejos. A mi querido amigo el doctor David Surrenda, con quien empecé a escribir una versión del manuscrito y con quien disfrutaría toda oportunidad de cocreación. A Donna Genuth, una de mis estudiantes, que me pidió sentarse a mi lado mientras yo escribía. Su amorosa presencia me permitió escribir a una persona real con la que sentí más una conexión muy profunda que una hipotética oyente.

A mi fiel protegido Steve Star, que se ofreció a continuar sentándose conmigo en el puesto de Donna cuando esta dejó la isla, y que continuó trabajando conmigo durante algunas semanas a lo largo de varios años. El marco de su invariable interés me sirvió de inspiración para mis escritos con la intimidad de dos amigos que pasean juntos por un jardín, gozando mutuamente de todos los placeres que otorga la Naturaleza y la amistosa compañía. Su atención me permitió no divagar, sino seguir la inspiración de lo que surgía, sin miedo a perder el hilo conductor. Difícilmente podré expresar el grado de mi agradecimiento al hacerle partícipe de esta transmisión, practicando con él de la forma que lo hice con Vanda.

A todos cuantos me ofrecieron generosamente su apoyo y sus sugerencias editoriales a lo largo del trabajo: Dana Ullman, Shakti Gawain, Christina Crawford, Ellen Wolfe, Steve Bhaerman, Sherrin Bennett, Larry y Anna-Marie Boucher, Bill Unger, Stan Friedman, Stuart Bell, Joyce Jenkins, Shara Ackerman, Joss Hecht, Peter Howard, Carla King y, especialmente, al doctor David A. Lawrence por su apoyo editorial. A Michael Malter y Peter Beren por su asesoría legal y editorial.

Y a Sergio Baroni mi agradecimiento por la sinceridad de su profundo interés y vivo entusiasmo, que me ayudaron a dar los últimos toques al manuscrito y poder verlo con una fresca mirada. Su entrañable dedicación y sabias reflexiones dieron lugar a que en estas páginas se manifestara la voz del poeta que él veía en mí.

Mi respeto y mayor gratitud a Charles Davis por su fotografía y su esmerado arte videográfico. Y, por sus contribuciones artísticas, a Brian Zeiglar, en fotografía; a Maurice Wren, Danny Hashimoto y Jeremy Sutton en pintura y fotografía; Jeffrey Towsend, videografía; Ralph Adamson, pinturas; Richard Greninger, videografía; y los dibujos de Nancy Margulies.

A Andrew Alvarez, mi ángel de múltiples talentos, que con su habilidad, calma y generosa presencia me ayudó en casi todos los aspectos a la hora de completar esta obra.

A mis editoras Jessica Sevey y Kathy Glass, a la diseñadora Suzanne Albertson y a toda la maravillosa gente de North Atlantic Books, por su amable atención.

A Rick Hanson, PhD, y a James Oschman, PhD, por contribuir con sus cálidas notas.

A suzanna Gratz, mi querida amiga y agente de Inspiring Promotions, que ha seguido fortaleciéndome e inspirándome para publicar esta obra.

Por último, pero no por ello menos importante, mi agradecimiento a ti, querido lector. Difícilmente puedo expresar la inmensa gratitud que siento hacia todos los extraordinarios maestros que he tenido la suerte de tener. Pero tú no necesitas viajar hasta los confines de la Tierra para poder comprender y practicar la inteligencia somática. Tras haber dedicado mi vida a este aprendizaje me produce un inmenso placer recoger la cosecha de estos ejercicios y de las tradiciones de gran sabiduría para ofrecértelas en este libro.

> Oh, el consuelo, el inexpresable consuelo de sentirse seguro con una persona, de no tener que sopesar los pensamientos ni medir las palabras, sino de poder verterlas abiertamente, tal como son, con su paja y su grano, seguro de que una mano fiel sabrá cernirlas, conservando lo valioso y, con un soplo amable, soplará el resto.
>
> DINAH MARIA CRAIK, de su poema «Amistad»

Prólogo

por Rick Hanson,
autor de *Buddha's Brain: The Practical Neuroscience of Happiness, Love and Wisdom*

En las culturas occidentales ha existido una tendencia histórica a considerar el cuerpo humano de dos formas contradictorias: como una fuente de placer, pero también como un elemento pecaminoso y categóricamente distinto de la mente «más sutil».

Afortunadamente, en las últimas décadas se han producido diversos esfuerzos, intelectuales, psicológicos y espirituales, con el ánimo de establecer un puente entre estas dos visiones, a fin de lograr un compromiso más integrador del cuerpo. Por ejemplo, tanto filósofos como neurocientíficos han superado el dualismo cartesiano de mente-cuerpo; los psicólogos, por su parte, han realizado estudios en el emergente campo de la «cognición incorporada»; y los terapeutas han creado poderosos tratamientos cuerpo/mente para los traumas y otras patologías.

El libro de la doctora Kaparo añade un esfuerzo más a estos descubrimientos, basándose tanto en los últimos hallazgos de la ciencia del cerebro como en la antigua sabiduría de las tradiciones perennes. Como experimentada clínica que es ha desarrollado el raro don de transformar ideas sofisticadas en algo sumamente accesible. De este modo, conjugando esas teorías con elementos simples y prácticos, la gente puede lograr que su cuerpo sea más sabio y, por consiguiente, conseguir que sus vidas mejoren. Ella posee el genio —palabra que no suelo utilizar frívolamente— del conocimiento del cuerpo y su lenguaje.

El cúmulo de investigaciones que tuvo lugar durante la pasada década ha revelado el poder de la mente para modificar la estructura del cerebro. Por ejemplo, los estudios han mostrado que la cuidadosa atención que la doctora Kaparo ofrece a sus lectores puede, literalmente, aumentar el córtex en dos regiones clave, construir millones de nuevas sinapsis en el córtex anterior (frontal) —que incrementa el control de la atención y la integración del pensamiento y el sentimiento— y en la ínsula, la cual aumenta a su vez la autoconciencia y la empatía hacia los sentimientos ajenos. Adicionalmente, la profundización en la afectividad y en la intimidad que uno experimenta consigo mismo y con los demás mediante los ejercicios que nos muestra, está asociada con el incremento del flujo de la oxitocina, un neourotransmisor hormonal que favorece el amor y la bondad.

En su libro, Risa Kaparo manifiesta un gran respeto ante la sabiduría natural del cuerpo; constituye la guía de una gran terapeuta, al tiempo que es un detallado manual operativo para la curación del dolor y para el despertar de la dicha. Me he beneficiado personalmente de su trabajo y lo recomiendo profundamente al lector.

Prólogo

por JAMES L. OSCHMAN,
autor de *Energy Medicine: The Scientific Basis*

> El movimiento y el arte se inspiran mutuamente. El proceso creativo de vivir el arte, el movimiento y la vida de cada uno es el mismo.
>
> BARBARA MINDELL

A una edad temprana me sentí fascinado por los exploradores que habían sido los primeros en llegar a donde nadie había llegado antes. Mi primera visita a una biblioteca me proporcionó la ocasión de leer *Half Mile Down*, la obra de William Beebe. Me sentí fascinado con sus descripciones de las criaturas luminiscentes de los mares abisales que nunca se habían visto antes y cuya existencia ni siquiera se sospechaba. Me sentía como si estuviera con el autor en su batiscafo, explorando nuevas y misteriosas clases de vida y compartiendo con él el asombro por las sorprendentes criaturas que habitaban e iluminaban las profundidades de un mar tenebroso. ¡Qué aventura!

Una excitación parecida tendrán todos aquellos que investiguen las profundidades de la vida, que nos revela otra de las auténticamente grandes exploradoras de nuestro tiempo: Risa Kaparo. Aquí las profundidades acuosas del yo y las relaciones se ven sondeadas por una aventurera de gran valor y sabiduría. Se trata de un viaje comparable en sorpresas y excitación al vivido por otras almas intrépidas que han expuesto, a lo largo del tiempo, los ocultos lugares que se encuentran en nuestro planeta, y también dentro de nosotros mismos. Seguir a la doctora Kaparo en su viaje de descubrimiento no requiere un batiscafo, ni un buque especial o un microscopio; solamente se necesita un vehículo que todos poseemos, el cuerpo humano, con todos los misterios que pocos han explorado tan profunda, amorosa y enteramente como lo ha hecho ella. Resulta emocionante que haya decidido dar el paso de compartir su viaje con todos nosotros en este libro tan brillantemente escrito. Es obvio que su coraje al exponer las profundidades del cuerpo/mente procede de un inmenso amor y afecto por todos aquellos que queramos seguir el viaje que ella nos ha mostrado.

Es un honor que algunas de las exploraciones que he realizado con mi esposa, Nora, iluminen parte del notable viaje de la doctora Kaparo. La investigación científica que ella menciona representa una síntesis de introspecciones pertenecientes a muy diversas disciplinas. Nuestro descubrimiento clave es la interconexión de *la matriz viviente,* la fábrica molecular que se extiende por todo nuestro cuerpo y que constituye el corazón y la esencia de lo que denominamos *holismo*. Porque nuestros cuerpos reflejan la continua e interconectada estructura de la naturaleza a todos los niveles de la escala, desde las partículas subatómicas hasta las galaxias distantes.

El concepto de la matriz viviente nace del estudio de la anatomía microscópica y de la interconexión de nuestras células y tejidos, combinada con las observaciones e introspecciones de los terapeutas que interactúan con el cuerpo humano a través del tacto, la energía y el movimiento. La matriz viviente recoge y archiva todos nuestros traumas, grandes y pequeños, el estrés y el agobio de la vida, los daños, las enfermedades, las actitudes emocionales, las elecciones y los hábitos. Operando silenciosamente al fondo de nuestra atención neurológica normal, la «concienciación matriz» proporciona la base para que vivenciemos el exterior y el interior de nosotros mismos. Las heridas que hemos tenido acumulan y comprometen nuestra creatividad, nuestra alegría y nuestra longevidad. El aprendizaje somático es la forma que la doctora Kaparo descubrió para concienciarnos de nuestros reservorios ocultos de estructuras y movimientos, facilitando el hecho de que podamos hacer volver las manecillas del reloj de la vida hasta el notable e integral funcionamiento con el que hemos nacido. El proceso de autorrenovación no incluye tanto las cosas fijadas como la inclusión de la restauración de nuestra perfección innata y de nuestros infinitos potenciales. Existe una sinergia en este proceso, de modo que a medida que se restaura una pieza de nuestro ser y recobra su plena vitalidad, también el resto de las piezas tienden a alinearse. El emergente campo de la epigenética nos enseña que los resultados del Aprendizaje Somático se filtran a través de la matriz viviente en nuestro ADN, encendiendo y apagando distintos tipos de genes. Todo aquel que practique la metodología desarrollada por la doctora Kaparo, incluyendo a los practicantes de cualquier forma de terapia, se verán beneficiados por la sabiduría práctica contenida en este libro.

La matriz viviente es un concepto útil para algunos, pero desconocido por la mayoría. La doctora Kaparo ha animado esta matriz, le ha dado vida y movimiento. Sus herramientas son simultáneamente creativas, intuitivas y poéticas, una síntesis expansiva y dinámica. En su trabajo ella actúa en la delicada y misteriosa interfaz existente entre lo conocido y lo desconocido. Se llena de valor y de la profunda confianza de los poderes de la intuición para caminar por el filo sin caer, un proceso al que ella se refiere como *presenciar*, un proceso que todos cuantos lean este libro pueden aprender y dominar. Cuantos se lancen a esta aventura disfrutarán de la propia y directa experiencia de sorprendentes percepciones y resultados.

Introducción
Percepciones de los Antiguos

Durante muchos años contemplé las aguas del magnífico océano Pacífico desde mi hogar en la isla de Kaua'i, y me sentí inspirada por los antiguos polinesios que migraron dieciocho siglos antes desde las Marquesas a las Islas Hawai[1]. Imagínese que es usted uno de ellos, arrodillado en una canoa de mimbre, sin la ayuda del menor equipo de navegación. Sus antepasados encontraron una corriente marina que los llevaba a través del Pacífico hasta esas pequeñas islas rodeadas por más de dos mil millas de mar en todas direcciones. Puesto que su canoa no puede transportar muchas provisiones, la precisión de su navegación constituye la diferencia entre la vida y la muerte para su *ohana* —todos sus familiares— que se encuentran a bordo. ¿Cómo navegaría usted?

Los «descubridores» tenían muchos elementos de navegación: la lectura de las estrellas, el viento, los aromas, el olfato o la percepción de las variaciones térmicas de las corrientes oceánicas. Pero un cambio en los patrones climatológicos podía hacer que cualquiera de esos elementos, o todos ellos, se volvieran ineficaces. De algún modo, los antiguos navegantes aprendieron a percibir estas profundas corrientes en el buque que era su cuerpo, haciendo descansar sus testículos —la parte más sensible de su cuerpo— en la base de la canoa. No lograban llevar a cabo su migración remando duro contra la corriente, sino confiando en la propia, sorprendente y sofisticada información suministrada por sus organismos sensibles que sabían encontrar y corregir el rumbo.

También usted puede aprender ahora a manejar la misma sabiduría innata de ese estado de atención incorporada para navegar hábilmente por una nueva vida, lo mismo que lo hicieron los antiguos. Incorporar la inteligencia somática le será de ayuda en todos los aspectos de la vida —desde el nacimiento hasta la muerte— para transformar el sufrimiento, el estrés, los traumas y el envejecimiento. Ello puede romper el ciclo infinito de la adicción a determinadas sustancias, a la comida, al trabajo y a relaciones inadecuadas. La inteligencia somática proporciona una libertad y una vitalidad cada vez mayor, al tiempo que amplía su estado de felicidad, de compasión y de capacidad para amar.

Esta capacidad se disipa con nuestro condicionamiento para ignorar las señales que nos envía nuestro cuerpo cuando nos concentramos en lograr un objetivo. Cuando los antiguos navegantes perdían la estela de su rumbo sentían el cambio en la presión que notaban en sus cuerpos, lo que les permitía corregir el rumbo. Del mismo modo, cuando usted advierte las señales procedentes de ese buque que es su cuerpo, también aprende a percibir su falta de conexión con la corriente de gozo y de interés que ha venido sosteniéndole. Cuando se da cuenta de la tensión que le invade para lograr un objetivo, ya no será necesario un acto de voluntad para cambiar su actitud. Cuando comprende que la tensión le está llevando realmente en la dirección opuesta a su anhelo más profundo, dejará de presionarse a sí mismo y se liberará de falsas ilusiones. Cuando usted se entregue plenamente al amor, no necesitará llegar a ninguna parte. Sea lo que sea aquello en lo que esté involucrado le servirá, en ese preciso momento, como un pasaje al despertar de lo que justamente es.

Ampliando el legado

Este libro es una invitación personal y profunda, que va de mi corazón al suyo, para explorar el Aprendizaje Somático, ese arte y práctica del despertar de la inteligencia somática. Constituye una invitación para que reciba su patrimonio —esa sabiduría natural de la atención incorporada— como una brújula que le ayudará a navegar por la vida en cualquier momento y en cualquier lugar en el que se encuentre; que le ayudará a pensar y sentir, a ver y a hablar, a leer y escribir, a comer, a curar y conducir, a levantarse por la mañana y a entregarse al sueño por la noche, a relacionarse con todos los individuos y con nuestro hermoso planeta. Cualquier lugar en el que usted se encuentre puede servir como el perfecto entorno para el aprendizaje del despertar de esa dimensión infinita que es usted.

Al igual que los antiguos, también usted puede aprender a navegar por el océano de la vida en el buque de su cuerpo, mientras va recapitulando el viaje del alma en su vida diaria. La evolución consciente necesita de una continua vinculación con el infinito. Alinear su innata inteligencia somática (el sentir) con el creciente espacio de lo que es posible (la estela de la vida) le abre a lo que anhela por nacer dentro del movimiento de su realización. No solamente aprendemos a recibir el espacio ilimitado, sino que nuestra gratitud halla su expresión en ser productivo... a medida que nacemos de nuevo.

Cambiando de urgencia a gravedad

Este libro le ofrece un tipo de práctica que lo lleva inmediatamente ante la fuente ilimitada de toda existencia. En el *Aprendizaje somático* utilizo la expresión «estar presente» como un verbo que implica la incorporación, o encarnación, del espacio con la *Inteligencia somática* despertada. «Ampliar la presencia» es una expresión que se refiere al proceso de vivir en lo desconocido, con una actitud relajada y curiosa, sin esforzarse por agarrarse a nada, consciente de lo que sucede en el cuerpo/mente mientras uno da pie a un estado de «envolver la mente en algo». Cuando podemos estar presentes, o conscientes, mientras vivimos lo desconocido, lo infinito se nos revela de manera que llegamos a conocerlo íntimamente.

La práctica se ocupa de la «urgencia» que uno siente cuando se encuentra dominado por el estrés, el dolor o un trauma, que son los estados que con mayor frecuencia motivan a la gente a iniciar la práctica. Sin embargo, mediante esa práctica uno aprende a enfrentarse con el reto, sin reaccionar a él. Usted aprende, pues, a «cambiar la urgencia en gravedad» despertando la inteligencia somática; de manera que puede responder de una forma creativa, compasiva y con una participación fortalecida. Puesto que lo único que tenemos es el ahora, y ahora es ahora, todas las posibilidades que ofrece un aprendizaje de transformación y de cambio (sanando y realizando nuestra totalidad) solo pueden tener lugar en el presente. Nada cambia cuando vivimos en el «mientras», esperando confiadamente en un futuro mejor.

Empiece de manera perfecta, empiece ahora

La práctica comienza con la forma que usted tenga de leer y de dar sentido a lo que lee. Este libro es una invitación, no un libro de recetas. A medida que usted lo vaya leyendo lo animo a que deje que las palabras vayan formando parte de su experiencia, al igual que un lago recibe las gotas de lluvia. No se aleje de lo que lee, analizándolo. En vez de eso sienta cómo el significado de las palabras se van enraizando en usted, instalándose en las profundidades de su inteligencia, de manera que pueda establecer un diálogo con el libro, en lugar de limitarse a tomar aquellos conceptos que se le imponen autoritariamente.

Como solía decir mi querido maestro Krishnamurti, debe establecerse un diálogo como el que puedan sostener dos amigos que paseen por un jardín, sintiendo la firmeza del suelo que pisan, manteniendo la verticalidad que se eleva desde los pies, percibiendo cómo la luz del sol va calentando su piel, oliendo la fragancia de las flores que lleva la brisa, escuchando el tono y el ritmo de nuestras voces llenas de significado. Este libro surge de un «diálogo con uno mismo» y con los demás que se inició hace unos cuarenta años, y que se alza sobre las olas de mi gozo y de mi interés.

Quisiera escribirle a usted, lector, de la misma forma que hablo. A veces encontrará elipsis... y cenizas que van dejando el espacio necesario para que nuestra respiración establezca sus crestas, sus pausas, y sus silencios. Tal vez encuentre en estas páginas una puntuación inesperada, identificaciones y términos que tratan de resaltar un cambio de voz o de perspectiva mental. Y quizá se encuentre también con líneas que no siguen de forma rigurosa las convenciones gramaticales de sujeto/predicado; o frases que tal vez giren suavemente sobre sí mismas o se enrosquen con otras, envolviéndole a usted para que logre encontrar su plena significación, al tiempo que se despliega ante sus ojos una nueva intuición.

Tal vez pueda encontrar también palabras inusuales que trataré de explicarle (aunque siempre podrá remitirse al glosario), u otras de uso ordinario que no están asociadas a su uso común, pero que las utilizo para expresar aquellas introspecciones a las cuales hacen referencia originalmente sus raíces etimológicas. Es posible que tales palabras le sorprendan. Aunque suenen familiares, no tendrán mucho que ver con su significado habitual. Ya sé que mi forma de escribir, mi «estilo», tiende a iniciarse con una introspección expresada «de repente» y que, después, va descubriendo su auténtico significado. Así pues, si usted no logra entender algo que acaba de leer, le invito a que siga alimentando su curiosidad, a pesar de la incertidumbre que en un principio pueda sentir.

Los hawaianos tienen veintiocho palabras para designar la luna; y una tribu que vive cerca del Polo Norte, los sami europeos, tienen cientos de palabras para designar la nieve [2] que les rodea cuando navegan. Al utilizar un lenguaje para referirnos a significados más específicos y diferenciados, podremos trazar juntos los mapas de un nuevo territorio, y navegar por aspectos de la experiencia que no han sido descubiertos todavía. Las palabras pueden servir como referentes poéticos que le inviten, de forma mágica, a saltar de lo conocido a otra dimensión; y que a través de un agujero pueda entrar en un nuevo territorio —un país de maravillas—, o en una realidad alternativa que establece paralelismos con nuestro mundo. Por tanto, aquí puede usted permitirse abandonar el reduccionismo, el determinismo y el pensamiento mecánico de la realidad de nuestro sentido común. Tampoco necesita sentirse bloqueado imaginándose lo que yo quiero decir, o comparando mis palabras con sus anteriores conocimientos y experiencias pasadas. Deje que todo ello le rememore o le «totalice» con una nueva dimensión de significados, como una nube que pueda mostrarle el sentido de la inmensidad del cielo.

Cómo utilizar este libro

Quizá, por lo que ha leído hasta ahora, se haya podido dar cuenta de que este no es el libro clásico sobre la salud y el estar en forma. Se trata de un libro que ofrece una exploración dentro de la extraordinaria capacidad que tiene el ser humano para incorporar la atención, al tiempo que constituye una introspección para trascender lo que nos limita.

Parte I. «La inteligencia somática es su derecho natural», introduce el concepto del *Aprendizaje somático*. Presenta nuevos modelos teóricos y una aguzada investigación de las ciencias emergentes. Incluye también una exploración de ejercicios curativos y muchos relatos que le estimularán al empleo de formas creativas de participación en los retos inmediatos a los que tiene que enfrentarse usted en la vida real.

En el capítulo 4 entramos en el mundo metafórico de los cuentos de hadas. Este capítulo explora la forma en la que «el abrazo» revela nuestra belleza interior y nos renueva, simbolizado todo ello por la transformación que experimenta la vieja bruja al convertirse en una hermosa doncella. El cuento explica que cuando abrazamos plenamente «lo que es» disipamos el proceso de fragmentación (o la creencia de que, de alguna manera, nos encontramos separados de todo lo que es). En este capítulo también se establece la distinción entre lograr el consuelo temporal de un «estado de afectos específicos» y el proceso de integración en un orden de autoapoyo y de autorrenovación.

Parte II. «Reorganizando su estructura, reorganizando su vida» se inicia con la respiración, porque ella se encuentra en el núcleo de todas las *Meditaciones somáticas,* y del *Aprendizaje somático,* que es una práctica de atención que utiliza diferentes tipos de *meditaciones somáticas.* La respiración es el movimiento primigenio al que volvemos cuando nos damos cuenta de que estamos perdidos.

En los ejercicios que se realizan cuando estamos en la cama, tanto a la hora de acostarse como a la de levantarse, usted puede establecer una intencionalidad para su sueño, o para su nuevo día, al clavar «un poste en el suelo». Con ello polarizará el campo alrededor de ese «suelo» energético, o de la intención que usted establezca. En lugar de tratar de localizar las cosas que tendrá que hacer a lo largo del día, su intención se convierte en un poste en torno al cual se hacen coherentes todas sus acciones, actividades y relaciones. El capítulo que se refiere a los ejercicios y prácticas nocturnas empieza con una exploración de las ramas del sistema nervioso autónomo —el simpático y el parasimpático— y de la forma en que usted puede mejorar de forma sencilla y potente la calidad de su vida y de su bienestar.

Los ejercicios de la mañana son especialmente beneficiosos debido a que usted ya ha descansado por la noche y la mente se encuentra calmada. La hora matinal le encontrará más abierto a una reestructuración a un nivel mucho más profundo.

El hecho de iniciar su jornada con una *meditación somática* le permitirá comenzar el día de una forma no-reactiva. Desde ese estado de alineación podrá encontrar formas creativas para participar, de forma proactiva, en cuantos desafíos se le presenten. Le animo a que advierta esta diferencia. Cuando se dé cuenta de esto, no querrá conformarse con menos. Dejará de tener una vida entregada a reaccionar sobre las circunstancias externas para tratar de sobrevivir. Además, si no encuentra un momento al iniciar el día para ordenar su jornada, para dominarla, es más que probable que sea el día el que se encargue de descontrolarle a usted. Por otro lado, tendrá menos posibilidades de encontrar un rato para sus prácticas al final del día, o bien no dispondrá de la atención necesaria para llevar a cabo sus ejercicios.

Esto no quiere decir que si algún día no realiza sus ejercicios por la mañana no pueda hacerlos más tarde; siempre es posible empezarlos en cualquier momento. Cada vez que descubra que se siente perdido será una oportunidad perfecta para encontrarse de nuevo y para volver a hacerlo de una manera más coherente, a fin de que lo más superficial y lo más profundo de su experiencia se muestren de un modo congruente. Cuando la parte más externa de la vida —los pensamientos, la conducta, la forma en que uno actúa en el mundo— se muestra consecuente con las profundidades de su inteligencia somática, usted sabrá cuidar de sí mismo y de los demás con alegría y vivirá serenamente.

Parte III. «El arte y la práctica del aprendizaje somático: Ejercicios para hacer en cualquier momento y en cualquier parte» le ofrece unas *Meditaciones somáticas* que puede hacer con flexibilidad (es decir, en cualquier sitio y a cualquier hora), de modo que pueda aprender a mantener la investigación interior a lo largo de todo el día. Estos ejercicios se inician de forma muy sencilla, aunque posean el potencial de hacerse infinitamente sutiles y profundos. En cuanto empiece a practicarlos descubrirá cuáles son las meditaciones somáticas que mejor encajan con usted en un determinado momento. No necesitará una larga práctica para conseguir resultados. Incluso una respiración hecha con atención puede relajar su tensión, o servirle de estímulo y renovación cuando se sienta deprimido.

Por ejemplo, en el capítulo 12, «El cambio de planos» es la expresión genérica que utilizamos para el movimiento de una postura a otra (por ejemplo, de una posición sentada a otra de pie). El modo típico en que la gente cambia de planos responde a una relación enfrentada con la gravedad; algo parecido a mover un gran saco de patatas, ejercicio que requiere un gran esfuerzo para levantarlo, moverlo, etc. Esa clase de esfuerzo hace que gran parte del peso del cuerpo recaiga precariamente sobre articulaciones delicadas, como pueden ser las rodillas. Cuando este castillo de naipes se derrumba, las articulaciones sobrecargadas pagan el precio. En lugar de crear una «zona de peligro», el cambio de planos puede convertirla en una «zona de atención», en la que es posible flotar de forma segura y armoniosa, de una posición espacial a otra, integrando un nuevo paradigma —una alianza con la gravedad— dentro de nuestra estructura y funcionamiento físico.

Parte IV. «Profundizando en su práctica», ofrece una visión de las formas de ampliación del propio ejercicio, a través de una autofacilitación. Con un leve contacto usted puede conseguir la información necesaria para saber dónde y cómo puede soltarse, relajarse.

Una vez haya aprendido a autofacilitarse, mediante su propio contacto, no solamente podrá ampliar su propia información corporal en cualquier momento, sino que también aprenderá a tocar a los demás de forma que ese contacto les permita a ellos ampliar su propia corporeidad. Finalmente usted aprenderá a transferir esa sensación a diferentes partes de su estructura corporal sirviéndose simplemente de su atención, sin necesidad de ningún tocamiento. Existen zonas de su cuerpo a las que le resultará imposible acceder. Sin embargo, a medida que vaya aprendiendo a conocer la sensación que se experimenta con esos tocamientos, podrá crear una especie de aliado invisible que realizará por usted ese trabajo.

Le recomiendo que la primera vez que utilice este libro haga los ejercicios en el orden que aparecen. Iremos estableciendo las variaciones de forma gradual, perfeccionando cada ejercicio. A medida que siga la guía proporcionada por las Meditaciones Somáticas, y aunque las instrucciones continúen siendo las mismas, su atención interior se hará más diferenciada, modificando y mejorando sus ejercicios. Como sucede con toda naturaleza, «el cuerpo» no es una entidad fija; responderá de acuerdo con la forma en que usted lo explore. Cada día que practique descubrirá e inventará un nuevo cuerpo que estará en relación con su estado de conciencia.

Aunque disponga de un tiempo reducido podrá disfrutar de los beneficios de estos ejercicios. La mayoría pueden llevarse a cabo en cualquier momento y en cualquier sitio, tanto en casa como en la calle, o en su lugar de trabajo. Al empezar el día con estos ejercicios se beneficiará de la serenidad de que disfrutamos al despertar.

Este libro presenta distintos niveles. Primero muestro un ejercicio básico al que posteriormente le voy añadiendo una mayor complejidad y sutileza, con la que se logrará progresivamente una mayor profundización y una apertura sin límites. Le invito también a que sea usted quien haya de fijar su propia norma, estableciendo nuevas modificaciones y variantes; y aunque no es bueno que los ejercicios lleguen a agobiarle, tampoco es conveniente que se estanquen. Con esta forma de obrar nunca llegará a hacer el mismo ejercicio dos veces de la misma manera.

El presente libro fue concebido para que usted pueda ir profundizando en sus prácticas a medida que avanza en su lectura, de modo que desde el primer momento pueda beneficiarse del trabajo realizado de forma secuencial. Sin embargo, también fue pensado para que se utilice de una forma no secuencial, de modo que usted pueda escoger aquellas secciones que más necesite o le interesen. En un principio todas las instrucciones tendrán a la mente muy ocupada, pero después de que usted aprenda «de memoria» algunas de las meditaciones somáticas podrá continuar ampliando su actuación más allá de lo que ya conoce, reinventando y descubriendo en cada momento nuevas modalidades.

Le animo a que lea en primer lugar los ejercicios, familiarizándose con los diagramas, fotos y referencias que se incluyen en el texto. También puede seguir las meditaciones somáticas escuchándolas o viéndolas en un vídeo que se puede adquirir en www.awakeningsomaticintelligence.com. De ese modo no tendrá que estar leyendo las instrucciones mientras realiza los ejercicios.

Puede ver este libro como un árbol cuyo tronco es el hilo conceptual que proporciona su estructura, de la cual se despliega una serie de formas más teóricas. Las parábolas que se incluyen nos hablan también de una forma estética, alimentando con su riqueza nuestros sentimientos más profundos. Todo el conjunto, la savia y la madera del tronco, deben crecer conjuntamente para establecer una estructura estable.

Las ramas de este árbol se extienden desde el tronco para abarcar diferentes campos, cada uno de los cuales tiene el potencial necesario para alimentarnos de diferente forma. En esas ramas se encuentran las hojas

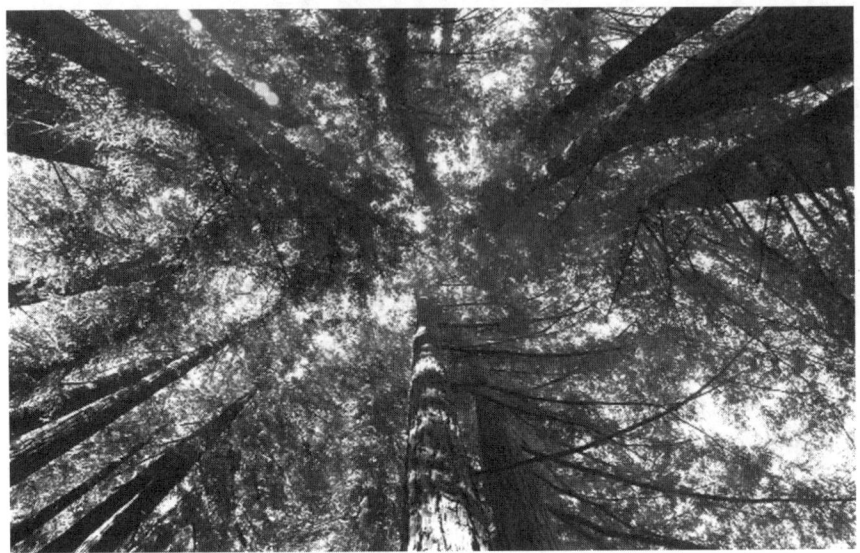

Una perspectiva diferente.

de la investigación y de la teoría científica, y un material evocador en forma poética y artística. También nos encontraremos en dicho árbol con los relatos de un aprendizaje transformador, y con los cambios experimentados por una serie de personas que han estado involucradas en la práctica del Aprendizaje Somático.

Tanto la lectura como la investigación de este dosel de hojas le proporcionará una perspectiva que empezará a iluminarle de una forma diferente. Sin embargo, la mejor manera de utilizar este libro es afianzar este nuevo aprendizaje en su propia experiencia. Las meditaciones somáticas servirán como raíces, despertando una conexión directa e inmediata con su innata inteligencia somática. Mientras lee y pone en práctica estas meditaciones podrá lograr una mayor dimensión de la atención que va de dentro afuera, no limitándose a tomar indiferentemente el material que se ofrece. Deje que su experiencia silenciosa le sirva de ambiente de fondo para unificar los diferentes hilos conductores, proporcionándole de este modo una referencia estética del arte y de la práctica del «estar presente».

Este libro es una invitación para vivir una vida más plena mediante el despertar de la inteligencia somática. ¡Disfrute del viaje!

Una notable serie de investigaciones sobre la naturaleza de la conciencia, efectuadas en prestigiosas instituciones científicas de todo el mundo durante más de treinta años, ha demostrado que los pensamientos son capaces de actuar sobre todas las cosas, desde la máquina más sencilla hasta el más complejo de los seres vivientes. Esta prueba sugiere que los pensamientos y las intenciones humanas son «algo» real y físico que tiene el sorprendente poder de cambiar nuestro mundo. Todo pensamiento que tenemos es una energía tangible que posee capacidad de transformación. Un pensamiento no es solo una cosa; un pensamiento es una cosa que influye sobre otras cosas.

Esta idea capital, de que la conciencia afecta a la materia, descansa en el mismo núcleo de una diferencia irreconciliable entre la visión del mundo ofrecida por la física clásica —la ciencia del mundo grande y visible— y la de la física cuántica: la ciencia que estudia los componentes más diminutos del mundo. Esa diferencia atañe a la misma naturaleza de la materia y a las maneras en que esta puede cambiar.

LYNNE MCTAGGART, autora de *The Intention Experiment: Using Your Thoughts to Change Your Life and the World*

Parte I

La Inteligencia Somática es su patrimonio natural

Las partículas subatómicas, y toda materia formada con ellas, incluidas nuestras células, tejidos y cuerpos, son en realidad más patrones de actividad que simples cosas.

FRITJOF CAPRA

Capítulo 1

El amanecer comienza en los huesos

> ¿Cómo dará usted cabida a lo excepcional y a lo arriesgado?
> El amanecer comienza en los huesos.
>
> RISA KAPARO [1]

Este libro está pensado para aquellas personas que buscan una mayor libertad y vitalidad; personas que no quieren conformarse con una vida que no sea lo más creativa, fuerte, apasionada y compasiva posible. Este libro está escrito para usted.

Paradójicamente, tal vez usted haya escogido este libro porque esté viviendo ciertas limitaciones: estrés, dolor, enfermedad o traumas, ya sean de orden físico o psicológico. Además, es posible que el sufrimiento que le producen tales limitaciones sea el auténtico motivo que le impulse a buscar una mayor vitalidad. No obstante, con el tiempo quizá llegue a ver esos desafíos como una bendición porque le aportan el don de la necesidad, elevando así su búsqueda al nivel de algo que es verdaderamente urgente.

Durante más de treinta años he venido enseñando Aprendizaje Somático, una práctica de aprendizaje transformador, sanador y de cambio, mediante el despertar de la inteligencia somática. Según mi experiencia, la gente en principio suele llamar a mi puerta no porque se encuentre interesada conscientemente en tener una vida más profunda y despierta, sino porque padecen algún tipo de sufrimiento.

Sus condiciones varían grandemente. Tal vez padezcan algún tipo de daño, problemas estructurales o una enfermedad crónica. Quizás estén viviendo el duelo por una pérdida, sufriendo una depresión, o porque desean sentir una mayor conexión consigo mismos y con el mundo. Tal vez sientan la posibilidad de envejecer con dignidad en lugar de vivir el proceso degenerativo y limitativo que caracteriza el envejecimiento. Aunque algunos se muestran interesados en el desarrollo de su crecimiento espiritual y personal, por lo general no es ése el motivo que les impulsa a venir, al menos no en un principio. Lo que quieren es verse libres de su sufrimiento.

Al margen de la motivación que usted haya podido tener para leer este libro, lo que va a encontrar en el Aprendizaje Somático es el poder transformador de la atención: el poder de liberarse de la tensión y el conflicto —de curarse y renovarse—, y de saborear su experiencia de un modo que amplíe la gracia, la belleza y el placer de la vida. El desarrollo de su inteligencia somática le permitirá curarse y despertar a una libertad y a una vitalidad mayores. A medida que esta inteligencia innata vaya asentándose se hará más profunda su capacidad para sentir y para percibirse usted mismo como un ser más incorporado y conectado con la Tierra y con el Infinito.

Su cuerpo es un sistema sumamente sensible y capaz de reaccionar. Cuando usted empiece a reconocerlo como una presencia inmediata, en lugar de considerarlo un «objeto», su cuerpo le mostrará su canto y usted se convertirá no solo en su canción, sino también en su instrumento y en su músico.

> El movimiento es la canción del cuerpo. Sí, el cuerpo tiene su propia canción de la cual surge espontáneamente el movimiento corporal. En otras palabras, la liberación de la parte superior del cuerpo… causada por la aceptación de la gravedad de la parte inferior… es el origen de su luminosidad, y su expresión es la danza. La canción, si usted se esfuerza en escucharla, es belleza. Podríamos decir que es parte de la naturaleza. Cantamos cuando nos sentimos felices, y el cuerpo se mueve como las olas del mar.
>
> Vanda Scaravelli [2]

La palabra *somático/a* procede de la raíz griega *soma*, que significa «cuerpo». El uso convencional de la palabra *cuerpo* implica la existencia de un «objeto» observado desde el exterior. Es una imagen de una «tercera persona» de nosotros mismos, vista a distancia. Es por ello que utilizo el término *soma* para referirme a cómo percibimos el despliegue de la vida desde el interior. Y empleo el término *somático* para implicar a una primera persona, aquí y ahora, en este momento, una inteligencia incorporada —el proceso de cómo sentimos, percibimos y nos conocemos— desde el interior. Esto es lo que somos en nuestra plenitud «sin distancia», en contraste con la imagen de una «tercera persona» de nosotros mismos vista a distancia. Confundir el mapa (nivel de imagen) con el territorio (nivel de proceso) representa uno de los fundamentales orígenes de incoherencia en nuestro actual sistema de pensamiento [3,4].

¿Por qué es tan importante este don de la encarnación? Porque aprendemos a través de la información. La necesitamos para percibir, evaluar y responder de un modo inteligente. La información que recibimos desde el momento de nacer en un cuerpo humano en esta Tierra nos proporciona el perfecto entorno de aprendizaje para desengancharnos de nuestra falsa identificación con la realidad «objeto» y despertar a la conciencia infinita que somos. Después de todo no pudimos aprender a nadar en tierra firme. Necesitamos la resistencia del agua a fin de poder sentir nuestro movimiento. Y necesitamos el campo de gravedad de la Tierra a fin de sentir el apoyo que encontramos en el suelo. Su inteligencia somática le proporciona a usted una información procedente del sistema informativo más afinado que jamás pudo imaginarse; una información que se da en el tiempo real y que es inmediatamente aprehensible. En palabras de Buda esto es «conocer el cuerpo desde el cuerpo», uno de los cuatro fundamentos de la atención plena, *mindfulness*.

Si estamos atentos en el momento en que llegamos a la conjunción de dos avenidas, no tendremos que hacer más que un mínimo ajuste para conducir por el canal correcto. En la confluencia de dos calles un simple cambio de dirección modifica mi ruta. Sin embargo, si no estoy atento a esa precisa confluencia de calles, una hora más tarde me puedo encontrar en un lugar indeseado. Cuanto más largo sea el recorrido que haga, más difícil será proceder a la corrección. Por eso resulta tan valioso el aprendizaje somático. Utiliza la información en tiempo real para darnos apoyo cuando hacemos pequeños cambios en la atención que alteran el curso de nuestras vidas, el estado de salud y de felicidad, tanto física como emotivamente.

Si no desarrollamos nuestra inteligencia somática como un sistema de guía posiblemente desembocaremos en un destino indeseado. A veces, como sucede con el proceso de envejecimiento o cuando sufrimos un daño, incluso podemos llegar a un destino del que ya no podamos volver. Evidentemente, nos incumbiría despertar el sistema de guía natural, que constituye nuestro patrimonio, antes de que, por ejemplo, podamos rompernos la articulación de la cadera o nos suceda algo peor. Aun cuando podamos encontrarnos en situaciones extremas, los ejercicios de autosalud[5] del aprendizaje somático pueden resultar milagrosos, como revelan los relatos vividos por los practicantes de este aprendizaje.

> Toca las campanas que todavía pueden tocarse
> Olvida tus grandes ofrendas
> En todas partes hay una grieta
> Por ella entra la luz
> Por ella entra la luz
>
> LEONARD COHEN

Mi viaje sanador: Desde un dolor paralizante a una libertad y vitalidad cada vez más grandes

Para introducirnos en el aprendizaje somático y en la fuerza que tiene la inteligencia somática, quisiera compartir con usted el relato de mi propio viaje, la curación que originalmente me puso en este camino.

El aprendizaje somático no es algo que yo haya aprendido en un libro o de un maestro. Lo aprendí de mi propio cuerpo y de mi propia conciencia, del mismo modo que quisiera que usted lo aprendiera de este libro. Una buena voluntad para prestar atención al movimiento y a la sabiduría interna de su cuerpo será el mejor maestro para llevarle a un estado de máxima plenitud y vitalidad.

Como tantas cosas que a veces nos parecen maravillosos descubrimientos, este viaje se motivó inicialmente a causa del dolor. Mi vida cambió radicalmente cuando «me di contra la pared» siendo joven. Por entonces yo era artista y había recibido del gobierno el encargo de construir un lugar de esparcimiento en una reserva de los Navajo. Teníamos que hacer los cimientos del patio en una zona rocosa que se nos había dicho que era esquisto, un tipo de roca sedimentaria de grano fino muy fácil de perforar. Pero, como pudimos comprobar más tarde, no se trataba en absoluto de esquisto, sino de roca muy dura. Con la ligereza de mis escasos cincuenta kilos de peso me sentía como una banderola sacudida por las vibraciones de la perforadora que manejaba, y el dispositivo intrauterino que llevaba puesto terminó por dañar las paredes del útero. Como no quería defraudar a los niños con los que estaba viviendo en la reserva ni a mis seis aprendices, seguí trabajando en las peores condiciones físicas hasta que se concluyó el patio de recreo. Pero para entonces apenas si podía moverme por los dolores que sentía.

La herida interna provocó una infección, y debido a un embarazo y a un aborto se me formaron adherencias pélvicas (tejidos cicatrizados en los órganos) que me producían desgarros internos al menor movimiento, lo que producía más derrames y más cicatrices. El caminar se me hacía insoportable. Me pasaba el tiempo postrada en la cama y tenía constantes dolores.

Los médicos insistían en que tenían que hacerme una histerectomía radical, pues estaban seguros de que el daño sufrido me impediría tener hijos. Me advirtieron que debido a las adherencias formadas no podían saber el impacto que la herida hubiera podido causar en mis órganos internos hasta que me abrieran. También me dijeron que incluso después de la operación era probable que siguiera sangrando internamente y que tuviera dolores.

Entre los dolores y la medicación analgésica que tomaba —que me hacía sentir como si me distanciara de mi propio cuerpo— me resultaba difícil pensar con serenidad. Tenía, pues, que reencontrarme, a pesar del efecto que me estaba produciendo aquella medicación. Sabía que las decisiones que necesitaba tomar podrían acarrear enormes consecuencias personales. Me resistí a la operación, confiando en encontrar alguna forma que me permitiese abandonar la medicación analgésica, o al menos reducirla para poder pensar más cuerdamente. No sabía qué hacer. Era muy joven y me sentía lo bastante desesperada para intentar cualquier cosa que pudiera paliar mis dolores y evitar aquella operación tan seria.

Guiada por un ciego

Lo que hice para intentar paliar el dolor fue algo que surgió de las introspecciones a las que me había acostumbrado cuando, años atrás, enseñaba pintura y escultura a estudiantes ciegos. La mayoría de mis alumnos eran ciegos de nacimiento, y pocos tenían la suficiente memoria visual como para poderse relacionar con el mundo exterior, o con lo que yo intentaba enseñarles en clase. Después de todo, ¿qué puede hacer una persona que jamás ha podido ver su brazo? Tenía que buscar un método que pudiera ayudar a mis estudiantes en clase.

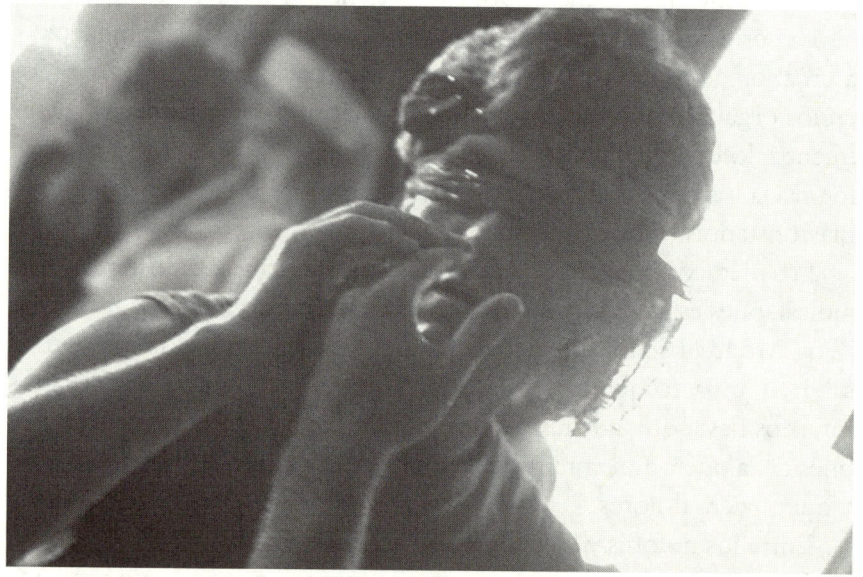

Un participante vendado en un taller de Meditación Somática.

Así que empecé a vendarme los ojos yo también para comprender mejor sus experiencias y descubrir maneras de poder enseñarles. En cuanto penetré en ese mundo del no ver empecé a comprender que la forma de que mis estudiantes ciegos pudieran «ver» no era fácil. Pronto se me hizo evidente que, en primer lugar, yo me relacionaba con el mundo a través de percepciones visuales. Al principio, mientras me encontraba sentada en la oscuridad, solamente se proyectaban en mi mente recuerdos e imágenes. Yo me conocía —conocía mi cuerpo— por la memoria, como si fuera una imagen vista en un espejo. Finalmente hice un gran avance cuando empecé a percibirme a través de mi propio sistema corporal (algo opuesto a la imagen mental de mí misma). En cuanto empecé a experimentarme fuera del campo visual de percepción descubrí que todo mi ser respondía. Por ejemplo, si percibía mi brazo ya no lo sentía como un «objeto», que era como lo conocía por mi memoria e imaginación. Se trataba de una percepción, en tiempo real, de un movimiento dentro de otros movimientos.

Un día, durante aquella época, me desperté con un gran dolor de cabeza. No estaba segura de dónde procedía. Sin embargo, y a pesar del dolor, continué con mi experimento diario de vendarme los ojos. Poco después pude sentir un movimiento, como un latido. Nada más sentirlo, el latido empezó a cambiar de forma, a alargarse, convirtiéndose en una serie de pulsaciones ondulantes. A medida que esas formas cambiaron, también fluctuó su intensidad y finalmente disminuyeron, como una onda que se alejara. De forma gradual, el dolor no siguió estallándome en la cabeza. En su lugar se convirtió en algo agudo, como un cuchillo que me perforara el ojo y el oído izquierdos. Finalmente, a medida que me abría a aquella sensación aguda, esta adoptó la forma de latidos; y, posteriormente, incluso esos latidos desaparecieron. Solo entonces logré localizar el dolor en el cuadrante inferior izquierdo de la boca, localizándose en un determinado diente. Cada pulsación daba lugar a otros latidos, a medida que yo respondía a esa sensación cambiante… hasta que, finalmente, incluso el dolor del diente desapareció.

Hasta entonces nunca había pensado que estos experimentos con los ojos vendados pudieran ser otra cosa que simples experimentos de percepción. Sin embargo, en ese momento me di repentinamente cuenta de la influencia que tenían sobre el dolor y, potencialmente, sobre la curación. Todavía no lograba entender por qué tenían aquel efecto. Cuando me percibí a mi misma de dentro afuera, como un movimiento dentro de otros movimientos me di cuenta de que experimentaba un enorme alivio y libertad.

Me sentía anonadada. Lo que me había parecido relativamente fijo y sólido —mi propio cuerpo— resultaba ser un movimiento «interpenetrante». La forma, intensidad y ritmo del pulso se había modificado e, incluso, había desaparecido a ratos. Podía percibir muchos movimientos. A veces los ritmos eran inestables y caóticos; otras actuaban como una orquesta, de forma coherente y coordinada. Pronto descubrí que mi sensibilización se había acoplado a esos ritmos diferentes. El movimiento se hizo más coherente. Lo que me había parecido una orquesta afinándose antes de un concierto, un sonido simultáneo y discordante, se había transformado en auténtica música.

Una persona profundamente sensitiva, Jacques Lusseyran, escribió un descubrimiento similar de conciencia somática en su libro *And There Was Light* («Y se hizo la luz»), en un capítulo que titula «La experiencia del tacto en la ceguera», dice:

> Cuando tenía vista mis dedos solían estar rígidos, como medio muertos al final de las manos, solamente buenos para coger cosas, pero ahora cada uno de ellos parece moverse por su cuenta. Exploran las cosas por separado, cambian de nivel, e independientes los unos de los otros se tornan pesados o ligeros.
>
> El movimiento de los dedos era terriblemente importante, y tenía que ser ininterrumpido, porque los objetos no están en un lugar preciso, fijos, confinados a una forma. Están vivos, incluso las piedras lo están. Y lo que todavía es más, vibran y tiemblan. Mis dedos sienten el latido de una forma clara, y si fallan al responder con un latido propio esos dedos se convierten inmediatamente en desamparados y sin sentido del tacto. Pero cuando se mueven hacia las cosas, al vibrar con ellas, las reconocen al punto.
>
> No obstante, había algo todavía más importante que el movimiento y que la presión. Si ponía mi mano sobre la mesa sin presionarla, sabía que esa mesa estaba allí, pero no sabía nada acerca de ella. Para descubrirlo mis dedos tenían que presionar; y lo curioso es que a esa presión la mesa les respondía al momento. Al estar ciego, pensé que tendría que salir para encontrarme con las cosas, pero en lugar de eso descubrí que ellas venían a mí. Nunca tuve que hacer más que la mitad del camino, y el universo se convirtió en cómplice de todos mis deseos.
>
> Si mis dedos presionan la redondez de una manzana, cada uno con diferente presión, no podría decir si se trataba de la manzana o de mis dedos que la estaban presionando; incluso no sabría decir si era yo el que estaba tocándola o era ella la que me tocaba a mí. Y puesto que yo

me había convertido en parte de la manzana, la manzana se había convertido en parte de mí. Y así fue como llegué a comprender la existencia de las cosas [6].

En ese momento, postrada en la cama y sufriendo aquellas heridas internas, al recordar aquella experiencia de enseñar al ciego, se me ocurrió que las lecciones que había aprendido podían marcarme el camino para liberarme del dolor. Así que, en lugar de huir de él empecé a «sentir» en mi interior la sensación del dolor. Y al hacerlo me di cuenta de que el dolor no estaba fijo en un punto ni era inmutable. En vez de eso podía sentir cómo las ondas se movían a través de mis órganos y de mis tejidos.

A medida que percibía el movimiento a través de mis tejidos ellos respondían a mi percepción, de la misma manera que una planta responde a la luz: su forma y su estructura se abren a la vasta luz del conocimiento. Y a medida que el espacio se abría ante mí ya no me sentí agobiada por el dolor que, finalmente, desapareció por completo. Empecé a sentirme no como un cuerpo sólido, sino como un movimiento dentro de otros movimientos.

Sin embargo, cuando me levanté de la cama para poder moverme, el dolor y la hemorragia se reanudaron de inmediato. Esto me mostró que necesitaba aprender a levantarme y a moverme por el mundo con la misma fluidez que había descubierto mientras estaba acostada.

A medida que comencé a hacer el ejercicio de observarme, a fin de comprender lo que estaba viviendo, aprendí a utilizar el dolor y las sensaciones experimentadas con él como una información que me pudiera ayudar a percibir, en tiempo real, cómo la conciencia estaba organizando todo el conjunto de mis células. Una de las cosas que redescubrí entonces fue mi vieja costumbre de tensionarme, y cómo esa tensión se manifestaba de mil maneras en las actividades de mi vida diaria. Me di cuenta de que mientras esa tensión, o «contracción», me había sido útil tiempo atrás como una ayuda o una protección, en la actualidad tenía el efecto contrario. Cuando comprendí esto, empecé a ver que mi capacidad para conseguir superar el dolor no se debía a ningún tipo de esfuerzo, sino más bien a sentir mi vinculación con algo mucho más grande. Comprendí que lo que realmente ayuda es ir más allá de las limitadas imágenes, de los hábitos y de los condicionamientos del pasado. En la experiencia de percepción que había tenido no había nada que estuviera por encima o por debajo de esa inmensidad; no había «otra cosa». Solamente había unos movimientos de interpenetración mediante los cuales esa «totalidad» se renovaba. Más tarde decidí llamar a esta expresión de gratitud por recibir lo infinito, «estar presente».

El poder sanador del estar presente

El aprender esta nueva forma de sensibilizarme incluía también un pequeño cambio en la conciencia. Pero no se trataba solamente de cambiar mi estado de conciencia, sino también de invertir el proceso de mi incomodidad. Es decir, no era tan solo la percepción de que mi cuerpo estaba cambiando, sino también del cambio de mi psicología. Todo mi sistema empezó a funcionar de forma diferente. Se produjo una regeneración y una curación.

Esta forma de actuar —en lugar de tratarse simplemente de vivir un efímero alivio del dolor— se convirtió gradualmente en un nuevo modo de vivir, un modo que me curaba y me renovaba. Esta forma de concienciación —esta capacidad para percibirme somáticamente en la pletórica, burbujeante y radiante vida— constituyó la base de mi total recuperación. Tras algún tiempo me volvió la menstruación; y años después concebí de forma natural, y pude disfrutar de un maravilloso embarazo y de un parto en mi propia casa. Finalmente, empecé a enseñar lo que había aprendido como un procedimiento de autoapoyo y de aprendizaje de transformación y de cambio que cualquiera pudiera adoptar.

Aunque no deseo a nadie que pase por la experiencia traumática que yo pasé, en este momento me siento inmensamente agradecida por haberla vivido. Porque lo que yo aprendí con esa vivencia no se redujo a lo que se entiende habitualmente por recuperarse de una enfermedad. Fue un punto de inflexión, una entrada a todo un nuevo modo de ser. Y como lector de este libro le animo a usted a que reclame ese patrimonio que le pertenece: el don de haberse encarnado en el sistema de información más perfectamente afinado que existe.

Piense simplemente que usted ha nacido en un cuerpo que, lejos de ser una máquina que se desgasta, acometida por los estragos de las circunstancias y del tiempo, es un magnífico entorno que nos lleva a aprender de la vida en el momento presente, a percibir y a movernos en el flujo de lo que es. Este vivir, esta reacción infinitamente mudable del cuerpo a la conciencia, es la clave del aprendizaje transformador y del cambio. El incorporar esta concienciación nos lleva más allá de la forma limitada que hemos conocido hasta ahora —una forma que erróneamente tomamos por la realidad— para descubrir, e incluso crear, toda una nueva realidad.

Este nuevo modo de funcionar despierta al asombroso sistema de autopercepción, de autoorganización y de autorrenovación que somos. Nos promete una auténtica revolución de autodescubrimiento. El arte y la práctica del Aprendizaje Somático nos permite inventar y descubrir un nuevo reino de posibilidades que va mucho más allá de nuestros más apasionantes sueños.

Tan profunda como esta experiencia personal de curación ha sido también el proceso de compartir con los estudiantes los descubrimientos sobre la extraordinaria capacidad que posee la inteligencia somática para la curación y el despertar interior. Lo que yo había descubierto era el papel fundamental que desempeña la conciencia en la conformación de nuestra experiencia y en nuestra misma vitalidad. Este papel «determinante» no era exclusivo de una u otra actividad. Por el contrario, descubrí que subyacía en todas las actividades, desde el trabajo diario más corriente a la forma en que hacemos meditación o yoga, o a la manera cómo hablamos a los demás. Se refleja en todas las maneras que tenemos de evaluar los significados, ya sea electroquímicamente, neuromuscularmente, mediante la percepción, el sentimiento, el pensamiento, la anticipación, el recuerdo, el ambiente, etc.[7]. A consecuencia de ello introduje estas reflexiones en mi labor de:

- Psicoterapeuta somática.
- Practicante de distintos métodos de trabajo táctil.
- Practicante y profesora de meditación, de yoga, de movimiento expresivo y danza.
- Facilitadora del diálogo como forma de meditación social.
- Poeta, escritora y artista.

Todas estas prácticas se mostraban como disciplinas muy adecuadas para el despertar de la inteligencia somática. Cada una de ellas constituía un portal único para profundizar en esta investigación.

En cuanto empecé a enseñar descubrí que cualquier persona puede aprender a participar en el presente, en el proceso de su propio «llegar a ser», de un modo curativo y transformador. En lugar de intentar evitar el dolor, de compensar nuestra debilidad o de tratar de acomodarnos a cualquier limitación o trauma —procesos todos ellos que nos disminuyen— podemos hacer todo lo contrario. Podemos utilizar nuestras circunstancias para abrirnos a algo que es más grande de lo que pudiéramos imaginar. Me sentí profundamente agradecida por este don del despertar que estos retos y desafíos habían aportado a mi vida, lo mismo que manifestaron muchos de mis estudiantes. A lo largo de estas páginas podrá encontrar algunos de sus inspiradores relatos, contados con sus propias palabras, como si se tratara de esas migajas de pan que van señalando un camino sin fronteras.

Surge una pregunta cuando desaparece el dolor y otras limitaciones físicas y psicológicas: ¿Qué podemos hacer para ampliar el disfrute de la vida?

¿Es posible que incluso el más mínimo cambio en la conciencia pueda producir un cambio tan profundo de modo que ya no vivamos de la misma forma en nuestro cuerpo o, incluso, en el mismo universo?

¿Cómo es posible que el cambio más importante que podemos hacer sea idéntico, tanto si se trata de mejorar nuestra salud como de lograr nuestra liberación personal?

¿Cómo es posible que la liberación no requiera esfuerzo alguno ni ningún acto de la voluntad?

El Aprendizaje Somático constituye una intersección entre lo práctico y lo profundo. Es una invitación para conseguir una alineación más profunda con nuestra inteligencia innata. Esta inteligencia proporciona un nuevo orden, que funciona a partir de estas tres características fundamentales: es autoperceptora, autoorganizadora y autorrenovadora.

La historia de Larry: Una curación multigeneracional

Me faltaban dos discos intervertebrales y tenía tres vértebras colapsadas que estaban punzando sus correspondientes nervios. Los síntomas que sufría eran un hormigueo constante y un entorpecimiento de los brazos.

Esto había sido debido probablemente a hacer demasiado ejercicio (había practicado demasiado esquí acuático, un deporte que comprime todo el esqueleto). Otros accidentes que había sufrido también tuvieron bastante que ver en mis lesiones. Por ejemplo, durante un accidente que sufrí esquiando en la nieve me rompí tres costillas y me dañé un pulmón.

Fui a ver a dos quiroprácticos que me enviaron a dos diferentes cirujanos. Estos me dijeron que terminaría perdiendo la movilidad de los brazos si no se lograba unir las vértebras colapsadas. La operación consistiría en abrirme el pecho, mover la caja torácica, apartar el esófago e introducir dos placas de acero entre las vértebras. Extraerían un trozo de hueso de cualquier parte de mi cuerpo y lo insertarían entre las dos placas para lograr que posteriormente las vértebras se uniesen. Cuando hubieran terminado con esta manipulación volverían a graparlo todo y, con un poco de suerte la cosa podría salir bien. Pero cuando se te sueldan estas vértebras uno presiona más sobre los lados en los que se ha procedido a hacer la soldadura y se termina perdiendo flexibilidad. Esto terminaría por producir más problemas con el tiempo. Aquello no me pareció una gran idea, pero ellos insistieron en que no había otro método para que pudiera recuperar la movilidad de los brazos.

Un especialista médico de la compañía de alta tecnología de la que yo era directivo me vio un día sin el collarín y me preguntó si había mejorado del cuello. «No —le contesté—. De hecho, he empeorado, pero como me voy a operar he dejado de llevarlo porque, a fin de cuentas, tampoco me ayudaba mucho.» Entonces él me recomendó que fuera a ver a la doctora Kaparo antes de operarme... y eso fue lo que hice.

Tras unas cuantas sesiones con ella tanto mi cuello como mis brazos estaban mucho mejor y había ganado mucha flexibilidad. Mantenía esta mejoría haciendo, durante unos cinco minutos, el ejercicio de «estar de pie inclinado hacia adelante» y el de «relajación espinal rápida», ejercicios ambos que hacía todas las mañanas y antes de acostarme. En poco tiempo desaparecieron las molestias desagradables que sentía en los brazos, y no tuve que operarme.

De vez en cuando, cuando conducía mi coche de carreras volví a sentir molestias en el cuello y a tener hormigueo en los brazos. Así que volví a ver a la doctora Kaparo y a realizar los dos ejercicios que me había recomendado, con buenos resultados.

Empecé a preguntarme entonces si ella podría ayudar también a mi esposa, que es profesora y ha venido padeciendo de migrañas diarias desde hace muchos años. Lo irónico del caso es que mi mujer se ha preocupado mucho de mejorar su físico y su salud con la ayuda de un preparador personal. Pero, como se pudo comprobar más tarde, muchos de los ejercicios que estuvo haciendo, lejos de mejorar su estado solo sirvieron para aumentar sus tensiones. Así que no pasó mucho tiempo antes de que fuera a ver a la doctora Kaparo, y a seguir los ejercicios de alargamiento espinal y de concienciación que ella le enseñó, y que casi hicieron desaparecer por completo sus pasados dolores de cabeza.

A la vista de estos resultados decidimos llevar a nuestras hijas a la consulta de la doctora Kaparo. Una de ellas había padecido espondilosis y tuvo que abandonar el colegio durante algún tiempo porque le resultaba prácticamente imposible concentrarse en clase debido a los dolores que padecía. Una vez más pudimos comprobar cómo mejoraba inmediatamente y de forma maravillosa con el tratamiento seguido.

Nuestra otra hija había llevado durante años una abrazadera ortopédica en las piernas, pues de niñita había padecido un problema de pie torcido. Cuando comprobamos que el aparato no resolvía el problema, se nos dijo que un buen remedio sería que hiciese patinaje, cosa que practicó durante años… aunque esto tampoco sirvió para nada. Sin embargo, en una sola sesión con la doctora Kaparo pudimos comprobar una notable mejoría, tanto en sus piernas como en su espalda.

A lo largo de los años hemos visto cómo muchas personas nos han hablado de la mejoría que han experimentado en su salud gracias al Aprendizaje Somático.

Capítulo 2

Principios fundamentales del Aprendizaje Somático: Ciencia y práctica del despertar de la Inteligencia Somática

Sé una luz para ti mismo.

Últimas palabras de Buda

CONVENCIONALMENTE, la gente entiende por *práctica* un proceso mediante el cual se logra una determinada habilidad o se consigue un determinado resultado. Aunque esto tiene un limitado valor, en el contexto en que nos movemos *práctica* no consiste en un esforzarse para lograr un resultado en el tiempo, sino más bien en un empezar desde el «nivel de resultado», haciendo hincapié en que esta inteligencia se puede conseguir aquí y ahora. Simplemente estamos aprendiendo a «pasar por ello», a permitir que el proceso se revele en sí mismo, de modo que siempre que participemos en él se manifestará inmediatamente como una expresión de esa inteligencia. Esto se puede ver como la «práctica definitiva» que abraza lo que esté surgiendo, a través de nuestra plena encarnación. A medida que «bebemos» del infinito, estamos presentes o «retomamos» un vasto espacio, infundimos en todo nuestro ser la conciencia que impregna toda la existencia. Y tan pronto como «volvemos a besar» esa inmensidad, nos llenamos también de la luminosidad del amor. Esta *práctica* feliz se refiere a la profundidad de nuestra capacidad para incorporar en nosotros el infinito como algo amado, tan íntimo y personal como puede ser nuestra respiración, nuestros huesos y nuestra sangre.

Esta conciencia no-dual puede expresarse en todos los aspectos de la vida. El término *no-dual* (que quiere decir «no dos») se utiliza para denotar la afinidad, o unidad, en contraste con la dualidad, la separación o multiplicidad. Hace referencia a la idea de que las cosas pueden parecer distintas aunque no se hallen separadas.

Cuando uno se involucra con la inteligencia somática, uno se despierta a la compasión, a la paz y a la felicidad como formas que sostienen la vida.

La contribución que hace este libro es la de explorar las implicaciones que posee la incorporación de este «estar presente» para poder curar. El Aprendizaje Somático puede utilizarse como una forma habilidosa para transformar el dolor, el estrés, los traumas e, incluso, el envejecimiento. Este libro le mostrará cómo utilizar la inteligencia somática —su propio sistema de guía interior— como una brújula para navegar por los condicionados aspectos de la experiencia desde un estado de conciencia ilimitada.

Por ejemplo, para el tratamiento de un dolor de espalda, la medicina convencional procura resolver el problema mediante ejercicios físicos, cirugía o medicación, medios con los que pretende eliminar ese dolor focalizado. Desde la perspectiva del Aprendizaje Somático, tan pronto como usted empieza a percibir esas sensaciones y esos sentimientos como un elemento de información, toda su persona se convierte en un sistema abierto y orientado al aprendizaje. Se vuelve más autoorganizado y más autosensible, transformando toda su estructura y todo su funcionamiento de un modo que suaviza la presión y permite al organismo seguir su curso natural hacia la curación y la autorrenovación, de manera que ya no exista problema alguno. El proceso funciona, desde un principio, a «nivel de resultados». En el momento en que usted logra incorporar una mayor libertad y vitalidad todos los movimientos —ya sean en el espacio (como el caminar, correr, doblarse o elevarse), como los movimientos intrínsecos (tales como el sentarse, ponerse de pie o tumbarse)— pueden llevarse a cabo sin esfuerzo. De este modo la «peligrosa oportunidad» del dolor de espalda se convierte en una especie de laboratorio para la profundización de la presencia, para ser una expresión de la inteligencia infinita.

En lugar de seguir una enseñanza, un método o una tradición, el Aprendizaje Somático es una forma de incorporar y de expresar la inteligencia somática, de modo que usted pueda convertirse, en palabras de Buda, en «una Luz para sí mismo». La inteligencia ilimitada vive en usted, tal como usted es, y en esta danza íntima con la vida, usted y el infinito son uno. No es algo que trate «sobre» usted; y, sin embargo, no podría haber nada más «personal», en el sentido de más profundamente sentido y articulado a través de la única forma en que su propia encarnación tiene su origen en el infinito, y todas las condiciones que surgen dentro de ella no excluyen nada. «No hemos contactado nunca antes con algo así»[1].

Este capítulo incluye la investigación y los conceptos pertenecientes a muchos campos de la ciencia, la psicología y las disciplinas espirituales que hacen este proceso del cambio menos esotérico y más conocible. Comprender principios fundamentales como mente incorporada, diferenciación, estado de presencia, propriocepción, interocepción, neuroplasticidad, ciclos de aprendizaje y de habituación proporcionará una base conceptual para utilizar las prácticas que figuran en el libro, las cuales ampliarán su felicidad, amor y una sana longevidad, y que le permitirán, al mismo tiempo, liberarse del dolor, el estrés, los traumas y el proceso degenerativo del envejecimiento.

En mi proceso de enseñanza empiezo por invitar a la gente a una Meditación Somática y, después, a explorar la base científica y conceptual del método, remitiéndome siempre a su propia experiencia directa. En este formato de libro me parece necesario intentar este despliegue en sentido inverso. Aunque los conceptos que se exponen puedan parecer un tanto abstractos al principio, también sirven como puntos de referencia para que usted profundice en la incorporación de los resultados obtenidos, cuando inicie los ejercicios. Aunque yo escriba sobre conceptos, procederé a llamar su atención para que compruebe cómo las ideas expuestas pueden dar forma a su propia experiencia directa.

Una vez establecida la estructura sujeto/objeto de nuestro lenguaje, resulta particularmente difícil hablar desde una perspectiva no-dual. Puesto que los principios de este método apuntan a lo desconocido y a lo inefable, y no a lo conocido, es posible que en algunos momentos usted se sienta algo confundido. Pero mientras está leyendo este capítulo le invito a que suspenda todo tipo de juicio o la necesidad de «saber» —en el sentido convencional del verbo—, y a confiar en lo que suceda sin intentar agarrarse a un significado preciso. Al principio quizás se sienta incómodo, incluso frustrado, pues desearía tener las cosas claras y hacerlas comprensibles. Pero el estar presente requiere vivir en lo desconocido, de forma relajada y curiosa, sin esforzarse por agarrarse a nada. Si pongo una flor en su mano, esa mano ha de estar abierta a fin de percibir la belleza de la flor. Si, por el contrario, se cierra para apretarla, usted se perderá el regalo de su belleza. Sus dedos deben estar abiertos al diálogo con la flor, a conocerla y a ser conocido por ella. De igual modo deberá mostrarse receptivo y abierto cuando perciba fluctuaciones en su mente/cuerpo: y ha de dejar de luchar para «atrapar algo en su mente», ya que de aquel modo estará abriendo un portal a la percepción directa de la auténtica naturaleza de la realidad.

> Usted ha de conocer por usted mismo, y de forma directa, la verdad de usted mismo; no puede hacerlo a través de otra persona, por importante que esa persona sea. Porque no existe autoridad que pueda revelarle esa verdad.
>
> J. Krishnamurti [2]

Neuroplasticidad

Teniendo en cuenta que es la presencia de la misma conciencia la que transforma las condiciones del cuerpo/mente, hemos de desarrollar cuidadosamente este arte y esta práctica. Las actuales investigaciones sobre la neuroplasticidad demuestran que «uno puede utilizar la mente para cambiar el cerebro», produciendo no solamente efectos a corto plazo sino también a largo plazo, cambios que son permanentes, ya que «las neuronas que se disparan al mismo tiempo, se encuentran conectadas» (según la famosa frase del psicólogo canadiense Donald Hebb)[3]. Así pues, el funcionamiento integrado e inteligente del cerebro hace cambiar las respuestas de la mente para adecuarse a las circunstancias y condiciones de la vida. A medida que el substrato neuronal se ve ampliado, apoya el funcionamiento neuronal que incrementa nuestra capacidad para expresar e incorporar la inteligencia somática. Más aún, las investigaciones llevadas a cabo demuestran que la conciencia transforma el cuerpo/mente para que logre un funcionamiento coherente y óptimo. Todo ello representa un cambio evolutivo que va de la mera *supervivencia* a la *perfección*.

> Estudios recientes sobre las prácticas de la atención revelan que estas pueden lograr mejorías profundas en nuestras vidas, tanto en el plano fisiológico y mental como en el interpersonal. Las funciones cardíacas, endocrinas e inmunológicas mejoran con los ejercicios y prácticas de la atención. Lo mismo sucede con sentimientos como la empatía, la compasión y la sensibilidad interpersonal. Las personas que llegan a desarrollar la capacidad de prestar atención al momento presente sin agarrarse a sus inevitables juicios también desarrollan un sentimiento más profundo de bienestar, y lo que puede considerarse como una forma de coherencia mental.
>
> DOCTOR DANIEL J. SIEGEL[4]

Somos el resultado de tres mil quinientos millones de años de evolución. La biología evolutiva nos ha hecho más proclives al miedo que a la satisfacción. El mostrarnos vigilantes para reconocer daños potenciales ha adquirido una enorme ventaja biológica en nosotros. Nos mantiene alerta ante las amenazas. Lo malo es que esto nos produce ansiedad y estrés. Pero, en cualquier caso, si no estamos atentos a un posible peligro tal vez no logremos vivir.

Estudios recientes han demostrado que somos mucho más propensos al desamparo y la desesperación que a la responsabilidad y la libertad. Esto subraya la importancia de ejercicios que preparen al cuerpo/mente a tener presente la felicidad, el amor, el gozo y la vitalidad de una forma profundamente más integrada. Como confirma la investigación, cuando usted estimula las redes neuronales con estados positivos los está fortaleciendo de forma gradual. Predisponiendo el cerebro al gozo estamos aprendiendo a ser más felices desde nuestro interior hasta el exterior.

La atención incorporada

> Las investigaciones han demostrado que cuanto más consciente es una persona de su propio cuerpo tanto más su ínsula cerebral se enciende en la pantalla de un aparato de resonancia magnética. Cuanto más activa se muestre la ínsula más empática será esa persona con los demás, lo que constituye la base de la compasión y de la amabilidad.
>
> DOCTORES RICK HANSON y RICHARD MENDIUS [5]

Dado que la atención activa la ínsula —la parte del cerebro responsable de la concienciación del estado interno del cuerpo—, de ello se deduce que el despertar de la inteligencia somática es especialmente útil en la activación de la ínsula.

Ello puede demostrar la utilidad de comprender cómo la ínsula y las llamadas *neuronas espejo* están involucradas en los sentimientos de empatía. Citemos nuevamente a los doctores Hanson y Mendius:

> Cuando la persona que usted está observando experimenta un sentimiento profundo, se activan algunas de las células de su propia ínsula; de modo que usted también experimenta esos mismos sentimientos. De este modo usted tiene una sensación, que va de dentro afuera, de lo que la otra persona está sintiendo. Puede haber hasta un diez por ciento de neuronas que estén involucradas en alguna de sus sensaciones internas cuando usted observa a alguien que vive el mismo estado que usted [6].

La importancia de estos descubrimientos para la inteligencia emocional y social, para lo relativo al comportamiento y para la neurobiología interpersonal es notable. Las implicaciones del despertar de la inteligencia somática son de orden práctico, generalizadas y profundas, como han demostrado claramente las recientes investigaciones sobre el cerebro. Existe una alta correlación entre la intercepción (conciencia del estado interno), la empatía, la elevada función inmunológica y la sensación de bienestar.

Los doctores Rick Hanson y Richard Mendius continúan diciendo:

La meditación también entrena al cerebro para que pueda fomentar y mantener estados de felicidad. Hace que el hipotálamo y el tallo cerebral recompensen al resto del cerebro con hormonas del placer, como la oxytocina, y a los neurotransmisores, como la dopamina y norepinefrina. Todo ello fomenta estados internos positivos que se vuelven cada vez más significativos. Es como si usted estuviera preparando a su cerebro para que lo lleve a un estado de felicidad cada vez mayor [7].

El don de la encarnación

¿Cómo podemos ampliar nuestra felicidad y nuestro placer de vivir? Con frecuencia pensamos que tal placer procede de algo que es exterior a nosotros, de alguien o de algo que nos proporciona gozo o placer. Pero en estas páginas estoy hablando de lo que surge de la conciencia.

Penetramos en el infinito con cada respiración. Todas las estrellas del firmamento, todo nuestro universo conocido ha contribuido al aire que respiramos.

Haga una respiración profunda. ¿Qué siente mientras la saborea? A medida que usted extiende su percepción adentrándose en el espacio, en donde converge usted y el infinito, ¿se hace más grata esa experiencia?

El estar presente, el vivir el presente, es una forma de apoyarse en lo que uno ama, algo así como el gato que en ciertos momentos juega con lo que le gusta y podemos escuchar el placer que se manifiesta en su ronroneo. Cuando usted se apoya en el presente, ¿puede percibirlo más profundamente?

El Aprendizaje Somático le proporciona un método que le permite una nueva participación en la vida. Se trata de un ejercicio de apoyo en lo que realmente somos al recibir el don de la encarnación; no aquello a lo que erróneamente tomamos por nuestro «cuerpo» como un «objeto», sino a la encarnación de una amplitud del esplendor real de la vida, en el aquí y el ahora.

Es una práctica de saber degustar el momento, de percibir lo que surge en el presente y de aprender a ampliar nuestra percepción, a apoyarnos en ella, a saborearla. Cuando percibimos el borde de nuestro mundo conocido, podemos extender nuestra presencia para recibir la infinita apertura existente más allá de lo conocido, de la misma forma que podemos seguir escuchando el sonido de una campanada. Su atención puede extenderse tan lejos como pueda llegar la vibración, moviéndose a través de las paredes de la sala de meditación, más allá de las matas de romero que hay en el jardín, llegando hasta las ondulantes colinas. Usted puede extender su presencia más allá de los límites conocidos de la experiencia ordinaria, y continuar abriéndose infinitamente hasta aquel punto en el que el sonido concluye y se instala el silencio. Lo mismo sucede con la ilimitada conciencia que usted es.

El siguiente relato de Matthew Sanford, un hombre que quedó paralítico a causa de un accidente sufrido a los trece años, nos demuestra de una hermosa manera la eficacia de un ejercicio de atenta concienciación a la hora del despertar de la inteligencia somática.

> Me esforcé en creer que realmente podía sentir las sensaciones de la energía interna… Cuando miro mis piernas, cuando considero lo que les falta —el movimiento voluntario, el tono muscular, la flexibilidad— ¿qué es lo que les queda? Evidentemente, mis piernas todavía siguen presentes, pero de la misma forma que puede estarlo una mesa. ¿Pero qué más? Experimento este nuevo nivel de sensación, pero eso no es una sensación normal. No es algo que responda de forma inmediata. Por ejemplo, cuando pincho mi pierna, las ondas dolorosas no llegan inmediatamente a mi cerebro. Lo cierto es que mis piernas no están interesadas en lo que las rodea, en la textura de mis pantalones o en la calidez de mis calcetines. En vez de eso se manifiestan con una especie de rumor, de zumbido satisfactorio (algo parecido a lo que usted puede experimentar al meterse en la cama, tras una jornada agotadora). Unas veces esa sensación es más pesada, otras veces las piernas experimentan un hormigueo, incluso parece que en ocasiones cambiaran de «color» cuando sienten frío. Es más, esa especie de zumbido se ve directamente afectado por la cualidad de mi percepción, por la manera en que yo lo escuche. La atención meditativa puede amplificar esa sensación hasta un punto exagerado. Una relación social la puede alejar; un concierto de rock la hace desaparecer por completo.
>
> Y, sin embargo, ese zumbido energético persiste, fluctúa, se mueve y se extiende. También refleja los cambios que puedan producirse en mi estado corporal. Por ejemplo, se vuelve agitada si mi vejiga está

demasiado llena o mis intestinos necesitan vaciarse. Vibran si padezco un dolor sistémico, como cuando tengo un acceso de fiebre alta. Y, lo más importante para mi yoga: esta conciencia energética responde a la intención de mi mente. Se hacía más profunda cuando mi cuerpo se alineaba correctamente, y se «oscurecía» en aquellos sitios en los que tanto mi cuerpo como mi mente se sentían abandonados de un modo desconocido.

... cuando prestaba mucha atención, oía lo que existe antes del movimiento. A través de la parálisis la capa exterior de mis piernas y de mi torso parecía haber desaparecido. Lo que permanecía es lo que estaba presente antes de que yo entrara en el mundo gracias a un esfuerzo, antes de que yo me aliara con mi voluntad. Empecé a percibir la historia de mi cuerpo de la misma manera que podía sentir la forma de pelar o el sabor de una alcachofa que comemos. Hoja tras hoja, músculo tras músculo, todo se fue pelando hasta que solamente quedó el corazón, un corazón que se revelaba, en un principio, como silencio.

Recibí algo a cambio por haber padecido tantos traumas a mis trece años. Experimenté un contacto más directo con una presencia interior de la conciencia —llamémosla el corazón de la alcachofa—. Aunque mi vida ha tenido que soportar mucho, en ella también se ha desarrollado una poderosa introspección [8].

Cuando usted tiene la oportunidad de experimentar «lo que es» como un «regalo», a pesar de las aparentes limitaciones, físicas o de otra índole, encuentra el presente totalmente pleno. Con la inteligencia somática despertada su presencia puede ampliarse para llegar a ser un participante cocreativo en el «quantum de coherencia» de «todo lo que es».

¿Por dónde empezamos? Todo comienza con nuestra sensación de percibir el espacio ilimitado, tan próximo e inmediato como puede serlo la respiración. Cuando incorporamos la sensación del estar presente, se afianza la conciencia infinita, o no dual, en la intimidad de nuestra propia experiencia directa. Los referentes condicionados de la experiencia —las sensaciones, los sentimientos y pensamientos— se perciben como expresiones de lo no-condicionado. Al igual que las pequeñas embarcaciones pintadas en el borde exterior de un rollo zen, también ellas apuntan al infinito. De esta manera la falsa identificación de tomar la «imagen/objeto» por la realidad se ve reconocida y transformada.

Cuando recibimos el regalo de nuestra encarnación en el sistema de información más afinado, que es el organismo humano, recuperamos nuestro estado natural de gozoso bienestar. Al despertarse la inteligencia somática, se torna evidente la inherente sabiduría de la mente encarnada, que es autopercepción, autoorganización y autorrenovación. La mente encarnada despliega, como un aprendizaje perfecto del estar presente, el gozo de sentirse plenamente vivo en un espacio de fluyente libertad.

Propriocepción

La propriocepción es, literalmente, la forma de cómo «nos sentimos a nosotros mismos». Hay tres importantes puntos de llegada, u orígenes, de nuestro sistema proprioceptivo. Uno de ellos, la *kinestesia,* es la sensación de movimiento que procede de todas nuestras estructuras esqueléticas y musculares. La kinestesia también incluye la sensación de dolor, nuestra orientación espacial, el paso del tiempo y el ritmo. Un segundo punto de origen, la *información visceral,* consiste en el conjunto de impresiones que proceden de nuestros órganos internos. *La información laberíntica o vestibular* —es decir, la sensación de equilibrio en relación con nuestra posición en el espacio— está suministrada por la cóclea, un órgano que se encuentra en nuestro oído interno.

> En un principio, antes de que emerjamos del líquido amniótico, el movimiento es percepción. Para el feto que está flotando dentro del útero, el desarrollo de los sentidos y las percepciones no se encuentran separadas del desarrollo del movimiento.
>
> LOUISE STEINMAN [9]

El término fisiológico *propriocepción* hace referencia a la capacidad de sentir, evaluar y responder a los estímulos percibidos por los proprioceptores, los nervios que están insertados en nuestros tejidos (músculos, articulaciones y tendones). Estas células están comunicándose constantemente con el cerebro, orientando al cuerpo en su movimiento, posición y tono. Constituye nuestro sexto sentido. Los otros cinco proporcionan información sobre el mundo exterior. La propriocepción suministra información sobre el mundo interior, ese mundo que solamente nosotros habitamos. El físico David Bohm utilizaba el término *inteligencia proprioceptiva* para describir el estado óptimo de una conciencia que siendo autoperceptora, autocorrectora y autoorganizadora permite una participación coherente en la vida, mediante el funcionamiento integral de todas las formas de inteligencia.

Por el contrario, cuando nos apoyamos casi exclusivamente en la percepción visual, es fácil que nos identifiquemos con la realidad de las tres dimensiones que vemos. Por ejemplo: nos equivocamos cuando vemos nuestra imagen en un espejo a un metro escaso de distancia, porque no podemos percibir lo que está sucediendo en un «aquí» interior en el que no existe distancia alguna. Sin la integración de la inteligencia somática nos identificamos invariablemente con esta imagen de nosotros mismos, reduciéndonos a vivir esa imagen de la realidad. Esto se halla en contraste con la libertad y la vitalidad inherentes que saben percibir la vida de dentro afuera, sin distancia alguna, como una conciencia radiante y plena del aquí y ahora.

Incluso aquellas personas que empiezan sus prácticas somáticas suelen apoyarse equivocadamente en la percepción visual. En lugar de vivir la proprioception (la percepción) se crean una imagen de sí mismos con la que tratan de aliarse, de fuera adentro. Este error conduce más adelante en la fragmentación de la mente y «el cuerpo», agravando el problema que surge, en primer lugar, de esta fragmentación.

Veamos lo que dice de nuevo Matthew Sanford:

> El hacer simplemente cuatro posturas bastaba para animarme. Aunque mi cuerpo estaba paralizado, adoptaba las auténticas posturas del yoga. Me sentaba en el suelo, utilizaba los brazos para mover las piernas, juntaba las plantas de los pies, los cruzaba uno bajo el otro y elevaba el pecho. El resultado de adoptar esta postura era una sensación agradable. Si entonces se hiciera una fotografía de mi postura del *baddha konasana* y se colocara al lado de otra de cualquiera de los estudiantes, no se habría observado diferencia alguna. Lo podía hacer.
>
> Para muchos estudiantes esto es lo que se puede entender como llegar al corazón del yoga. Ellos practican adoptando las correctas po-

siciones físicas. Se quedan solamente en la postura exterior, utilizando sus cuerpos para realizar bien la postura. Para ellos, en el fondo, el yoga es igual a una acrobacia gimnástica; es decir, una mera expresión de su cuerpo físico.

Al hacer los ejercicios yo también tenía que enfrentarme a parecidas limitaciones, al tener mi cuerpo paralizado. Cuando hacía una postura sentía cómo trabajaban los músculos de la parte superior de mi cuerpo. Pero los de la parte inferior seguían inmóviles. Lo que yo percibía venía dado por mi postura física; por ejemplo, del cambio del equilibrio corporal causado por tener mis piernas dobladas en lugar de tenerlas a lo largo. En resumen, mi percepción venía, en principio, de afuera adentro.

La sensación es parecida a verse en un espejo de cuerpo entero. Uno puede quedarse tan fijado a esa imagen externa que, por un momento, pierde la conexión con el «interior» de esa imagen que está enfrente. Quizá usted va a enderezar su rodilla «en el espejo» y se queda sorprendido cuando se da cuenta de que es su rodilla la que está enderezándose. Ahora imagínese por un momento que solo puede acceder a la imagen del espejo, es decir, sin la sensación de tener su rodilla enderezada. En cierto sentido, eso es lo más parecido a estar paralizado. Más aún, eso es lo que sentía cuando hacía una postura de yoga: la parte inferior de mi cuerpo era simplemente una imagen.

Pero, de pronto, algo cambió. Mis posturas de yoga consiguieron una medida de lo interior, una profundidad en tres dimensiones, y eso fue algo que se logró sin flexionar los músculos. Se despertó una sensación de energía, no solo dentro de mi cuerpo paralizado, sino en un plano más profundo, a través del silencio de mi cuerpo paralizado [10].

Como sucede en estas descripciones tan bellamente expuestas de Lusseyran y de Sanford, incluso en situaciones de «incapacidad» o, quizá, especialmente en ellas (una idea que investigaremos en el Capítulo 5, en la investigación de Espuma), la oscuridad puede «iluminar». La «Iluminación» o «iluminación propioceptiva» (algo que se describirá con mayor detalle más adelante) representa un despertar de la inteligencia somática. Este despertar es un portal para penetrar en un nuevo reino de posibilidad, como la madriguera del conejo en el mundo de fantasía de un universo de autopercepción, de autoorganización y autorrenovación, que se hace inmediatamente aprehensible.

La primacía de la percepción y las creencias: Una nueva biología

Los biólogos están empezando a estudiar los fenómenos de la percepción, o de la atención interna consciente, como la principal realidad causativa. Le remito a usted, en este punto, al trabajo de Bruce Lipton, que es uno de los exponentes más destacados de la Nueva Biología, un campo de investigación que desafía las creencias de la «vieja» biología que consideraba la primacía de los genes como elemento determinante de lo que llegamos a ser [11]. Por el contrario, la nueva biología nos ofrece el campo de la Epigenética, la cual reconoce la primacía de la percepción y la creencia como elementos determinantes de la forma en que nuestros genes participan en lo que llegamos a ser. Nuestro genoma no es nuestro destino, es solamente un indicador. La nueva biología es, por necesidad, una ciencia epistemológica (toma en consideración el significado de nuestro hacer). Es una ciencia que no rechaza la forma en que damos significado a las cosas partiendo de la «realidad», sino que nos ve como «hacedores de realidad» que participamos en la creación de la realidad que percibimos.

En la obra *The Biology of Belief* Bruce Lipton muestra cómo nuestras creencias forman nuestra biología. Nos pone varios ejemplos que parecen especialmente relevantes para nuestros ejercicios. En India, cuando los elefantes son todavía muy jóvenes se les ata una pata a un poste o a un árbol con una cuerda corta. Se establece entonces la creencia de que «no puedo soltarme cuando tengo atada mi pierna con una cuerda». A medida que el elefante va creciendo, aquella creencia programada sigue mostrándose vigente, de forma que cuando el elefante ha alcanzado su pleno desarrollo y es más que capaz de tumbar el poste o el árbol y hacer trizas la cuerda, no intentará de ningún modo liberarse mientras la cuerda siga atándole la pata.

Cuando somos muy jóvenes, nuestra mente inconsciente está programada por quienes nos rodean como la del elefante. Nuestro cerebro funciona básicamente en los estados mentales teta, delta y alfa, hasta que tenemos cinco o seis años de edad. Dicho de otro modo: vivimos en un estado más o menos hipnótico, sumamente conveniente para absorber programas ajenos, en lugar de tener un pensamiento consciente.

Y, al igual que el elefante, esos primeros programas continúan siendo operativos incluso cuando ya se han vuelto claramente obsoletos, o entran en conflicto con las intenciones o percepciones de nuestra mente consciente.

> El pasado no está muerto. De hecho, ni siquiera es pasado.
>
> WILLIAM FAULKNER

Es importante que recordemos aquí que la mente consciente utiliza una pequeña parte del cerebro (básicamente, el córtex prefrontal) y es capaz de procesar, aproximadamente, 40 bits de información por segundo, mientras que la mente subconsciente utiliza el resto del cerebro y puede procesar, aproximadamente, *40 millones* de bits de información en el mismo tiempo. Es decir, procesa un millón de veces más información por segundo que el cerebro consciente. Esto explica el hecho de que lo que ha sido programado subconscientemente tiene generalmente una influencia mucho más poderosa sobre nuestra biología y en nuestras vidas que aquello que pensamos conscientemente.

Lipton nos pone otra historia para ejemplificar cómo funciona esto. Tal vez haya visto usted en un escenario a una persona en estado hipnótico a la que se le dice que levante un vaso de la mesa, después de haberle dado la información de que el vaso pesa una tonelada. Verá entonces cómo la persona se esfuerza lo indecible por levantar ese vaso de la mesa sin conseguirlo. Sucede que mientras la mente de esa persona hipnotizada activa los músculos que pueden levantar el vaso, también se activan de forma simultánea los músculos que impiden levantarlo, lo cual refleja su creencia de que el vaso es extremadamente pesado. La mente subconsciente de la persona hipnotizada está orquestando este complejo conjunto de actividades que crea una realidad coherente con su creencia. Ambos conjuntos de músculos están actuando, como si se tratase de un ejercicio isométrico, de modo que el vaso sigue inmóvil. En este sentido hemos de tener presente que cualquier tipo de creencia que adquiramos conformará nuestra biología.

Por consiguiente, nos incumbe destapar aquellas creencias que nos han sido programadas antes de que nuestro pensamiento consciente se desarrollara, y poner al día o reemplazar aquellas creencias que son más importantes y congruentes con nuestras intenciones y pensamientos conscientes.

El viejo paradigma. Muchos de nosotros hemos vivido algún tipo de trauma (ya fuera en nuestra infancia más temprana o, incluso, en las etapas prenatales del desarrollo del feto) debido a algún patrón adhesivo que ha instalado en nosotros cierto tipo de creencias. Sin embargo, la mayoría de nuestras programaciones nacen de creencias colectivas o de lo que podríamos llamar «realidad consensual» (lo que estamos de acuerdo en aceptar como «real» dentro de un determinado paradigma). Investiguemos unas cuantas de esas creencias de viejos paradigmas que todavía pueden estar funcionando como cuerdas que nos atan la pierna.

1. Funcionamos como objetos relativamente fijos.
2. Estamos separados de todo lo demás.
3. La gravedad es una fuerza que necesita superarse con esfuerzo.

Estas creencias están basadas en el reduccionismo, el materialismo y el determinismo del paradigma científico socialmente predominante, nacido del pensamiento aristotélico y de la física newtoniana. Sin embargo, en la última mitad del siglo XX científicos y filósofos postularon un nuevo paradigma, articulado en la física cuántica y en la filosofía de la totalidad.

El nuevo paradigma. Consideremos algunas creencias que pueden ser más relevantes y con mayor poder que las del viejo paradigma.

1. Funcionamos como seres energéticos, autosensibles, autoorganizados y autorrenovadores.
2. Estamos conectados con todo lo que es.
3. La gravedad nos proporciona la oportunidad de percibir y liberarnos de nuestros patrones de tensión habitual.

El arte y la práctica del Aprendizaje Somático es un magnífico medio para apoyar la plena encarnación de esa cualidad a la que se conoce comúnmente como «atención» a nuestras vidas, mediante el despertar de la inteligencia somática. Ella desarrolla un diálogo abierto entre la parte consciente y la subconsciente de nuestra mente. Este diálogo permite que lo que sentimos en la inmediatez de nuestro silencioso nivel de experiencia influencie y ponga al día nuestras creencias.

A medida que registramos la información que surge del cuerpo/mente y de la gravedad de nuestro organismo, aprendemos nuevas formas de funcionamiento que son congruentes con nuestras creencias no-limitadoras. Quedan borradas las viejas respuestas programadas y nuestras tensiones habituales se liberan, dentro de un funcionamiento más nivelado e integrado. Mediante las meditaciones somáticas desarrollamos una respuesta-habilidad más altamente diferenciada. Esta capacidad, agrandada por la autopercepción, la autoorganización (autocorrección), y la autorrenovación es el sello de la práctica del Aprendizaje Somático.

Estar presente. Encarnar el Infinito

A medida que nos vamos liberando de la vieja programación y aprendemos a vivir en lo desconocido, el infinito se nos revela de forma que llegamos a conocerlo íntimamente. Me refiero a este proceso de vivir y encarnar lo desconocido como «estar presente». Con cada respiración podemos sentir cómo el infinito nos llega de manera libre y sin esfuerzo a medida que nos abrimos a él. De esta forma lo bebemos, deslizándonos sobre las olas de nuestro gozo y de nuestro interés. No es que simplemente estemos creciendo más, de la misma forma que lo hacíamos antes, sino que se ha producido un cambio transformador debido a esta penetración en lo infinito. Con frecuencia suelo describir este cambio como una convergencia de ríos, la manera en que dos corrientes se funden y forman un nuevo raudal de vida. Se produce toda una aparición que antes no existía. Esta nueva forma de vida despliega los tres atributos de la inteligencia somática: es autoperceptora, autoorganizadora y autorrenovadora.

Solamente aquello que crece fuera de su experiencia directa tiene el poder de cambiarlo todo. Puesto que el «cuerpo» y el «mundo» viven en su experiencia... no como los contrarios que generalmente suelen verse... sino como una apertura para recibir la experiencia que cambiará el modo en que el cuerpo/mente se despliega en el presente, como formas, sensaciones, química, sentimientos, pensamiento, memoria y anticipación: la biología del llegar a ser.

Ni el estar presente ni la diferenciación, los dos principales procesos del Aprendizaje Somático, implican esfuerzo. De hecho, demuestran claramente que usted no puede conseguir «el aquí» desde «allí». En la experiencia ordinaria (imagen/objeto unido) tratamos de hacerlo intensamente... esforzándonos y tensionándonos para conseguir un resultado. Cuando reconocemos verdaderamente la futilidad de este mecanismo, cesa el esfuerzo y se abre el portal de una escucha más profunda. Desde este más profundo y somático (aquí-ahora, todo instantáneo, sin distancia) sentimiento/percepción/conocimiento, nuestra presencia se extiende más allá de las limitaciones del mundo familiar para entrar en nuevas dimensiones de la conciencia. El movimiento responde a cómo lo percibamos. Como ha revelado el estudio de la mecánica cuántica, la naturaleza se comporta de acuerdo a la manera cómo la investiguemos. El ejemplo clásico es la luz. La luz no es una onda ni una partícula. Se muestra según la experimentemos y la conformemos.

Del mismo modo, la inmediata información que recibimos por el hecho de estar encarnados corresponde al modo cómo nos percibimos. El funcionamiento de nuestro organismo refleja nuestro estado de conciencia. Esto es algo que muestra la belleza de las Meditaciones Somáticas. Podemos ver la participación de nuestros pensamientos o el estado de conciencia en la manera en que responde nuestro «cuerpo». Aquellos de nosotros que hayamos meditado probablemente hemos experimentado con cuanta facilidad nos perdemos en la marejada de los pensamientos cuando «intentamos» meditar, y que no podemos lograrlo hasta que hemos puesto final a la larga cadena de pensamientos. Del mismo modo podemos sentirnos atrapados, cuando nos encontramos al nivel de «cuerpo como objeto», por las limitaciones de la fijación.

> El temor nos impele a que nos concentremos en un preciso rayo de luz que ilumine lo que creemos que debemos conocer para poder mantenernos a salvo, para tener una cierta percepción de la verdad, para mantener las cosas de la forma que creemos que deben estar Po-

> seemos palabras e ideas que conforman un campo cognitivo que apaga nuestros sentidos, dando forma a lo que creemos conocer, ya sea a nivel de pensamientos o de cualquier cosa que pueda ser conocida. Pero la auténtica verdad es que esos «artilugios cognitivos» fomentan la creación de una estructura con la que pretendemos dar sentido a un universo complejo, que solamente sirve para atraparnos en las mismas estructuras que hemos creado.
>
> DOCTOR DANIEL J. SIEGEL [12]

Cualquier cosa que hagamos para intentar corregir los problemas que crea nuestro limitado estado de conciencia, al mismo nivel de identificación en el que se formaron esos problemas (es decir, a todo cuanto se relaciona con el propio «cuerpo» considerado como un objeto tridimensional concreto) solo servirá para perpetuar el problema y para hacerlo más complejo. Como señalaba Einstein: «Los problemas importantes a que nos enfrentamos no pueden resolverse en el mismo plano mental en el que nos encontrábamos cuando los creamos» [13].

El Aprendizaje Somático no se ocupa de arreglar problemas, lo cual perpetuaría el mismo estado de fragmentación mental que el existente cuando nacieron, en primer lugar, esos problemas. La intención de esta práctica es el despertar. La atención ilumina nuestro estado de conciencia, el proceso mental y emotivo (consciente y subconsciente) que subyace al problema y que queda reflejado en el «cuerpo». El Aprendizaje Somático es el arte y la práctica de despertar la sabiduría natural de la atención incorporada, la inteligencia del vivir, a la que Nora y James Oschman se refieren como una «verdadera sinfonía de mensajes vibratorios». Según ese modelo de un continuum de comunicaciones, estos mensajes:

> … viajan de acá para allá, alertando cada parte del organismo sobre las actividades que están teniendo lugar en las demás partes. Aquello a lo que denominamos «estado de conciencia» es la totalidad de esas vibraciones. Las enfermedades, las alteraciones físicas y el dolor surgen dentro de porciones del continuum vibratorio en el que los flujos de información se ven restringidos. Esas restricciones se producen de forma local, porque las infecciones, los daños físicos y los traumas emocionales alteran las propiedades del tejido corporal.

> La matriz viviente conserva un registro de memoria de las influencias que han tenido lugar. Cuando las vibraciones pasan por los tejidos, estos se alteran debido a esa información almacenada. De este modo, nuestra conciencia y nuestras opciones se ven influidas por los recuerdos guardados en esos blandos tejidos [14].

No obstante, debido a que la inteligencia somática es autoperceptora, autoorganizadora y autorrenovadora, ese residuo de dolor y de trauma no necesitan marcar la experiencia que tenemos de nosotros mismos o de lo que podamos llegar a ser. La inteligencia somática nos libera de las ataduras del pasado, incluyendo las limitaciones de nuestros genes y de los traumas sufridos en edad temprana, dejando que se instaure una mayor libertad y vitalidad.

A medida que el estado de atención se va instaurando mediante el Aprendizaje Somático, se abre ante nosotros un nuevo mundo de posibilidades.

> La atención es la función de aislar «nuevos» fenómenos moto sensoriales a fin de aprender a reconocerlos y controlarlos. Solamente mediante la función exclusiva de la atención podemos lograr que lo involuntario se haga voluntario, la desconocido se torne conocido, y que lo que nunca se pudo hacer se vuelva factible. La atención nos sirve como una exploración por medio de la cual se recoge nuevo material para el conjunto de la conciencia voluntaria.
>
> El resultado de este aprendizaje somático empieza centrando la atención en lo desconocido. Esta focalización activa identifica los rasgos de lo desconocido que pueden asociarse con rasgos ya conocidos pertenecientes al repertorio consciente de uno. Mediante este proceso lo desconocido se hace conocido por la conciencia voluntaria. En pocas palabras: se aprende lo que no se había aprendido.
>
> THOMAS HANNA [15]

Diferenciación

¿Cómo se produce este despertar somático? Una de las maneras es a través de un proceso de diferenciación. Por diferenciación quiero decir el simple darse cuenta del cambio o del movimiento. Cuando usted distingue o establece diferencias conscientemente, lo que antes experimentaba como sólido y relativamente fijo —como el «cuerpo» o el «suelo»— se le mostrarán ahora como algo que está en continuo cambio, como movimiento dentro del movimiento. Cada vez que usted aprenda a diferenciar más, se modifica el filo de lo conocido. Es como caer cada vez más y más profundamente a través de la madriguera del conejo del cuento, para llegar a un mundo de posibilidades.

Finalmente, se hace algo absurdo confundir lo que usted pueda sentir, percibir o conocer ahora con el suelo de la realidad, ya que ese «suelo» se encuentra, para usted, en constante apertura. Usted se mantiene en el mismo umbral del espacio ilimitado, aceptando la invitación que se le hace para conocerlo cada vez de manera más profunda e íntima. Al aceptar esa invitación, está ampliando realmente su presencia, creando un nuevo límite entre lo conocido y lo desconocido. Cuando camina, por ejemplo, está interpenetrando en el suelo y en el espacio. Como si fueran ríos convergentes, no solamente está usted renovándose y reorganizándose a sí mismo, sino al universo entero, en la medida en que este se abre infinitamente a ser tocado y recibido por usted. Esto es lo que yo quiero decir cuando me refiero a la *iluminación proprioceptiva*.

La iluminación proprioceptiva

Esta iluminación proprioceptiva ilumina el filo, el límite allí «en donde se encuentran los dos mundos», como habría dicho Rumi, lo conocido y lo desconocido. La sensación del «yo» se vuelve inevitablemente más fluida, a medida que la atención ya no es una «imagen-atada». Cada vez que usted vive en lo desconocido adquiere una nueva perspectiva que le permite percibir y re-formar lo conocido; su presencia se amplía. En esos momentos, ¿qué es el «yo»? ¿Dónde se localiza? ¿Dónde empieza? ¿Dónde concluye? Finalmente, vemos el «yo» tan solo como una construcción mental que tiene un propósito, como un castillo de arena construido en la orilla del mar; mientras que la consciencia es ese mar. Cuando nos desenredamos, cuando dejamos de estar cautivos de nuestra fijación con la imagen del «yo», descubrimos que somos la encarnación de una conciencia ilimitada.

La historia de Shosanah: Las zapatillas rojas

La búsqueda de una orientación adecuada para solucionar los problemas de salud a los que tenía que enfrentarse, tanto ella como su familia, hizo de Shosanah una sanadora sensitiva y profunda. Su influencia se amplió hasta el punto de incluir a muchas personas a las que ella guió de forma generosa en los desafíos, tanto agudos como crónicos, que les presentaba la vida.

Fui al Aprendizaje Somático en busca de ayuda para mi hijo de cuatro años. Tras una crisis intestinal que obligó a hacerle una operación exploratoria se le diagnosticó una enfermedad autoinmunológica. Mi hijo continuó padeciendo severos dolores intestinales. En lugar de aceptar el diagnóstico como una sentencia vital, traté de informarme clínicamente y me dispuse a ir por mi cuenta para conseguir una recuperación mediante dietas, homeopatía, suplementos y purificaciones corporales. Los retos a que estaba sometido mi hijo Beorn se convirtieron en una puerta de entrada a nuevos mundos de posibilidad que, a su vez, también abrieron puertas para otras muchas personas. Hace ya tiempo que el diagnóstico que le hicieron no tiene la menor validez. Ahora es un niño feliz que goza de magnífica salud. El Aprendizaje Somática ha tenido mucho que ver en su curación.

El trabajo de la doctora Kaparo con mi hijo va mucho más allá de los problemas intestinales. Como niño pequeño que es, su conducta es imprudente y temeraria, lo cual le ocasiona heridas y accidentes. En muchas ocasiones la doctora Kaparo le ayudó para que toda su complexión física estuviese en buen estado. Con el paso del tiempo mi hijo se ha vuelto más sabio, y ahora puede compartir su espíritu aventurero con una actitud prudente. Actualmente combina arte y deporte de una forma novedosa y valiente; hace patinaje sobre tabla y toca el violín.

En la primera sesión que la doctora Kaparo tuvo con Beorn, este aprendió a relajar sus tensos esfínteres y facilitar el espasmo, logrando de este modo que se iniciase el proceso de su curación. A medida que fueron desapareciendo los dolores fue naciendo también nuestra relación familiar con el Aprendizaje Somático.

Como Beorn necesita con frecuencia ayuda entre una y otra visita médica, la doctora Kaparo decidió enseñarme. Yo me di cuenta rápidamente de que mi mayor obstáculo para ayudar a Beorn era mi enorme tensión corporal, fruto de padecer durante años una severa escoliosis. A mis veinte años se me dijo que era demasiado tarde para poder ayudarme en mi lesión. Tres embarazos complicaron el problema. A pesar de haberme tratado muchos y buenos terapeutas, por la época en que empecé a estudiar Aprendizaje Somático, en el 2000, tenía muchos dolores; incluso el tumbarme de espaldas me podía crear espasmos. Esto me obligó a hablar con frecuencia de mi problema, a veces durante las comidas, y también durante mis sesiones de yoga del Aprendizaje Somático. Cuando mejoró mi columna, aumenté de peso. A mis cincuenta y tantos años he aumentado varios centímetros de estatura.

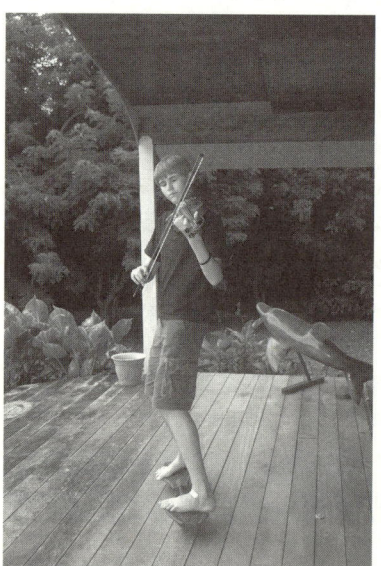 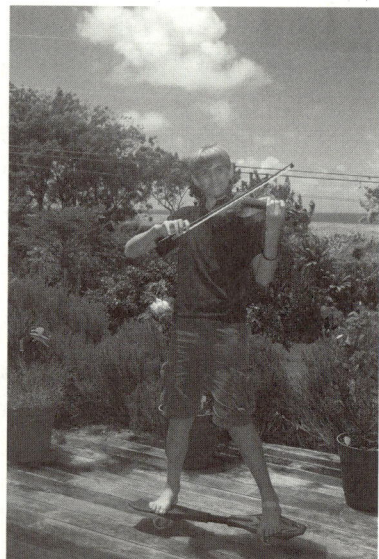

Beorn se ha beneficiado del Aprendizaje Somático.

El crearse una nueva estructura corporal, un proceso sorprendente y a veces doloroso, puede ser a menudo menos arriesgado que mantener la que se tiene. Pero cuando termino mi sesión clínica y de nuevo me encuentro inmersa en el estrés de la vida, mi cuerpo recuerda nuevamente la lesión, y a consecuencia de ello vuelve el dolor. La práctica del Aprendizaje Somático se ha convertido en un apoyo gracias al cual aprendí a integrar —y, lo más importante, a recrear— estos cambios.

Hace poco aprendí a doblar la espalda en ángulo, ya sea acostada en el suelo o de pie. Mientras me preparo para la postura descanso bocabajo apoyada en los hombros; después, mientras sigo apoyada en los hombros, trato de estirar primero una pierna y después la otra doblándolas por encima de la cabeza en dirección al suelo. La primera vez que intenté este ejercicio estaba muy atemorizada. Pero el día que logré tocar el suelo con los dedos de los pies no cabía en mí de alegría. Sigo con los ejercicios, superando los viejos límites y descubriendo nuevos mundos.

Mi mayor regalo es mantenerme en contacto con la atención fija en lo más profundo de mi estructura, de modo que pueda empezar el movimiento desde la misma esencia de mi ser. Es posible que mi columna pueda volver a adoptar su curvatura familiar y sienta nuevamente la tensión muscular; pero puedo cambiar el proceso en cuestión de minutos mediante una correcta respiración, la atención y los movimientos delicados. Ahora me es posible superar mi limitación física y descubrir un espacio y un movimiento que me resultan totalmente nuevos.

El viaje de mi sanación fue largo, porque la lesión estaba plenamente insertada en mi memoria celular. Para la mayoría de la gente la pérdida de peso y de libertad de movimientos es algo que sucede de forma gradual. El Aprendizaje Somático es una vía para descubrir, mantener y recuperar esa libertad.

A medida que crecieron, nuestros esbeltos hijos fueron desarrollando la escoliosis. Afortunadamente, sus ejercicios de Aprendizaje Somático cambiaron el curso de su destino genético. Cada uno tenía sus ejercicios propios, y todos trabajábamos conjuntamente. El hacer los ejercicios con un compañero que amplía el espacio necesario para que pueda fluir la energía, o que te ayude a relajarte es de gran ayuda. A medida que vas descubriendo un nuevo espacio y una mayor energía y aprendes a disfrutar con ello, por lo general sueles ser capaz de ayudar a que los demás logren también esos mismos objetivos en el yoga.

Mi hija, Chantarelle, amaba el ballet. Poseía un don natural, pero las posturas del ballet empezaron a causarle problemas en la espalda desviando su columna vertebral, debido al forzamiento de los músculos. Al trabajar con la doctora Kaparo, aprendió a sentir las posturas y a iniciar los movimientos desde el centro de su ser, moviendo la musculatura esquelética con la debida atención y una correcta respiración, dejando que los músculos y las aponeurosis se movieran fluida y conjuntamente. La misma postura, o el mismo movimiento, que anteriormente la obligaba a torcerse o contraerse violentamente se convirtió ahora en un movimiento que le permitía alargarse y enderezarse sin que ello conllevase la menor tensión. Lo mismo que sucede con el yoga, el problema que representan las posturas de la danza estriba en que al aprender a moverse partiendo de un nivel interior de integración, los movimientos no se realizan tan rápidamente como se enseña en las clases, ya que en ellas se pretende que uno aprenda a moverse y a realizar las posturas con rapidez y soltura, pero desde un nivel exterior. La solución que hemos encontrado en casa es la de hacer un descanso entre las clases para lograr la integración entre el trabajo interior y la postura externa.

Hace tres años Chantarelle se aficionó profundamente al piano. La inteligencia somática que había desarrollado se manifestaba ahora en una capacidad intrínseca para superar el desafío que suponía la sincronización entre cuerpo, dedos, mente e instrumento. Ella se mueve como una bailarina sobre las teclas, mientras la música se le derrama del corazón a los dedos, y su cuerpo se muestra libre de toda tensión muscular.

El yoga del aprendizaje somático engloba un viaje que va de los planos interiores a los exteriores. La mágica transformación que se produce, y que tanto nos complace, no puede lograrse mediante una simple tensión muscular. La puerta de entrada a esta actitud se logra mediante la concienciación, la respiración y la elongación corporal. Literalmente, el cuerpo es un portal a nuevos universos; universos que siempre estuvieron disponibles pero de los cuales nos hemos olvidado o no hemos aprendido acceder a ellos. La concienciación se convierte en nuestras «zapatillas rojas». La atención permite el adecuado movimiento que nos abre al espacio, para poder llevar a cabo un viaje a través del espíritu y el cuerpo. Me siento llena de gratitud por haber aprendido a realizar ese viaje.

Capítulo 3

Captar la sabiduría natural de la conciencia incorporada

> En este preciso momento, mientras estoy hablando con usted, estoy causando fluctuaciones en el campo de la conciencia; estas fluctuaciones no son materiales. Usted no puede tocarlas, degustarlas, olerlas ni verlas, porque son acontecimientos que pertenecen a un quántum mecánico. Del mismo modo que un electrón es un quántum de electricidad y un fotón es un quántum de luz, un pensamiento, un destello de intencionalidad, constituye un quántum de concienciación. Estos acontecimientos quántum-mecánicos de la conciencia se convierten en mi cerebro en el elemento de cambio constante de los neuro transmisores. Son los causantes de los cambios hormonales y el resultado de los impulsos de transmisión neuronal. Son los causantes de la vibración de las cuerdas vocales, la producción del sonido. Todos mis sentimientos, todas mis emociones, todos mis deseos, todos mis instintos, todos mis impulsos, cada pensamiento que pueda tener, se convierten literalmente en moléculas. Y así es cómo construyo mi cuerpo, desde la concienciación.
>
> Deepak Chopra [1]

El Aprendizaje Somático engloba un diálogo abierto entre la parte subcortical y la cortical del sistema nervioso, el cual es autoperceptor, autoorganizador y autorrenovador. Por ejemplo, cuando camino yo puedo movilizar mecánicamente mi «cuerpo como objeto» (un movimiento continuo de adelante y atrás) con respecto al suelo que piso. En contraste, también puedo mantener un diálogo abierto con el suelo con el que mantengo un estado de convergencia, un sutil cambio de forma de acuerdo con la fuerza de la gravedad que experimento respecto al centro de la tierra, y el apoyo que significa el suelo al soportar mi caída.

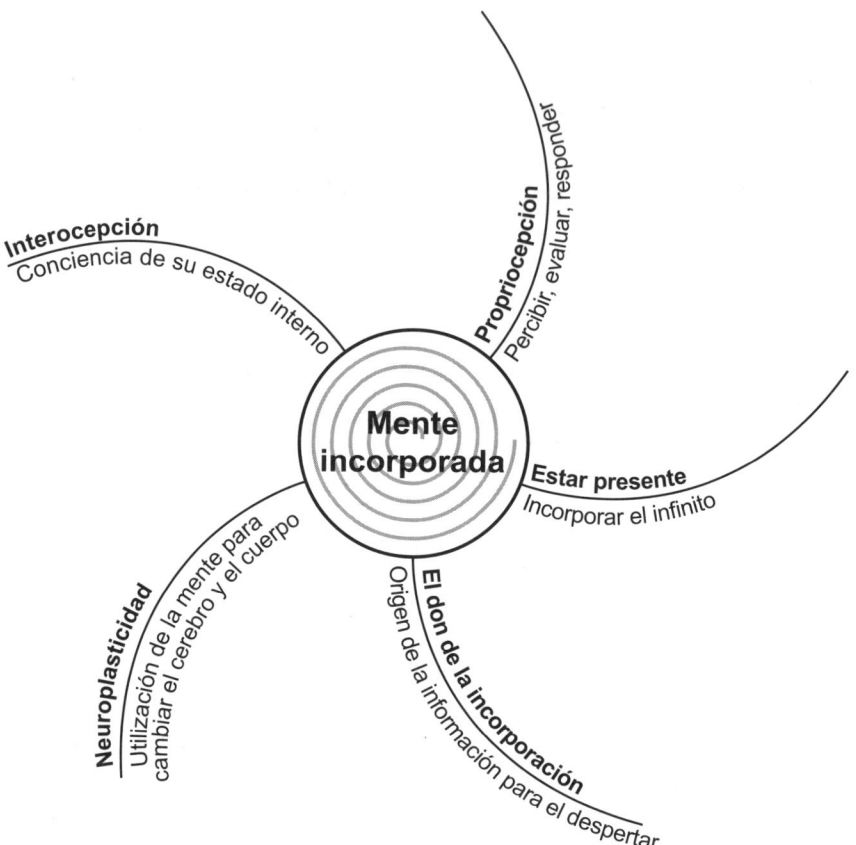

A menudo, cuando trabajo con grupos de personas en mis retiros, le pido a la gente que camine descalza sobre un terreno pedregoso. Esto permite establecer de forma evidente la diferencia que existe entre el aprendizaje y los hábitos adquiridos. Si el ciclo de nuestros hábitos prevalece, esa caminata puede resultar muy dolorosa, en la medida en que uno se prepara físicamente para evitar la incomodidad. Sin embargo, si prevalece el ciclo de aprendizaje, si su sistema corporal reacciona adecuadamente al encuentro con el suelo, entonces el contacto con las piedras puede representar un masaje para los pies. Todo su organismo trata de acomodarse al cambio de presión sobre el suelo. A medida que va caminando sobre ese suelo de guijarros, si usted percibe la conexión entre las plantas de los pies y el suelo de guijarros, se establece un estado de fluidez, de conexión, como el de dos ríos que se encuentran; incluso tras dar tan solo unos cuantos pasos usted se sentirá menos pesado, más relajado y atento, pudiendo disfrutar de una mayor libertad y vitalidad.

Ciclos de aprendizaje y habituación

La habituación es un ciclo degenerativo producido en un sistema cerrado que se caracteriza por una gran tensión que lleva a la insensibilidad, la cual conduce también a una acción ineficaz, la cual, a su vez, produce a más insensibilidad. Finalmente, el ciclo es entrópico. Este es el ciclo que comúnmente asociamos con el envejecimiento. Ello muestra cómo nuestro subconsciente establece la forma de nuestra biología.

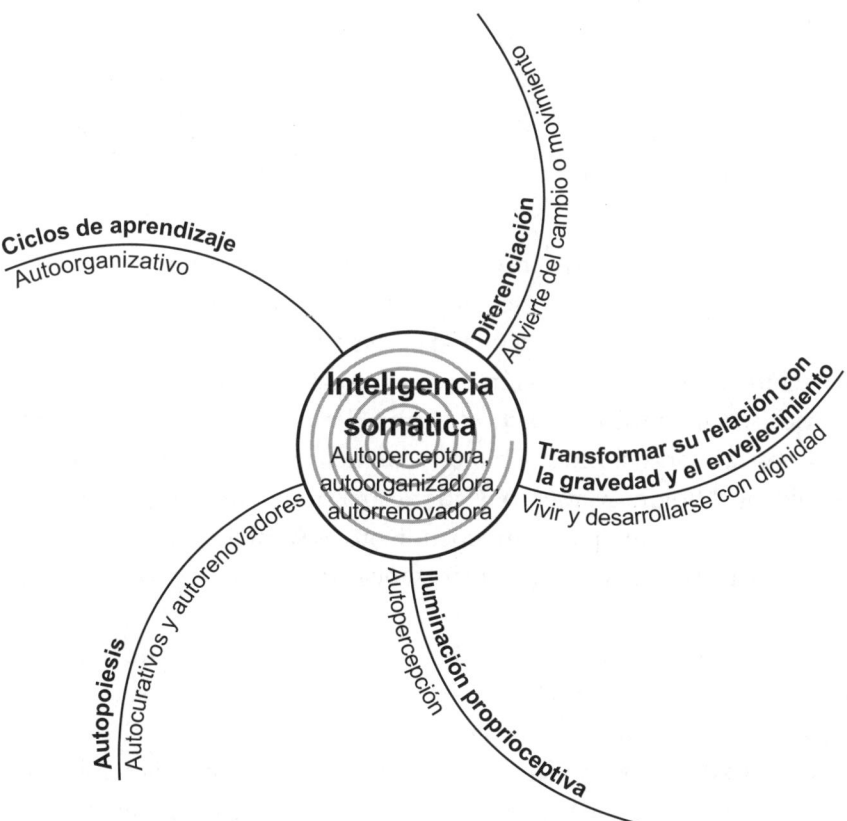

El aprender es un ciclo generativo que requiere un sistema abierto caracterizado por una tensión mínima, la cual sirve de apoyo a la sensibilidad que sirve de sostén a una acción eficiente e inteligente; la cual, a su vez, apoya el desarrollo de una mayor sensibilidad y conciencia. Este sistema es esencialmente negentrópico —es evolutivo e inteligente—, autoperceptor, autoorganizador y autorrenovador.

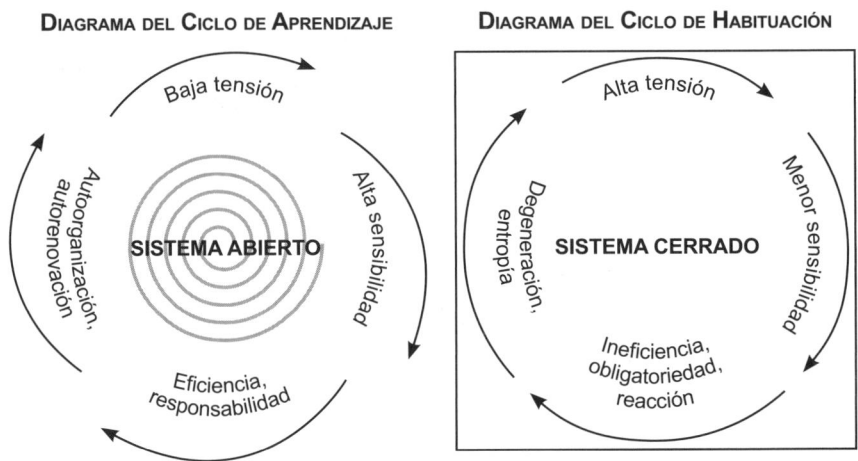

Todos los sistemas vivientes comparten la capacidad de renovación. Como seres conscientes que somos podemos influir en este proceso mediante la conciencia. La atención participa en el movimiento de regeneración, en la autorregulación y en la autoorganización de la totalidad. David Bohm, el físico teórico, describe el mundo de las formas como una abstracción del indefinible e inconmensurable movimiento de la totalidad, el holomovimiento. Cada abstracción se despliega y envuelve en el todo, no como partes independientes o separadas sino intrínsecamente relacionadas con las demás, funcionando como parte de «todo lo que es».

Según la «realidad consensual», los fenómenos que forman nuestro universo se encuentran relativamente fijos e independientes, como objetos o entidades que existen a lo largo del tiempo. De acuerdo con este punto de vista cambiamos como un proceso de modificación, añadiendo o restando a partir de una estructura existente. Aquí, el crecimiento tiene un significado limitado.

Surgen nuevas posibilidades cuando nos vemos a nosotros mismos y también vemos al mundo como un despliegue y envolvimiento de formas en un continuo movimiento y llegar a ser, más que algo que esté relativamente fijo. En este caso el crecimiento representa un proceso de constante renovación.

Autopoiesis

Los biólogos Francisco Varela, Humberto Maturana y Ricardo Uribe introdujeron el término de *autopoiesis* para designar la característica que los sistemas vivientes tienen para renovarse a sí mismos y regular este proceso de renovación de forma que se mantenga la integridad de su estructura. Escriben:

> Mientras que una máquina está pensada para conseguir el máximo rendimiento de un producto específico, el primer cometido de una célula biológica es renovarse a sí misma. Los procesos de perfeccionamiento (anabólico) y degradación (catabólico) se producen de forma simultánea. No solamente la evolución del sistema, sino también su existencia en una determinada estructura terminan por disolverse en esos procesos. En el reino de los seres vivos hay pocas cosas que sean sólidas y rígidas. Una estructura autopoiética es el resultado de la interacción de múltiples procesos [2].

En los organismos complejos la capacidad de regeneración surge de la habilidad de la inteligencia del todo para determinar el funcionamiento de las partes. Una célula tomada de un organismo vivirá en un medio conveniente durante un prolongado periodo de tiempo. Sin embargo, perderá finalmente su diferenciación, indicando con ello que el todo determina la estructura particular y las funciones de las células individuales.

La misma sustancia que engloba nuestras células pasa por una continua transformación, desorganizando y volviendo a organizar su estructura y sus funciones de una miríada de formas según las necesidades del cambio. Las investigaciones llevadas a cabo en el campo de la fisiología ilustran este proceso. En su artículo *Structure and Properties of Ground Substances* («Estructura y propiedades de las sustancias fundamentales»),

James Oschman escribe que los estudios han demostrado una continuidad estructural y funcional de la matriz que comprende nuestro entorno celular, al igual que su sustancia citoplasmática y nucleica:

> Ahora reconocemos que la sustancia citoplasmática fundamental «desestructurada» contiene de hecho distintos filamentos, proteínas, tubulina, actina, miosina, filamentos intermedios y microtúbulos. Estas sustancias, como polímeros que son, pueden despolimerizar, enlazarse, cruzarse, modelar cambios, crear corrientes citoplasmáticas, migraciones de pigmentos, pinocitosis, secreciones y mitosis; en fin, la miríada de actividades que constituyen la vida... el marco es una estructura dinámica...[3]

Mediante una atención profunda podemos participar conscientemente en el proceso de la auto renovación, incluso a nivel celular. Cuando establecemos una diferenciación entre nuestra percepción y el movimiento intrínseco, nos convertimos en participantes activos de este proceso de autoorganización. En lugar de explorar, como observadores, una «realidad» predeterminada participamos del acontecimiento, inventando y descubriendo simultáneamente.

Algunos experimentos llevados a cabo en la antigua Unión Soviética demostraron estos hechos de una forma muy sencilla. Los investigadores encontraron que:

> ... los ojos del observador emiten un campo de fuerza que puede influir en lo observado. Estos estudios se realizaron colocando placas de Petrie que contenían levadura delante de dos grupos de personas, unas con los ojos abiertos y otras con los ojos cerrados. Se estudió la diferencia de crecimiento en ambos cultivos. Los ojos abiertos propiciaron el crecimiento de la levadura. Pero más importante aún que este hecho fue el descubrimiento de que la energía emitida por los ojos es mensurable, y que algunos observadores tenían una mayor intensidad de emisión que otros[4].

Una nueva perspectiva de curación, una nueva forma de vivir

Desde la perspectiva del Aprendizaje Somático, el proceso de curación necesita un cambio en el nivel más fundamental; es decir, en el mismo modo en que nos formamos soma-significantemente [5].

El término *soma-significante* hace hincapié en el proceso que se expresa tanto fisiológica como psicológicamente. Esto se diferencia de la noción mecánica de lo «psicosomático», que implica una relación causal entre las partes y los procesos. Desde el punto de vista psicosomático, se puede llegar a la conclusión de que un cáncer, un proceso asmático o un dolor de cuello proceden de una ira reprimida o del trauma causado por una pérdida.

Una perspectiva parcial trata de encontrar relaciones entre partes separadas. En una perspectiva que no sea fragmentaria y no dual, como el Aprendizaje Somático, dejamos de buscar relaciones porque nos damos cuenta de la intrínseca conexión que hay en el todo. En el ejemplo antes mencionado, más que pensar en la ira como elemento causal vemos lo fisiológico y lo psicológico como expresiones diferentes de un mismo proceso; el modo en que estructuramos la experiencia como un todo. En este sentido cualquier situación puede presentar una oportunidad para la indagación; como una atención diferenciadora que despierta una participación consciente en este proceso de autoorganización.

Por ejemplo, la investigación de un individuo que padece un serio dolor crónico ilustra cómo un problema que existe cuando funcionamos de una forma parcial, incluso puede llegar a no manifestarse cuando el organismo funciona de forma integral. En lugar de tratar de resolver el «problema» del dolor, entramos de lleno en una investigación que engloba un cambio en la forma de experimentar.

La primera experiencia de un estudiante

Para darle a usted una idea de cómo el Aprendizaje Somático puede servir de apoyo a alguien que viva el despertar de la inteligencia somática, voy a ofrecerle a usted la descripción de lo ocurrido en la primera sesión vivida por un estudiante. Aunque este relato solamente constituirá un breve bosquejo de lo que es posible, representó un gran cambio en la vida de Jerry.

Jerry llevaba padeciendo años de dolores crónicos y lograba sobrevivir haciendo todo lo que podía para olvidarse de sus molestias corporales. En esta primera sesión empezó a aprender a autopercibir y a autoorganizarse. El resultado de estos ejercicios fue una disminución del dolor; y aunque se había tratado únicamente de una sesión quedó tan satisfecho que se decidió a emprender el tratamiento. Jerry continuó practicando durante años y, posteriormente, impartió la técnica del Aprendizaje Somático a sus propios pacientes. Vamos a relatar aquí lo sucedido en ese primer paso de un largo viaje de transformación.

Jerry, psiquiatra de sesenta y pocos años, había sido tiempo atrás un gran deportista, corredor, ciclista y patinador. Sin embargo, y con el paso del tiempo, se había vuelto cada vez más rígido y agarrotado, y movimientos tan simples como el sentarse confortablemente se le hicieron muy dificultosos. Constantemente tenía que esforzarse para mantenerse erguido. Un traumatismo cervical sufrido en un accidente de coche aumentó sus problemas. Sus dolores iniciales se convirtieron en un padecimiento crónico de cuello y de zona lumbar que restringían seriamente su movilidad.

Jerry había buscado ayuda para sus dolores en tratamientos de cirujanos ortopédicos, quiroprácticos, fisioterapeutas y acupuntores, y también con técnicas de relajación y de visualización, pero todo ello no obtuvo el menor éxito. Cuando me lo topé por primera vez, no nos propusimos centrarnos de manera específica en sus dolores para tratar de paliarlos. En vez de eso, empezamos a investigar cómo había vivido y qué habría podido provocar aquellos dolores tan intensos.

Comencé por pedirle que se diera cuenta de cómo se sentaba. Él se dejaba caer en la silla como si fuera un saco de patatas. Mientras me hablaba comprobé lo mucho que le costaba sentarse. Se tensionaba y contraía todos los músculos de la zona lumbar, del cuello y los hombros para tratar de mantenerse recto.

Cuando le pedí que tratase de percibir la sensación del sentarse, empezó a observar su «cuerpo» con los «ojos de la mente», como si se encontrara frente a un espejo. Mientras se concentraba, se esforzó mucho en ajustar su postura corporal. Intentó corregir su desmadejamiento alzando cuello y hombros para adoptar la postura que él consideraba correcta. Esto corrigió un poco la presión de su columna pero produjo una serie de nuevas tensiones en toda su estructura corporal.

Entonces le pedí que se sentara sobre un gran balón de gimnasio y tratara de apreciar qué sentía al rodar hacia delante y atrás. A medida que hacía rodar el balón también movía su torso hacia delante y hacia atrás para compensar el cambio de su centro de gravedad. Después, mientras él continuaba rodando el balón en que estaba sentado, le creé una cierta resistencia física que restringiera sus movimientos. Inmediatamente percibió el apoyo que surgía del suelo como una oleada que recorría su columna vertebral. Finalmente, pudo sentir plenamente esta oleada mientras continuaba sentado y rodando el balón. En ese momento dejó de hacer movimientos compensatorios como «si su cuerpo fuera un objeto» en el espacio. Con este nuevo nivel de diferenciación surgió un cambio en él que le permitió darse cuenta de la modificación postural. Toda su estructura corporal se autoorganizó, mientras se movía, para apreciar el cambio del centro de gravedad. A medida que su columna se fue distendiendo Jerry pudo apreciar cómo se aligeraba la parte superior de su espalda haciéndose menos rígida.

La oleada energética que recorría su cuerpo le llegó al cuello. Le pedí que con «el ojo de la mente» tratara de percibir ese movimiento. Este ejercicio constriñó su mirada, que se concentró en observar el movimiento. Le sugerí entonces que cerrara los ojos por un momento y tratara de percibir el movimiento en su cuerpo, estableciendo una diferencia entre la propiocepción y la percepción visual. En cuanto pudo hacerlo le pedí que abriese los ojos. Rápidamente se dio cuenta de que la ola ya no flotaba a su capricho por la cabeza, sino que se concentraba de nuevo en la parte superior de la espalda. Le volví a pedir que cerrara los ojos y tratara de visualizar un horizonte tan lejano como pudiera, y que una vez que lo hiciese dejara que ese horizonte se le acercara. Al percibir cómo llegaba a él ese horizonte, tuvo la sensación de que su cabeza flotaba casi como la cabeza dislocada de una muñeca.

En ese momento pedí a Jerry que se imaginara que estaba abriendo los párpados como si abriera los postigos de una villa italiana para dejar que entrara la luz. Le dije que era posible hacer eso sin necesidad de tensionar los ojos ni fijar la mirada en un determinado objeto, sino permitiendo que la luz inundase su cabeza como si fuera un cuarto vacío y la claridad saliese después por una ventana, que se encontraba en su nuca, hacia los jardines lejanos. Entonces le pedí que abriese los ojos, como si estuviera abriendo esos postigos, y dejara que los ojos descansaran como si fueran boyas en el horizonte que se acercaran flotando hacia su nuca. Ahora Jerry podía ver de una forma diferente, permitiendo que su mirada englobase todo su entorno —yo incluida— sin que sus ojos se fijaran en nada concreto. En ese momento su percepción visual y su propriocepción actuaron de forma independiente, logrando no solo la liberación de su cabeza, sino permitiéndole hacer una meditación somática mientras tenía los ojos abiertos y percibía claramente todo cuanto le rodeaba.

Una vez que Jerry logró diferenciar claramente el eje vertical de la ola, percibió la extensión de su columna, desde el coxis hasta la coronilla. Entonces le dije que extendiera su presencia a lo largo del eje horizontal. Cuando la ola alcanzó su tórax, le pedí que tratara de percibir como «un espacio del ancho de un cabello» entre los omóplatos y la espalda. Esto liberó sus hombros. Después le pedí que extendiera inmediatamente su presencia a lo largo de los brazos, desde lo que a mí me gusta llamar «el vértice medio de la punta del ala» (en la escápula) hasta el borde lateral (en la punta de los dedos). Ahora ya le era posible captar ese hálito vivificador a lo largo de su «alas», de punta a punta. En cuanto el peso del cinturón que ceñía su hombro ya no se colgó de su cuello como si fuera una percha, dejó de sentir dolor o presión en el cuello.

Entonces le animé a que se imaginara alzando el cuerpo sin levantarse. Le sugerí también que intentara dispersar el peso del cuerpo sobre el suelo como si se tratase de derramar granos de trigo cayendo de un silo, y que dejase que la gravedad siguiese actuando sobre él. Le pedí que tratase de levantase manteniéndose bien anclado sobre el sacro y con las rodillas hacia adelante. Quedó muy sorprendido al ver que podía levantarse de la silla sin tensar la musculatura esquelética. La sensación de flotar derecho le resultó muy agradable. En cuanto empezamos a movernos comentó lo diferente que ahora se sentía, más afianzado y más ligero. El dolor en las rodillas y en la columna había desaparecido. A medida que logré que percibiera la sensación de que el suelo se alzaba con él, se alegró al descubrir que crecía su vitalidad y toda su estructura física se movía con mayor comodidad.

Entonces hice que trasladara la experiencia que tuvo sobre el balón a un taburete. Así que mientras rodaba sobre un balón imaginario sintió como la ola benéfica ascendía de nuevo por toda su columna. Empecé a estimular una vez más su sensación autoperceptora y autoorganizadora presentándole cierta resistencia, sujetándole por la parte delantera de las espinillas mientras rodaba hacia adelante, y después por la parte trasera de las piernas mientras rodaba hacia atrás. Gradualmente le fui ofreciendo cada menos apoyo con mis tocamientos hasta el momento en que él reemplazó mis toques por los de un invisible compañero. Le sugerí que podía disfrutar recibiendo el apoyo de ese toque, movilizando su estructura corporal al mismo tiempo que percibía el estímulo que fluía en todas direcciones.

Invité a Jerry a que tratara de hablar mientras seguía percibiendo sus sensaciones, y que comentara lo que estaba sintiendo sin desentenderse de su conciencia somática al charlar «sobre» aquello. De este modo empezó a integrar su inteligencia emotiva y cognitiva con su inteligencia somática. Así podría darse cuenta de que mientras estaba trabajando y me comunicaba algo, también advertiría que ya no estaba percibiendo la sensación benéfica de forma activa. Llamamos a esto «esforzarse». Le sugerí que cada vez que se observase «esforzándose» podía dejar de «remar río arriba» y percibir lo que estaba pasando. Inevitablemente, tan pronto como dejaba de esforzarse, sentía alivio. Y, una vez más, al vivir esas oleadas de gozo e interés se sintió renovado.

Gracias a estos procesos de autopercepción y autoorganización Jerry aprendió a ver, a sentarse, a estar de pie, a caminar y a hablar de una nueva manera, reduciendo de forma drástica su tensión crónica y el dolor de espalda y cuello que le habían atenazado otras veces.

Al moverse, empezó a percibir la forma en que su cuerpo respondía al suelo que pisaba. El movimiento le despertaba la atención de un modo parecido a lo que nos sucede cuando nos damos cuenta de la presencia de un saltamontes, porque lo vemos ir de un lado a otro, pero no advertimos su presencia cuando está quieto sobre el césped. En lugar de moverse para fortalecerse o volverse más flexible, empezó a prestar atención a distinguir los sutiles cambios que se producían continuamente, incluso cuando estaba quieto, ya fuera sentado o de pie. A estas alturas del experimento Jerry ya sabía distinguir entre la observación personal, que se produce en un tiempo lineal (el tiempo que va del pasado al futuro), y la percepción que se produce en el presente. En esa fragmentación ocasionada por la observación de nosotros mismos sucede que o bien nos anticipamos al movimiento, controlándolo mediante el pensamiento como un coreógrafo que está dirigiendo un ballet, o bien seguimos al movimiento estudiándolo como un científico que está observando un fenómeno. En ambos casos nos disociamos, bien porque nos adelantamos o bien porque nos retrasamos al proceso del movimiento. Y desde el «aquí» de la inmóvil «torre de control» que tenemos en la cabeza, observamos algo que se está moviendo «allí», por ejemplo, en la pelvis.

Cuando Jerry cayó en la cuenta de la diferencia existente entre observarse desde una posición exterior al movimiento y percibir a este desde dentro, su respiración se hizo mucho más profunda. Ya no le fue necesario mantener el cuello quieto para poder observar; su cabeza y su tronco se movían ahora con mayor facilidad al recibir la fuerza que, surgiendo del suelo, llegaba a su pelvis y fortalecía su columna vertebral.

Al saber percibir sus sensaciones, Jerry logró diferenciar el proceso de sentarse de manera que pudiera englobar una sensibilidad hacia el campo gravitatorio. A medida que fue relajando la tensión que habitualmente existía en su musculatura esquelética, fue recibiendo también el apoyo proporcionado por el «suelo», que iba ascendiendo por cada una de sus vértebras y se centraba en su cabeza. Aprendió a sentirse suspendido verticalmente. Su columna vertebral se alargó como una ola que se alzara en espiral con cada respiración. Descubrió que aun cuando no estuviera moviéndose de forma física, se movía intrínsecamente; su estructura corporal respondía, con cada respiración, al suelo que tocaba.

Se produjo entonces un cambio radical. Jerry no se limitó a manejar su dolor de forma diferente, a ajustar su postura o a tener el problema de verso obligado a «trabajar». Su antigua y fragmentaria manera de formar sus experiencias físicas ya no volvieron a interferir en la capacidad de su organismo para autoorganizarse.

Consecuencias

Las consecuencias de este trabajo van más allá de la recuperación, el alivio del dolor y la restauración de las funciones perdidas. Los conceptos de recuperación que promueve la medicina tradicional, o incluso los de la curación, ya no resultan adecuados. Quizás el término *totalización* pudiera describir mejor esta transformación de una forma fragmentaria de funcionamiento a otra de una existencia en la que está presente una inteligencia somática despierta, que se muestra como autoperceptora, autoorganizadora y autorrenovadora.

De niña veía un programa de televisión en el que la gente enviaba unos cuantos garabatos en un pedazo de papel a un dibujante y este hacía un dibujo sobre lo que aparentemente figuraba en la imaginación de la persona que se lo enviaba. Yo me quedaba muy impresionada con esa habilidad que tenía el artista para dibujar algo tan preciso (podía ser un payaso, un lago con patos o un caballo) que alguien le había pedido que hiciera, partiendo de los puntos y rayas que le habían mandado en el papelito. Me resulta algo parecido a lo que me sucede cuando comienzo el Aprendizaje Somático con un nuevo estudiante. Me gusta indagar sobre cuáles son los anhelos más profundos que domina su vida (aquello que más desea), y también lo que constituye su mayor desafío y preocupación.

La sesión clínica se establece de acuerdo con la investigación relacionada con aquello que, en el presente, constituye lo más importante para la persona. Mediante un estado de atención nuevo y diferente los estudiantes se dan cuenta de la tensión que hay en ellos y aprenden a relajar esa tensión, en lugar de considerarla natural. De este modo se abren a una libertad y a una vitalidad mayores, al percibir un espacio y un entorno ilimitados. Aprenden a ampliar su presencia en un espacio creado por su nueva percepción. Constituye un cambio sutil en una conciencia que amplia indefinidamente el espacio... y que tan solo necesita para ello un espacio minúsculo. En cuanto usted aprenda a inventar y a descubrir su espacio interior, se podrá abrir hasta el infinito. No se trata aquí de precisar el significado de una cosa, sino de ampliar el campo de esos significados hasta formar con ellos un todo iluminado, como el manto de estrellas que hay en el cielo de una noche clara.

El nombre que puse al Instituto de Aprendizaje Somático fue Investigación, porque creo que el formar parte de cualquier ejercicio es como formar parte de una investigación. Dicha investigación le habrá de recompensar en todo aquello en lo que su atención profundice. Y esa disposición continuará abriéndose en su forma de sentir, de percibir y de conocer, expandiendo su presencia hasta penetrar en lo desconocido. Y lo desconocido se convierte en algo íntimo a través de esa presencia compartida, a medida que la investigación sigue abriéndose. Creo que los anhelos, las preocupaciones y los desafíos son fuerzas de la necesidad y de la oportunidad que nos llevan a profundizar en la investigación. Podemos usar esas circunstancias que nos surgen en la vida como oportunidades que nos permiten recibir el infinito, y participar de forma creativa y compasiva con todo cuanto existe.

A diferencia de muchos tratamientos terapéuticos, el Aprendizaje Somático carece de una tecnología prescrita o de un conjunto de rutinas de «talla única». Al cliente no se le prescribe una serie de prácticas predeterminadas. El monitor toma aquello que considera más inmediato. De este modo no es el esfuerzo el que habrá de producir el cambio. Al igual que una planta, la estructura corporal crece en busca de la luz, sin ningún otro acto de voluntad.

Más experiencias primerizas

Las siguientes son breves descripciones hechas por los estudiantes, tras su primer encuentro con el Aprendizaje Somático.

«Lo más sorprendente que puedo decir del Aprendizaje Somático es que ha sido mi propio cuerpo el que se ha reciclado. Cuando una mañana me desperté y salté de la cama, mi cuerpo tenía una nueva percepción: «la espalda estaba delante y el horizonte se encontraba detrás». Fui a dar una caminata y todo era diferente: mi espalda estaba relajada de toda tensión, y mi cuerpo se había alineado a lo largo de un eje mucho más sano. En el paseo todo me pareció más fácil. Una semana más tarde todavía siente mi cuerpo este nuevo alineamiento logrado sin esfuerzo.

Me acuerdo de que durante todo el tiempo tenía la espalda delante y el horizonte detrás. Todo funciona mejor gracias a este sencillo y profundo trabajo. Miro hacia el futuro con el deseo de seguir profundizando más.»

STEVE BHAERMAN

De una mujer, un mes después de haber dado a luz:
«No puedo expresar con palabras lo agradecida que estoy al trabajo del Aprendizaje Somático. Tengo muy claro que los estiramientos que practiqué han contribuido a mi rápido e inusual fortalecimiento cervical. Mi marido y yo también estamos sorprendidos por el trabajo hecho con mi bebé (que solo tiene cuatro semanas). Respira más sosegadamente, duerme mucho más, y solo llora de vez en cuando y nunca de forma desesperada».

GITTA SIVANDER

De una mujer que vino con un intenso dolor producido por el abombamiento de un disco:
«Quiero decirle de nuevo que ha sido un milagro todo este proceso, y lo agradecida que estoy por su increíble sabiduría y por la ayuda prestada en el momento más crítico. Estoy modificando mi vida, mi ADN y mis pensamientos. Ahora sigo las directrices de mi espíritu. Pensar que he pasado, en dos días, de tener que ponerme una inyección de cortisona a esta perfecta movilidad me parece algo magnífico».

KATAYOO ZAND ZAKILI

«La experiencia de mi primera sesión de Aprendizaje Somático constituyó un cambio de vida. He experimentado cambios a nivel físico, mental, emocional y espiritual. Han desaparecido los antiguos dolores. Además, me he liberado de una situación debilitadora de atadura mental y emocional, que duró dos años, aprendiendo a perdonarme, tanto a mí misma como a otras personas con las que tenía que ver. Siento que mis «antenas» de conexión han dado una vuelta, de modo que ahora me siento más suelta y afianzada. Todo este cambio se produjo en los primeros cuatro días. Y todavía es mejor la seguridad de que puedo seguir avanzando en

> este proceso de ajuste, momento a momento. Este ejercicio es magnífico para hacer converger la experiencia de la inteligencia somática con el amor, la ternura y la compasión. ¡Qué bendición es todo esto!».
>
> Trudy Siewert Bhaerman

Las Meditaciones Somáticas no están pensadas para solucionar o mejorar los problemas o las condiciones del pasado, sino para dejar que surja una profunda aceptación y aprecio por lo que es... *el abrazo* que se describe en el Capítulo 4. Cuando aprendemos a recibir «lo que es» como un don..., estamos preparados para participar de forma creativa en la manera en que estamos creados tanto nosotros como el universo, en el aquí y el ahora. Esto es un ejercicio de autodominio... un despertar lúcido como el soñador que sueña el sueño de las apariencias. Este auto dominio constituye el proceso de encontrar, perder y volver a recuperar la conciencia cada vez que caemos en el sueño. Como el hacer un experimento para ver la luz reflejada como una onda en lugar de una partícula, nuestro ejercicio lleva a cabo también el experimento de vivir para despertar en cada momento a la conciencia luminosa de lo que es.

Todo el concepto de «arreglo del cuerpo» parece un tanto atrevida, puesto que la inteligencia somática es una inteligencia más sutil y penetrante que el «pensamiento» que intenta arreglar. La inteligencia somática despierta una libertad y vitalidad cada vez más grandes en el proceso de cambio y de aprendizaje transformador. En la práctica los problemas que surgen en una dimensión más limitada de la conciencia se resuelven en sí mismos de forma orgánica, del mismo modo que una aparente paradoja puede resolverse desde una perspectiva dimensional más elevada.

Las Meditaciones Somáticas

Las Meditaciones Somáticas están concebidas para apoyarle a usted a extender su presencia —como en la historia de la madriguera del conejo— y llevarle a una maravillosa tierra de posibilidades. Muchos de los problemas que existían en su anterior estado habitual dejarán de existir. Algunos volverán a aparecer de vez en cuando, cuando algo dispare su antigua forma de programarse. A medida que usted integre los ejercicios, su percepción se volverá más diferenciada. Empezará a percibir y a responder a los crecientes y sutiles cambios y movimientos.

> No veo la alteración del estrés postraumático como una patología que deba ser tratada, suprimida o ajustada, sino como el resultado de un proceso natural que ha fracasado. El curar los traumas requiere una experiencia directa de vivir, sentir y conocer el organismo.
>
> PETER LEVINE [6]

Su inteligencia somática será capaz de integrar funciones que anteriormente operaban de forma mecánica, debido a una vieja programación y a traumas (o a compensaciones de los mismos). A medida que esta inteligencia se va desarrollando también usted desarrolla un «cuerpo energía» más sutil, capaz de hacer muchas cosas que el «cuerpo objeto» no podía hacer: autoorganizarse y autorrenovarse de un modo que transforma tanto la estructura como el funcionamiento, y que continúa proporcionando más aprendizaje. Usted se vuelve más penetrante en el aprendizaje y actúa de una manera más eficiente y armoniosa. Este florecimiento de nuestra inteligencia somática puede llegar a ser un nuevo referente para el envejecimiento, como una forma de madurar armoniosamente.

Debido a que tales reacciones a un estrés constante se pueden mantener durante prolongados periodos de tiempo, las contracciones musculares crónicas resultantes se asocian con el envejecimiento. Pero la edad no es el factor causante. El tiempo, en sí mismo, es neutral. Es lo que sucede durante nuestra vida lo que produce determinados reflejos musculares. La acumulación de estrés y de traumas son las causas de la amnesia motosensorial; y lo que erróneamente adscribimos a los efectos de la «vejez» son las consecuencias directas de la amnesia motosensorial.

No existe una «curación» corporal para la amnesia motosensorial. Las rigideces musculares crónicas, habituales durante el envejecimiento son inmunes a los tratamientos médicos. Las manipulaciones que puedan llevar a cabo terceras personas no surten efecto.

Sin embargo, hay una forma de liberarse de las restricciones involuntarias causadas por la amnesia motosensorial: el aprendizaje somático. Si uno concentra la atención en un área del soma olvidada e inconsciente puede empezar a percibir una mínima sensación que es suficiente para dirigir un movimiento asimismo mínimo; y este, a su vez, proporciona una nueva información de esa área, la cual, de nuevo proporciona una nueva claridad de movimiento, etc.

Esta información sensorial se asocia con las neuronas sensoriales adyacentes clarificando mucho más la sinergia que es posible lograr con las neuronas motoras asociadas. Esto dota al siguiente esfuerzo motor global de un registro más amplio de neuronas motoras asociadas, consiguiendo así ampliar la acción motora y, por tanto, logrando una mayor mejoría de la información sensorial. Este mecanismo motor «asegura» de forma gradual que el área amnésica se retraiga al nivel del control volitivo: lo desconocido se vuelve conocido y lo olvidado se reaprende.

Un soma que es mayoritariamente libre es un soma que ha logrado un máximo grado de control voluntario, y un grado mínimo de condicionamiento involuntario. Semejante estado de autonomía constituye el estado óptimo de la individuación, es decir, un estado que tiene un repertorio altamente diferenciado de posibilidades de respuesta a los estímulos medioambientales.

El estado de libertad somática es, en muchos sentidos, el estado humano óptimo. Mirada desde el punto de vista humano, la libertad somática es un estado de máxima eficiencia y de mínima entropía.

THOMAS HANNA [7]

La transformación de su relación con la gravedad y el envejecimiento

Uno de los grandes beneficios del Aprendizaje Somático es que le ayuda a transformar su relación con dos cosas que se han considerado como inalterablemente fijas: la gravedad y el envejecimiento.

Hacer semejante afirmación suena un poco a magia. Pero, si así fuera no se trataría de la clase de magia que depende de medicamentos, inyecciones, cirugía o de cualquier otro remedio que «venga de afuera», de una orientación mecánica. Como podrá descubrir por usted mismo cuando lea este libro y practique el Aprendizaje Somático, todos los sorprendentes resultados proceden de su interior. La inteligencia somática transformará su relación con la gravedad y el envejecimiento, y conseguirá mucho, mucho más.

¿Por qué hablamos de gravedad y de envejecimiento? ¿Qué relación hay con ellos? Atribuir muchos de los problemas del envejecimiento y del dolor al tiempo y a la gravedad parece, en el mejor de los casos, algo demasiado simplón. Yo veo el tiempo y la gravedad como fuerzas neutrales. Por ejemplo, las investigaciones llevadas a cabo en personas sanas han mostrado que no existe pérdida significativa de tejido cerebral en personas nonagenarias. El adelgazamiento cortical o la pérdida de tejido cerebral nada tienen que ver con el tiempo. Del mismo modo el problema común del deterioro estructural asociado con la gravedad y la edad se producen no a causa de la gravedad en sí, sino a una relación desacertada con ella. Aunque este libro no pretende superar los efectos de la gravedad, abre una valiosa investigación sobre el modo de cómo podemos descubrir y crear una nueva relación asociándonos con la gravedad. No solamente podemos liberarnos de la carga de la gravedad como un «tirón negativo hacia abajo», sino que la misma gravedad puede en realidad librarnos de los patrones habituales que se han concretado en nuestra estructura y en nuestro funcionamiento. El aprendizaje y el cambio que vamos a emprender en el proceso de la curación transformarán todos los aspectos de nuestra vida. Este trabajo ofrece más que un mero alivio del esfuerzo y del dolor: constituye un portal al proceso de la autorrenovación.

Asociarse con la gravedad lo llevará a una nueva realidad

Al transformar su relación con la gravedad, transformará también su forma de envejecer. En las Meditaciones Somáticas la gravedad nos sirve como una información para saber el curso que está tomando nuestra vida, de autorrenovación o de habituamiento y degeneración… Y podemos ver esto ahora, y no al final de la vida cuando ya es demasiado tarde para establecer la diferencia. Si usted mantiene una relación adversa con la gravedad, si está «peleando» o esforzándose en «superar» la gravedad, su envejecimiento se caracterizará por la degeneración y la entropía [8].

La transformación de su relación con la gravedad le proporciona la información en tiempo real que usted necesita para mantener un aprendizaje de orientación que es autoperceptor, autoorganizador y autorrenovador. Cuando disfrute de una buena relación con la gravedad recibirá el apoyo que surge cuando el suelo le impide caer hacia el centro de la tierra. Usted sentirá su conexión con todo cuanto existe. Se moverá sin esfuerzo desde una fluida sensibilidad. Gracias a esta alianza con la gravedad evolucionará a lo largo de los años con sabiduría, gracia y agradecimiento. A medida que vaya teniendo más años podrá experimentar una libertad y una vitalidad cada vez mayores. Su envejecimiento se vuelve negentrópico.

> Otra de las consecuencias a largo plazo de la meditación es que se reduce el adelgazamiento cortical producido por el envejecimiento. Esto es más pronunciado en el cíngulo anterior del córtex, esa zona de la que hemos hablado que integra el sentimiento y el pensamiento. Se han hecho algunos sugerentes descubrimientos que muestran que algunas prácticas contemplativas o religiosas pueden reducir el normal deterioro cognitivo asociado con el envejecimiento, como puede suceder, en sus formas extremas, en la enfermedad de Alzheimer.
>
> DOCTORES RICK HANSON y RICHARD MENDIUS [9]

Tanto la entropía como la evolución son mecanismos que pueden triunfar. Según el viejo paradigma, aparecemos como sujetos evolutivamente desamparados. Desde la perspectiva del Aprendizaje Somático, somos evolución. Vemos, pues, que nuestras vidas se juegan mucho al estar en el fuego de la atención.

Historia de Steve: Liberarse del esfuerzo

Steve Star, un hombre de cincuenta años que trabaja en una granja de cultivos orgánicos, se lastimó el cuello en un accidente de tractor. Sus ejercicios de Aprendizaje Somático sirvieron para suavizar su estructura y revelarle la belleza que había estado enmascarada por sus continuos esfuerzos para bastarse él solo en su trabajo.

Cuando me dañé el cuello por primera vez, seguí la vieja costumbre machista de olvidarme del dolor. Aunque la rigidez cervical continuó molestándome durante los siguientes meses traté de pasarla por alto y me esforcé en movilizar el cuello. Pero como la rigidez y el dolor aumentaron decidí finalmente buscar ayuda y me fui a ver a un quiropráctico.

En mi primera visita al quiropráctico este me hizo una radiografía de toda la columna. Al ver la placa pude observar claramente cómo se estaba formando un espolón entre la C6 y la C7. Además, también advertí una mancha alrededor de tres vértebras del medio tórax. Cuando le pregunté sobre esto, él se limitó a encogerse de hombros y a decirme que aquellas calcificaciones eran algo normal con la edad. Me quedé muy sorprendido por semejante respuesta. Entonces me decidí a tomar cartas en el asunto y a tratar de resolver mi problema, para lo cual tenía que buscar una solución alternativa.

Yo había estado en un taller de Aprendizaje Somático en el que la doctora Kaparo trató a una mujer joven que padecía neurofibromatosis. Yo estaba detrás de ella cuando hizo una demostración de las Meditaciones Somáticas que llamaba «montar sobre la ola de la respiración». Me quedé asombrado cuando advertí cómo esta ola de movimiento ascendía por la columna vertebral de la enferma. Recordé que entonces me dije: «Yo también quiero hacer eso». Después de tres sesiones de Aprendizaje Somático me desapareció el dolor y me sentí lleno de ánimo, porque comprendí que podía cuidar de mi propia salud.

De todos modos, lo que estaba sucediendo no encajaba con mis conocimientos. Teniendo una formación científica, pues estaba graduado en Biología y en Estadística, trataba de comprender lo que sucedía desde una perspectiva lógica. Realmente aquellos ejercicios funcionaban, pero no lograba entender por qué. Nunca había considerado que mi cuerpo pudiera funcionar a aquellos niveles tan sutiles.

Recuerdo que un par de meses después de haber iniciado las sesiones prácticas me desperté en plena noche y empecé a hacer algunos estiramientos en la oscuridad (recordando lo que había dicho la doctora Kaparo de un ejercicio que se hacía con los ojos vendados). Esa fue la primera vez que noté cómo una oleada ascendía por mi columna. Lo irónico del caso es que la primera vez que realmente noté esa onda había decidido esforzarme en hacer un estiramiento estando de pie; y cuando lo estaba haciendo mi mente se dejó llevar. Entonces noté de repente cómo una ola recorría toda mi estructura corporal sin que yo hubiera hecho ningún esfuerzo para que eso pasara. En ese momento me di cuenta de que el esforzarse no sirve, aunque yo estuviera programado para creer que nada se puede conseguir sin esfuerzo.

Liberarme de la creencia en el «esforzarse» ha sido mi caballo de batalla en los ejercicios. Por ejemplo, incluso después de varios años de práctica sigo encontrando la respiración serpentiforme muy útil, pues puedo sentir cómo me esfuerzo cuando la hago. Cualquier esfuerzo que haga representa una irregularidad en el flujo de la exhalación, alterando la suavidad del sonido. Con frecuencia me doy cuenta de que me he perdido la oportunidad de relajarme. Me esfuerzo en hacer bien las inhalaciones y las exhalaciones, en lugar de dejarme ir con ellas y disfrutarlas. Cuando lo hago torpemente termino por forzar la exhalación. Por poner una analogía con el surfing, es como si estuviera delante de la ola tratando de remar con la cabeza, en lugar de montar simplemente en ella y cabalgarla.

Cuando pregunté a Steve qué lo había impulsado a enseñar el Aprendizaje Somático, me describió la satisfacción que sentía al mostrar a otras personas cómo podían cambiar su situación.

Es algo parecido al viejo adagio que habla de la diferencia entre dar a un hombre un pez para que pueda comer y enseñarle a pescar. Cuando logro mostrar a otras personas la forma en que pueden sentir su propia fuerza y enriquecer sus vidas para siempre, en lugar de aceptar una ayuda temporal me siento muy satisfecho con el trabajo que hago.

Mi esposa también pudo comprobar los llamativos resultados del Aprendizaje Somático a raíz de romperse la muñeca. Había estado haciendo lo que el médico y el fisioterapeuta le habían dicho que hiciera, pero cuando empezó con las meditaciones somáticas experimentó la diferencia que le producía su propia atención interna. No se trataba de que anteriormente no quisiera responsabilizarse de su cuerpo o del trabajo, sino que la información que recibió procedía de la misma perspectiva en la cual se había originado el problema, de forma que de esta manera nunca podía llegar a su verdadero fondo. Tratar los síntomas en lugar de la causa que los originaba era algo muy deficiente para lograr una curación total, y producía un sentimiento de frustración y fracaso. Pero al hacerse autoperceptora y autoorganizadora de sus sensaciones empezó a vivir su cuerpo de modo diferente. Gracias a la información suministrada por las sensaciones de sus hombros aprendió a mover los brazos sin esforzarse. Y así se inició la curación.

Capítulo 4

El abrazo

> El ser humano es una parte de la totalidad, a la que llamamos universo, una porción limitada en el tiempo y en el espacio. Él se vive a sí mismo, sus pensamientos y sentimientos, como algo separado del resto... una forma de desilusión óptica de su conciencia. Este error constituye una clase de prisión para nosotros, limitándonos a nuestros deseos personales y a mantener tan solo afecto hacia aquellas pocas personas que están cerca de nosotros. Nuestra tarea debe ser liberarnos de esa prisión ampliando nuestro círculo de compasión para abrazar a todas las criaturas vivientes y a la totalidad de la Naturaleza en su belleza.
>
> ALBERT EINSTEIN [1]

La intención primordial del Aprendizaje Somático va más allá de la mera curación corporal. El cuerpo sanará y se renovará tan pronto como nos salgamos del camino usual... cuando dejemos de estresarnos. Hemos de detener la perpetuación de la violencia de vivir fragmentados, identificándonos con una imagen que nos separa de nuestra experiencia directa. La intención primordial del arte y de la práctica del Aprendizaje Somático es *el despertar*.

El cuerpo nos proporciona un perfecto aprendizaje del entorno para que rompamos nuestra identificación con la imagen/objeto de la realidad. Favorece el despertar a lo que de verdad somos como una conciencia infinita. Mediante este delicado y afinado sistema de información podemos percibir la diferencia entre el funcionar como un objeto que se mueve a través del espacio, y nuestra presencia espacial, que se despliega de forma fluida como un movimiento dentro del movimiento. Generalmente no somos conscientes de las incoherencias inherentes a nuestro sistema de pensamiento, ya que el pensamiento no se reconoce a sí mismo como elemento participante en lo que ve. Lo que puede proporcionar el Aprendizaje Somático es un contexto para percibir cómo la mente nos está conformando en cada momento.

Resulta relativamente fácil producir lo que se conoce como un «efecto de estado específico». Muchas especialidades terapéuticas pueden conseguir efectos que son simplemente temporales y que dependen de un modo de funcionar que no es sostenible. Podemos encontrar ejemplos de este fenómeno en las investigaciones sobre la curación y patología de la personalidad múltiple. Incluso en este contexto se han podido documentar respuestas de una extraordinaria adaptabilidad a casos extremos.

> No necesitas curar tus heridas.
> Ellas pueden desaparecer como desaparecen las estrellas en la mañana.
> Considera cómo en una persona seriamente traumatizada
> a veces desaparecen las cicatrices instantáneamente
> con el cambio de una a otra de sus múltiples personalidades.
> Incluso desaparecen las quemaduras dejadas por padres
> que apagaron sus cigarrillos en el cuerpo de un bebé.
> Diabetes, hipertensión, alergias, van y vienen.
> La única razón de que creas en tu continuidad
> es que cada vez que te revisas
> estás ahí.
>
> RISA KAPARO, *La invocación* [2]

Gracias a la práctica del Aprendizaje Somático usted puede conseguir o mejorar su capacidad innata para promover un cambio en la conciencia y en el funcionamiento orgánico que pueda manifestar de forma inmediata una realidad diferente, incluso cuando han persistido problemas crónicos. Sin embargo, este cambio no logra mantenerse, y son muchas las personas que vuelven a experimentar los problemas que tuvieron.

Por esta razón me he dedicado a investigar la posibilidad de lograr un modo diferente de curar... ya que, por ejemplo, no estaba interesada en eliminar el dolor de una persona, si ese dolor se habría de manifestar más adelante. Tampoco me interesa fomentar la dependencia que una persona a la que alivie su dolor pueda tener de mí. Por el contrario, estoy interesada en mostrar lo que produce ese cambio de forma sostenible. Me siento comprometida con el desarrollo y con la enseñanza de ejercicios que proporcionan un contexto favorable al aprendizaje transformador, a la curación y al cambio que se muestra autosostenible.

Los ejercicios del Aprendizaje Somático no son coercitivos ni intervencionistas. Más que arreglar el «cuerpo», fomentan la intención de recibir el don de «lo que es», a través de la encarnación. El llegar a conocernos mediante una inteligencia despierta somáticamente disipa los hábitos de fragmentación, que son la «maldición» de este nivel de nuestra evolución.

Una fábula

Para acercarnos a este punto, quisiera compartir con usted un cuento que expresa, de forma metafórica, este desafío. ¿Se acuerda de la leyenda del rey Arturo en la que sir Gawain, el caballero sin tacha, accede a casarse con aquella vieja bruja de lady Ragnell porque ella es la única persona que tiene el poder de salvar al rey?

Nuestra historia comienza un día, allá por el siglo VIII, cuando los bosques eran inmensos y el cielo esplendoroso, y el joven rey Arturo salió de caza con todo su cortejo. El camino era largo y serpenteante y la caza se mostraba esquiva, por lo que pronto Arturo, el más rápido de todos, quedó alejado del resto de sus hombres. Se encontró, pues, a solas consigo mismo y con un arco y unas flechas como toda defensa, perdido entre inmensos árboles y altos helechos, y con el camino del ciervo escondido en la profunda floresta. Pero el rey no se encontraba realmente solo. Sin que él se hubiera apercibido de ello, alguien lo había estado vigilando.

—Tú eres Arturo —le dijo un hombre alto y armado—. Yo soy sir Grommer, y voy a matarte porque has traspasado los límites de mis sagradas tierras.

El joven rey tembló, dominado por un miedo poco habitual en él. Grommer empezó a sonreír.

—Ya veo que eres un muchacho débil y que estás completamente solo. Tal vez me haya mostrado demasiado rudo; por eso voy a darte una oportunidad para que sigas viviendo. La tomas o mueres. Tengo un acertijo para que lo resuelvas. Si logras decirme lo que más desean las mujeres —y Grommer dejó que una sonrisa se aposentara en las comisuras de su boca—, te dejaré marchar. Te concedo un año para que descubras la única respuesta verdadera.

Tras decir esto y establecer el lugar y la fecha del siguiente encuentro, partió Grommer. Arturo, cabizbajo, regresó lentamente a través del frondoso bosque hasta donde se encontraban sus hombres, montó en su caballo y volvió al castillo.

—¿Qué te preocupa, señor? —le preguntó Gawain, el más valiente y sabio de todos los caballeros del reino.

—Mi destino, y el destino de este reino pende de una adivinanza —contestó Arturo. Y, seguidamente, le dijo a Gawain cuál era esa adivinanza. Por primera vez, en la voz de Arturo se apreciaba un atisbo de miedo—. La suerte de este reino pende de un hilo. Hemos de resolver esto, o todo estará perdido.

—Encontraremos la respuesta —dijo Gawain—. Habrá alguna persona en este vasto reino que la conocerá.

Así pues, ambos estuvieron cabalgando durante un año a lo largo y ancho del reino, preguntando a las doncellas, a las adolescentes, a los hombres sabios, a los magos y a las ancianas. Sobre todo, preguntaron a muchas mujeres porque confiaban en su palabra. Recogieron doce volúmenes de respuestas, pero ninguna de ellas parecía ser la acertada.

Y así transcurrió el año, y el día del encuentro con Grommer se acercaba peligrosamente. Arturo cabalgó esa jornada al encuentro lleno de malos presagios porque no podría ofrecer una acertada respuesta y su vida dependía de ello. El sol del mediodía era fuerte y pronto se quedó Arturo medio adormilado, por lo que buscó la sombra de un roble para descansar. Con los ojos medio cerrados percibió la borrosa figura de una anciana bruja de extraño porte. Era una mujer alta y fuerte, de enredada y grasienta cabellera. De su cuerpo emanaba un hedor tan insoportable que causaba náuseas a quien se le acercara. Arturo se frotó los ojos sin dar crédito a lo que veía, pero la vieja seguía allí frente a él.

—Tú eres Arturo, el rey maldito que pronto morirá —dijo la anciana, mostrando sus corroídos dientes y expeliendo un aliento nauseabundo—. Yo soy lady Ragnell, la única persona en este mundo que tiene la respuesta que puede salvar tu vida —cacareó la anciana con una sonrisa burlona.

—Durante doce meses he recogido muchas respuestas —dijo Arturo—. ¡Aléjate de mí, vieja!

—Tus respuestas no dicen la verdad —aseguró ella. Y sus palabras mostraban tanta confianza que el rey se quedó impresionado. Entonces le suplicó que le ayudara, ofreciéndole oro, joyas, reinos, y castillos...

—Dime, pues, dime la respuesta, y te concederé lo que me pidas.

—¿Qué necesidad tengo yo de todas tus riquezas —exclamó ella con fiero gesto—. Nada hay en todo tu reino que me pueda interesar. Solamente una cosa deseo —añadió lady Ragnell—. Quiero que sir Gawain, el más sabio de tus caballeros, sea mi esposo.

—No, él no me pertenece para que pueda ofrecértelo.

—Yo no te pido que me lo des, solamente que le supliques que acepte mi mano y, si él está de acuerdo, yo te daré la respuesta de la adivinanza. De lo contrario, morirás.

A Arturo le pareció que la idea de que su más noble caballero se casara con aquella bruja era algo imposible, pero no tan imposible como el nefasto encuentro que le esperaba con sir Grommer. Así pues, no pudo hacer otra cosa que preguntar a Gawain; y aunque el rey no dejó de ponerle al tanto de la horrible apariencia que tenía la bruja, Gawain no dudó en sacrificarse.

—Es un honor, mi rey, que casándome pueda salvar tu vida.

De este modo la bruja le susurró el secreto, y dos días más tarde Arturo se presentó ante Grommer. Esperando poder librar a Gawain de su terrible sino, Arturo abrió el primero de los doce volúmenes y leyó cada una de las respuestas que contenía; pero una a una todas fueron rechazadas. En cuanto fue cayendo la noche, Grommer se dispuso a afilar su espada para acabar con la vida del rey. Y cuando llegó el último momento, poco antes de que rayara el alba, Grommer escuchó finalmente las palabras que más temía: la respuesta dada por la bruja:

—Parece ser —dijo el rey— que lo que las mujeres más ansían es una sola cosa: soberanía.

Estas palabras liberaron al rey de su compromiso. La vida de Arturo estaba a salvo. Entonces el rey rogó a Gawain que pospusiera el día de la boda, porque habiendo resuelto el acertijo el matrimonio ya no era necesario. Él era libre y el reino estaba salvado. Pero el caballero, que era persona honorable y veraz, estaba dispuesto a mantener su palabra.

Durante el gran banquete de bodas Gawain se mostró muy solícito con su nueva esposa, aunque todos los comensales trataban de no mirar el horrendo rostro de la desposada, y la corte entera murmuraba sobre aquel extraño matrimonio.

Una vez que la pareja se retiró a sus aposentos para culminar aquella horrible noche de bodas, lady Ragnell habló así a su marido:

—Has sabido mantener tu promesa, pero ¿no crees que me debes todavía algo? Ven aquí y dame un beso, marido mío.

Gawain se quedó asombrado cuando con el toque de sus labios observó que estaba besando a una encantadora doncella.

—Creo que te he sorprendido, ¿no es verdad? —dijo ella, girando grácilmente su figura ante la asombrada mirada del caballero—. ¿Me prefieres con esta forma? —le preguntó con una media sonrisa—. Sir Grommer siempre me odió por mi agudeza. Él hizo este hechizo que has roto parcialmente con tu beso. Pero ahora debo preguntarte: ¿me quieres de esta forma en presencia de la corte, o en el lecho matrimonial? Porque he de decirte que solamente puedo mantener este aspecto durante la mitad del día. ¿Qué vas a escoger, caballero mío?

Gawain miró a la hermosa doncella que tenía ante sí y recordó a la vieja bruja de horrible apariencia. Durante un momento hizo una pausa y se quedó silencioso. Al cabo de un rato dijo:

—No es esta una elección que yo pueda hacer. Es tu elección, querida mía. Hada durante el día, hada durante la noche sea cual fuere la elección que hagas, yo siempre estaré a tu lado.

Al ser pronunciadas estas palabras la maldición quedó totalmente anulada, y Ragnell se mostró en toda su belleza. Fue así como sir Gawain y su dama pudieron iniciar sus vidas.

Cuando, tras celebrarse el banquete de bodas y la pareja se retiró a sus habitaciones, dijo lady Ragnell a su esposo: «Has sabido cumplir bien tu promesa..., ahora ven y bésame, esposo mío», Gawain tuvo que superar todas las lógicas reacciones que la bruja había despertado en él, toda aquella repulsión y rechazo, para poder acercarse y besar a la horrible criatura que estaba ante él. Aquel ser olía apestosamente, tenía una nariz fea y ganchuda de cuyos orificios salían abundantes pelos, y de su boca en la que bailaban unos dientes carcomidos brotaba un aliento nauseabundo.

En el universo del mito y de los cuentos de hadas, los personajes son arquetipos que representan los diferentes aspectos de la psique. El caballero es el animus, la fuerza interior masculina de la luz, el yang. La vieja bruja representa el lado sombrío del aspecto interior femenino. En su estado desamparado es algo grotesco. Incapaz de fluir libremente, la pasión y la energía vital se encuentran encerradas en este desagradable aspecto del yo. Es un ser viejo y seco.

En el ámbito de los arquetipos nos encontramos frecuentemente con el leitmotiv del abrazo que transfigura lo que anteriormente se había visto como algo viejo y feo en algo joven y hermoso. Es el abrazo que suscita el alma.

Cuando la vieja bruja penetra en los pliegues del yo se revelan su belleza y su inocencia. Queda totalmente renovada. Sin embargo, ella no puede permanecer de esta forma. Vuelven a afianzarse los viejos guiones, y cae nuevamente por la fuerza de la gravedad en la trampa de los viejos patrones. En palabras de Silvan Tomkins: «El mundo que percibimos es un sueño que aprendemos de un guión que no hemos escrito nosotros»[3].

> ¿Me prefieres con esta forma? —pregunta ella con una media sonrisa—. Sir Grommer siempre me odió por mi agudeza. Él hizo este hechizo que has roto parcialmente con tu beso. Pero ahora debo preguntarte ¿me quieres con esta forma en presencia de la corte o en lecho matrimonial? Porque he de decirte que solamente puedo mantener este aspecto durante la mitad del día. ¿Qué vas a escoger, caballero mío? Gawain miró a la hermosa doncella que tenía ante sí y recordó a la vieja bruja de horrible apariencia. Durante un momento hizo una pausa y quedó silencioso...

Mientras vivamos en la dualidad de los mundos públicos y privados, del adentro y el afuera, la fragmentación nunca podrá resolverse, de modo que la maldición persiste. Continuamos atenazados por las imágenes, por el recuerdo. ¿Cómo podemos permanecer en una habitación llena de espejos y no identificarnos con las imágenes que se reflejan en ellos? Al romper el hechizo de cómo vivimos por deducción, nos liberamos de la identificación con las imágenes, que es la maldición bajo la cual hemos vivido.

La integración más profunda constituye el cambio real para todos aquellos de nosotros que se han visto sacudidos por semejante experiencia transformadora. En mi propio viaje, como creo que ha sucedido en tantos otros, las heridas de la infancia me abrieron a fuerzas que están más allá de la imaginación. Y, sin embargo, todavía sigo cayéndome de bruces. Incapaz de mantener la pasión de Eros en mi vida veo en el espejo que no he sabido sentir lo suficiente. Veo cuán dependiente fui de ese sentimiento del ego reflejado externamente que no me permitió desviar la crónica vergüenza que se ha venido repitiendo a lo largo de mi vida. Enfrentada a una enfermedad amenazadora tuve que pasar en mi viaje por otro portal, y nuevamente tuve que vivir sucesivas iniciaciones de fuego: la prueba producida por una pérdida y la maternidad. Viví cada uno de esos aprendizajes para abrazar lo que es.

¿En cuántos campos de su vida se ha encontrado usted deficiente? ¿Cuántos le inspiraron?

Cuando nos sentimos agradecidos por determinadas experiencias, y no por otras, cuando nos dedicamos a escoger y seleccionar, perdemos la gracia de cada momento, perdemos la oportunidad. Cuando aceptamos «lo que es» con agradecimiento, nuestra vergüenza se transforma en humildad y asombro.

> «No es esta una elección que yo pueda hacer, querida lady Ragnell. Es tu elección. Hada durante el día, hada durante la noche, sea cual fuere la elección que hagas yo siempre estaré a tu lado». Al ser pronunciadas estas palabras, la maldición quedó totalmente anulada...

El cuento nos sitúa ante la necesidad de encontrarnos con lo que surja, sin considerarlo grato o ingrato; sin tomar lo que nos gusta y sin evitar lo que nos desagrada, sino abrazando lo que es [4]. En ese abrazo se nos revelará nuestra inherente belleza e inteligencia. La primera parte de la maldición ha quedado eliminada, la maldición de la fragmentación. Es una parte que con frecuencia puede disiparse en un momento.

No es raro que ocurra así. De hecho, lo he podido comprobar con la gente en todas las sesiones de mi taller. Todos nos hemos encontrado con esos momentos —en los que hemos sido capaces de aceptarnos— sin establecer valoraciones, sin alejarnos de esto o de acercarnos a aquello otro. Momentos en los que aceptamos lo que sucede aquí y ahora; y en los que, de repente, todo nos parece igual, ingrávido, flotando libremente. Lo que aparece en la superficie —aquello en lo que nos hemos convertido— se reconcilia inmediatamente con la profundidad de nuestra inteligencia innata. En ese espacio siempre hay inocencia y asombro. Y belleza. Y la expresión más sincera de gratitud, que es fecunda, renovadora, que nos hace nacer de nuevo.

> *Esposa* es el término más acertado que podemos aplicar al alma. Es todavía más elevado que «virgen». Es bueno que en su interior pueda un hombre recibir a Dios. Y aun recibiendo a Dios el hombre sigue siendo virgen. Sin embargo, es mejor que Dios se muestre fructífero en él, pues la fertilidad constituye el agradecimiento por los dones de Dios; y en la fertilidad el alma es una esposa, con gratitud recién nacida...
>
> MAESTRO ECKART [5]

El problema reside en que cuando tenemos esta intuición somática, por lo general no suele mantenerse. Algo sucede que nos devuelve a los viejos esquemas y, de repente, nos encontramos siendo de nuevo una vieja bruja o un feo monstruo, ya sea en la corte o en el lecho nupcial. Incluso sabiendo que existe otro ámbito de posibilidades igualmente real y coexisten con este, de algún modo tratamos de retornar a los viejos esquemas. Y, de este modo, el proceso mediante el cual llegamos a un nuevo orden representa otro desafío en el ciclo del aprendizaje. El ser nuevo, «virgen, y empezar a sentir la auténtica belleza constituye una doble necesidad que solamente podrá iniciarse con el incondicional abrazo de lo que es.

Krishnamurti solía hablar de cómo hay que vivir en el mundo sin pertenecer a él. Hemos de aprender a vivir de una forma que no se encuentre establecida por el viejo orden, o por las construcciones ya existentes.

Hacemos real tanto el mundo privado como el espacio público mediante el movimiento de la atención sin ver el origen, mediante un proceso mental que la sostiene, se centra en ella y la crea. Cuando este proceso mental se enciende, vemos tanto el mundo íntimo como el mundo público como dos reflejos del movimiento de la conciencia; y, de este modo, dejamos de ir de acá para allá.

Ese movimiento de la atención que va de acá para allá da paso a un nuevo modo de percibir el movimiento de la totalidad, al iluminarla de dentro afuera, sin centrarse en parte alguna.

Cuando sucede esto, la dualidad del mundo privado e íntimo y el espacio público —es decir, la cámara nupcial y la corte que veíamos en el cuento— desaparecen por entero. La dicotomía se resuelve por sí misma, sin que exista ningún acto de voluntad. No se trata de que aprendamos a habérnoslas con semejante dicotomía —la resolución de ese conflicto entre el ámbito privado y el espacio público se produce cuando se amplía el campo de la conciencia, de forma que ambos planos, el lecho conyugal y la corte, se ven y se experimentan como un solo movimiento—, sino que se adquiere una realidad más elevada.

Cambiamos el plano de la realidad, aunque nuestra participación, al inventar y descubrir una totalidad que se abre infinitamente, se renueva a sí misma. Más que elegir entre dos mundos —valorando este más que aquel— se actúa en cada uno, viviendo en el espacio en el que ambos mundos se encuentran. Aquí ya no tenemos que escoger. Nos despertamos a una libertad más grande, a una conciencia sin fragmentación.

Para algunas personas, la autoconcienciación es como una maldición que los aflige más incisivamente cuando se encuentran en un espacio público. Para otras, el miedo a encontrarse solas, rechazadas, abandonadas, etc., puede hacer brotar viejas vergüenzas que nos devuelven a la apariencia de vieja bruja. A veces alguien puede moverse con facilidad a lo largo de la vida y, de golpe, él o ella, se ve succionado por un agujero negro psicobioenergético y se siente paralizado por la vergüenza. Debido a la naturaleza autoperpetuadora de las viejas vergüenzas, el afecto «vergüenza» (una reacción biológica), se convierte en una emoción, en lugar de ser conscientes de tal sentimiento. A medida que nos identificamos más con las historias que nos contamos a nosotros mismos, las emociones se convierten en un estado o en una actitud perpetua… como la depresión [6].

La brisa del amanecer tiene secretos que decirte.
¡No te vuelvas a dormir!
Has de preguntar por lo que realmente necesitas.
¡No te vuelvas a dormir!
La gente entra y sale a través del umbral
en el que se tocan los dos mundos. La Puerta es grande y redonda.
¡No te vuelvas a dormir!

JALALUDDIN RUMI [7]

El deshacer la maldición significa no volver a dormirse. El desafío de la segunda parte de la maldición es este: vivir cada momento como un don oportuno para recibir la totalidad de lo que es, el ahora, y el ahora, y el ahora. Usted ha de evitar adormecerse en aquello que más ama si en verdad quiere abrazar lo nuevo. No puedo sujetar mi visión interior sin hacer que se pierda su belleza y su novedad. Ha de ser la misma percepción interna la que ha de mantenerse por sí misma en cada momento. He aquí el desafío que entraña la práctica del arte del despertar.

Todas las tensiones habituales, los esfuerzos y el sufrimiento que experimentamos al vivir en el plano de la gravedad son como las verrugas que veíamos en el rostro de lady Ragnell, como sus dientes podridos, su aliento apestoso y su olor nauseabundo. El primer abrazo se produce cuando nos damos cuenta de todas esas limitaciones y sabemos encontrar el suelo que nos sostiene. Cuando se desenreda todo cuanto hemos hecho para compensarnos por tener que soportar esa carga, entonces tiene lugar un cambio en nosotros. Descubrimos en ese momento que todo lo que hemos vivido como una carga (como la gravedad) y como un esfuerzo desaparece por entero. No es necesario que para ello tengamos que hacer un acto de voluntad.

En los talleres he visto a gente que llega con el ánimo muy altivo y que luego, cuando propongo un descanso en los ejercicios, se mueven arrastrando las mismas inhibiciones que tenían antes. Y aunque ya no vuelvan a padecer esas mismas constricciones físicas, al poco tiempo se las crean de nuevo, porque piensan que forman parte de ellos mismos. Su imagen/identidad ha construido y reforzado en su interior todas esas limitaciones.

Así pues, el reto consiste en abandonar ese lugar en el que se encontraba cómodamente y percibir el suelo, sentir la gravedad que le atrae hacia el centro de la tierra, ese suelo que le impide caer, esa fuerza que parte de la tierra y se alza por todo su cuerpo. Es algo parecido al movimiento que experimenta un electrón que va de una órbita a otra sin tener que recorrer el espacio que las separa, en un movimiento que no es secuencial. Usted se despliega y se vuelve a plegar, de forma simultánea, en un todo indiferenciado. En lugar de constituir algo que se mueve a través del tiempo y del espacio, podemos despertarnos a la sensación de ver cómo toda nuestra totalidad se renueva en un momento mediante el movimiento.

Vea la diferencia existente entre esa lady Ragnell que desempeña su papel, ya sea en la corte o en el lecho de bodas, escindiendo su personalidad, y esa otra presencia fresca y diáfana en que se ha convertido y que se encuentra en contacto con todo lo que es. Esta conciencia no dual es autoperceptora, autoorganizadora y autorrenovadora.

Soberanía

Cuando interpretamos arquetípicamente la historia de sir Gawain y lady Ragnell, estamos explorando la relación existente entre el ánimas y el ánima.

Se puede pensar que lo que las mujeres desean realmente es ser plenamente amadas, ¿pero qué significa eso? En la historia, el aspecto masculino (el animus) de la experiencia humana se relacionará frecuentemente con el aspecto femenino, de acuerdo con los valores masculinos de la perfección. Dentro de este sistema de valores, el aspecto femenino se percibirá inadecuado, deficiente, feo y tenderá hacia un incesante intento por perfeccionarse, tratando de ser digno de agradar, o renunciando a ello cuando el peso de la vergüenza se hace insoportable, radicalizándose en un autodesprecio. En su forma extrema vemos este problema expresándose en una forma de comer desordenada y también en actitudes adictivas y obsesivas.

El modo en que el aspecto femenino que hay en nosotros anhela ser amado es en su concepción soberana, en ser aceptado, recibido y renovado, Cuando este aspecto se alinea con su inteligencia somática más profunda, surcando las olas de su gozo e interés, se siente amado y aceptado tal como es, aquí y ahora.

La soberanía implica libertad. Pero, ¿qué es la libertad? Tendemos a pensar que la libertad es una opción. Cuando nos sentimos ambivalentes, o estamos desgarrados por un deseo que vive en conflicto con otro, hemos de ignorar determinadas necesidades, sentimientos e impulsos y tender a otros. Por el contrario, cuando ampliamos nuestra presencia para elevar desde una nueva profundidad todo el movimiento de sentimientos que hay en nosotros, la paradoja —o aquello que se muestra en una inherente oposición entre estas diferentes necesidades— se resuelve por sí mismo. Llegamos a un plano en el que hay una mayor presencia y en el que la superficie de nuestra actitud y de nuestros pensamientos se muestra congruente con la profundidad de nuestro sentimiento, de nuestra percepción y de nuestro conocimiento. Nos hacemos una totalidad y, de este modo, actuamos desde una nueva coherencia. En este sentido, redefinimos la libertad como una obediencia que procede de las raíces etimológicas de la palabra: como una forma de plena atención. Krishnamurti se refería a este estado como una «conciencia sin elección».

De acuerdo con esto, la soberanía significa un amoroso abrazo a lo que es, más allá de los valores y de las imágenes, de las atracciones y de las aversiones, un abrazo que elimina la maldición de la fragmentación, de la disociación, de la separación y del conflicto interior.

> … cualquier cosa o cualquier persona
> que no te haga sentir vivo
> se te hará insignificante.
>
> DAVID WHYTE

A veces, cuando nos topamos con alguien, en el que la dimensión de su presencia resuena con la dimensión de la nuestra, y vivimos una sensación de sinergia y de renovación, nos encontramos en ese campo magnético de la corresonancia. Esto es el abrazo.

La mayor parte de las veces nos empequeñecemos adecuándonos a estereotipos vividos en nuestra infancia, cuando se nos veía no por lo que éramos, sino por la forma en que encajábamos con lo que nuestros padres querían.

De niños dependíamos por completo de nuestros padres para nuestra subsistencia y desarrollo. A fin de mantener una buena relación con ellos valorábamos la imagen que proyectaban en nosotros y tratábamos de adecuarnos a sus deseos. Sin embargo, con frecuencia esa imagen no era congruente con lo que nosotros vivíamos. Esa incongruencia nos producía inseguridad, y crecimos dependiendo siempre de una visión equivocada de nosotros. En lugar de volvernos más diferenciados a medida que crecíamos, nuestro caminar por la vida se volvió cada vez más dependiente de ese sentimiento equivocado del yo, lo que nos impedía diferenciarnos y madurar. De este modo, la forma en que nos conocemos (y, a su vez, la forma en que conocemos el mundo) se convierte en una imagen estereotipada.

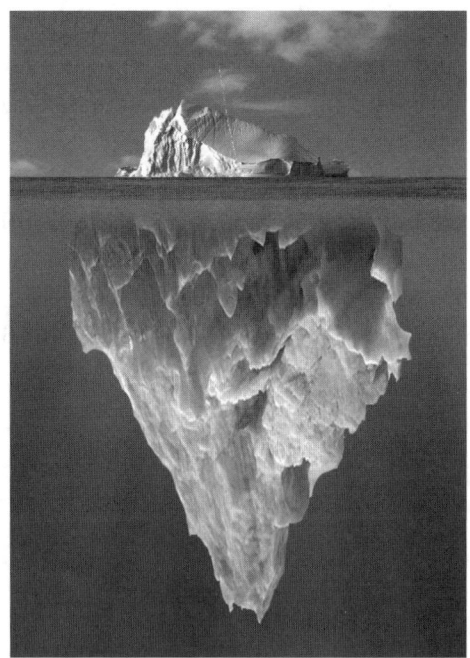

Podemos imaginar nuestra base, nuestro fundamento, como la superficie del mar, y compararnos con un iceberg que flota en ese mar. Cuando vemos a otra persona solo podemos captar lo que aparece por encima del nivel del mar, y si no logramos desarrollar nuestra capacidad de abstracción, creeremos que esa persona es simplemente lo que podemos ver de ella. Después nos relacionamos con dicha persona de acuerdo con el aspecto y la forma que consideramos que es su realidad, y si la imagen que le ofrecemos solamente refleja la punta del iceberg, la relación que se establecerá será asimismo muy limitada. A su vez, y a fin de por relacionarse con nosotros, esa persona también se empequeñecerá. Nuestra imagen influenciará en el otro.

La bruja del cuento es una manifestación, o reflejo, de la imagen que tenemos de nosotros. Al abrazar lo que es (el proceso-nivel de la conciencia) se deshace la maldición, liberando la vida que estaba congelada, o atada a una imagen falsa, y revelándose así su belleza y vitalidad innatas.

La práctica, en el sentido que aquí le damos, no es solamente un método para el la automejora, sino más bien una forma de autorrenovación, que deshace la maldición de la imagen a la que nos hemos atado, del mismo modo que el asociarnos con la gravedad transforma el envejecimiento en un proceso de autorrenovación.

Cuando nos olvidamos de quiénes somos realmente —una concienciación sin límites—, vivimos tan solo lo que sentimos, las sensaciones negativas (tensiones, dolor, incomodidad, falta de vitalidad) y por los pensamientos y emociones igualmente negativas. Nos olvidamos de lo que realmente significan y nos fijamos a ellas, permitiendo que ocupen toda nuestra energía y atención, en lugar de de verlas como la información de una identificación equivocada con una determinada imagen/objeto. Nos quedamos atrapados en un engaño (nuestra «vieja bruja») en lugar de ver en todo ello una manifestación exterior de la que hemos de liberarnos.

No podemos controlar las condiciones y tampoco necesitamos hacerlo. No obstante, podemos afinar nuestro alineamiento con el infinito. A esto es a lo que llamo «práctica». Recordar una y otra vez que podemos conseguir la libertad y la renovación con cada respiración. Todo ello es un reto, porque vivimos en un mundo que se confabula en tomar equivocadamente la forma externa por lo que es real. Sin embargo, se trata de algo tan simple como un abrazo, como ese beso que se da en los cuentos de hadas.

Nuestra biología es un reflejo de esta viva y significativa sensación. De gual forma que las moléculas de agua pueden transformarse mediante el amor y el aprecio (véanse fotografías), todo nuestro ser y toda nuestra estructura corporal (compuesta por más de un setenta por ciento de agua) se ve transformada por este abrazo.

Tras haber visto cómo el agua reacciona a diferentes condiciones medioambientales, polución y música, el señor Emoto y sus colegas decidieron ver cómo los pensamientos y las palabras afectaban a la formación de los cristales no tratados de agua, utilizando palabras escritas en papel en un ordenador y metiéndolas, durante toda una noche, en botellas de cristal [8].

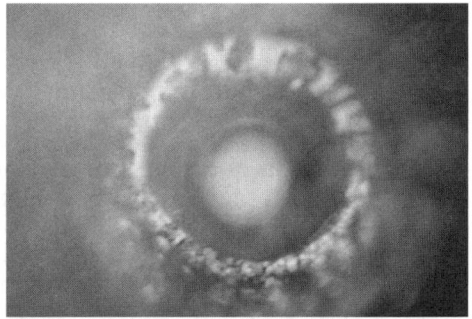

Agua destilada no tratada.

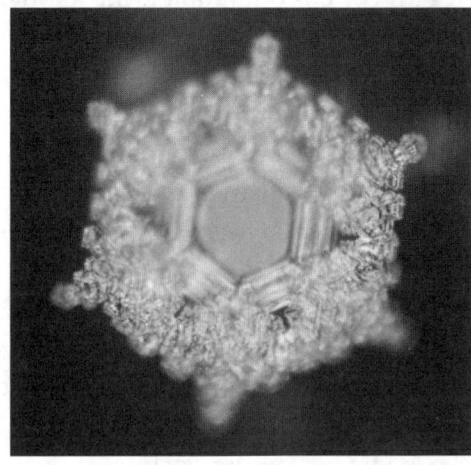

Amor y aprecio.

Estas fotografías pertenecen al trabajo de Masaru Emoto, un investigador creativo y visionario japonés. Están tomadas de su libro The Hidden Messages in Water.

Las fotografías del doctor Masaru Emoto muestran el efecto de la energía vibratoria humana de la conciencia y la música sobre la estructura molecular del agua, demostrando así cómo los pensamientos, los sentimientos y las palabras conforman tanto la apariencia física del agua como su misma composición. Veo en estas fotografías una hermosa manifestación visual de lo invisible: la misteriosa y cambiante estructura del agua. Aunque a simple vista el agua aparece como un elemento casi sin estructura en su fluidez, se halla fuertemente estructurada. Y mientras tenga memoria, es muy susceptible al cambio. Esto se aprecia en las fotos de la estructura cristalina del agua antes y después de que, por ejemplo, se haya pronunciado una oración o se la haya tratado con amor y aprecio. Las fotos también mostraron que el agua responde a la música, aunque se trate de un agua muy polucionada. Puesto que el agua cubre gran parte de la superficie de la Tierra y compone, como mínimo, el setenta por ciento de nuestro cuerpo, estas exposiciones visuales nos hacen ver la influencia de la conciencia, de la intencionalidad y de la plegaria, tanto sobre nuestro cuerpo como sobre el planeta. Yo encuentro estas fotos de gran ayuda a la hora de imaginar los cambios potenciales de nuestra estructura y del planeta, mediante el abrazo amoroso y la atención no dual.

La historia de Marty:
La transformación de un dolor crónico

Marty vino al Aprendizaje Somático imbuido de un profundo sentimiento de compasión hacia los demás. Como fundador y jefe ejecutivo de una exitosa empresa, a sus cincuenta y tantos años venía luchando con dolores crónicos que estaban produciéndole una gran debilidad física. Durante su primer año de prácticas perdió sin apenas notarlo más de veinte kilos, lo que da una idea de la gran corpulencia física que tenía. Esos kilos desaparecieron de su cuerpo cuando aprendió a recibir el apoyo de la gravedad, y dejó de dar importancia a su concreción física. Un amigo suyo comentaba que al ver cómo, al cabo de un año, Marty subía con toda agilidad un tramo de escaleras no podía creer que se tratase de la misma persona que había visto un año antes subiendo los peldaños a duras penas.

La lesión que tenía en el cuello constituía un problema que me producía grandes dolores y me obligaba a una inmovilidad que me colocaba ante el riesgo de una operación. Así fue cómo me puse a estudiar Aprendizaje Somático. Para entonces ya había procurado seguir distintas alternativas médicas. Mi cirujano me había suministrado una serie de medicamentos y me propuso operarme del cuello.

Durante años mi quiropráctico estuvo también tratándome el cuello. Sus esfuerzos solo consiguieron una leve mejoría de los dolores, prestándome una ayuda más intensa cuando esos dolores se agudizaban. Pero como no se producía una mejoría continuada, necesitaba visitarle constantemente. Mi neurocirujano me dijo que tanto el ejercicio como el yoga podrían aliviarme considerablemente, y volvió a hablarme de la operación, aunque me sugirió que debía intentar primero aquellas prácticas.

El Aprendizaje Somático me proporcionó una nueva forma de atender y escuchar mi cuerpo. Empecé a vivirme de una manera diferente. Sentí, como nunca antes la había vivido, una conexión entre mi experiencia a un nivel íntimo y mi relación medio ambiental.

Actualmente puedo reflexionar sobre todos los beneficios conseguidos a lo largo de muchos años. Para empezar, mencionaré la libertad que he sentido del dolor. Cuando este surge, la relación personal que he aprendido a mantener con mi cuerpo me sirve para ver el dolor con interés, en lugar de hacerlo con temor. Y cuando surge el miedo, también me ayuda a enfrentarme a él. La doctora Kaparo me ayudó a que supiera observarme constantemente, algo que antes me resultaba imposible hacer por mi cuenta.

Anteriormente, mis sentimientos se limitaban a apreciar tan solo lo que era bueno o malo, y lo único que hacía era evitar las molestias. Lo que sucedió entonces fue que la línea que separaba el plano físico y el emocional empezó a diluirse, y todo se volvió una experiencia de la que yo aprendí a extraer sentimientos muy positivos hacia mí mismo.

El Aprendizaje Somático, el yoga y las meditaciones somáticas transformaron mis dolores crónicos. La clave estaba en la forma en que yo participaba conmigo mismo. No había una línea diferenciadora entre el trabajo somático y el yoga. Las lecciones adquirían una calidad consciente, de dejarse ir; y mi capacidad para permitir que la ola de la atención me llevase consigo. Me percibía como un movimiento, en lugar de sentirme como algo fijo.

Los ejercicios de la doctora Kaparo afectaron favorablemente todo mi mundo: mis relaciones, mis opciones vitales y todo lo demás. Todo ello era una consecuencia del cambio esencial que experimentaba; es decir, de la relación que mantenía conmigo mismo.

A través de este trabajo he podido abandonar unas infantiles técnicas de supervivencia y una serie de hábitos —en los que establecía comparaciones con los demás respecto a mi estado— para adoptar una actitud de atención más profunda. Ahora amo todo lo que se manifiesta, la profundidad y la riqueza de cada uno de los aspectos de mi vida, aprendiendo a «posarme» dentro de mí, como «el pájaro que sabe posarse en tierra en plena oscuridad». Se ha desarrollado en mi interior una gran conexión y una fluidez entre mente, cuerpo y espíritu.

El valorar mi silencioso nivel de experiencia lo ha modificado todo. La doctora Kaparo continúa modelando las cualidades de amor y de totalidad, que son necesarias, y la forma en que, como individuos, participamos en el proceso autorrenovación.

El Aprendizaje Somático me ha abierto una puerta interior. Vivo mi movimiento desde dentro, como si mis huesos tuvieran oídos. Vivo mis relaciones, mi trabajo, mis momentos de ocio y el tiempo en general desde mi interior, como un nuevo mundo de atención.

Se ha producido un relajamiento de mi vivencia interna, una calma, algo que siento en mi corazón, en mis entrañas, en mis huesos y tejidos corporales, todo lo cual percibo de forma muy distinta. Me doy cuenta de cuando me violento conmigo mismo, y lo que siento en esos momentos. Y también me doy cuenta de cuando me proporciono aquello que necesito y que me enriquece.

Experimento una comodidad interna que se manifiesta de forma profunda en la forma de relacionarme con los demás: como si hasta ahora, y durante años, estuviera viendo una pantalla de televisión en blanco y negro y, de repente, pudiera percibir la señal en color que ha estado presente durante todo este tiempo. He estado viendo hasta ahora solamente con los ojos y, sin embargo ahora puedo percibir enteramente los colores que realmente están allí. Esto incluye no solo mi lado físico, sino todo cuanto soy, como un buque que navega hacia algo más grande.

Capítulo 5

La invitación: Nazca lentamente

Nace lentamente

Una Luna Nueva te enseñará poco a poco
cómo uno puede nacer a sí mismo, lentamente.
La paciencia con los pequeños detalles
hace perfecto un largo viaje, como el universo.
Lo que realizan nueve meses de atención para el embrión
lo harán cuarenta madrugadas
para que gradualmente crezcas a la totalidad.

RUMI [1]

Empecemos por explorar cómo hemos de relacionarnos con la idea de la «práctica», para poder entrar en ella de una manera diferente a todo lo que usted haya hecho hasta ahora.

Su práctica es el tiempo que usted crea para sí mismo, a fin de nacer lentamente. Es como la encarnación de un tiempo libre, el modo en el que usted se desliga de las presiones temporales. Como lo define mi amigo el Hermano David Steindl-Rast: «El ocio es la expresión del desprendimiento del tiempo». Y sigue diciendo que «el ocio, el tiempo libre... no es el privilegio de aquellos que pueden disponer de tiempo; es la virtud de quienes dan a todo cuanto hacen el tiempo que ello requiere»[2]. Esta es una de las mejores descripciones de la práctica que he oído.

La virtud que tiene la práctica diaria es que podemos conceder a todas las cosas el cuidado que se merecen, y el tiempo que necesiten para poder realizarse... De otro modo, estaremos intentando dar un salto en el vacío, o bien estaremos utilizando la fuerza para traspasar el umbral que nos lleve al oro lado. Sin embargo, esa fuerza solamente servirá para perpetuar la tensión y la violencia inherentes a la forma en que ahora vivimos... que nos mantiene encerrados en la prisión de nuestra experiencia... como un «yo» separado, y como un «objeto corporal».

La práctica como crisálida

Usted podría considerar los ejercicios del Aprendizaje Somático que figuran en este libro como el proceso que sigue la crisálida, en el sentido de que pasará de un estado a otro... liberándose de la «forma», de la orientación dualista de observador y observado, para entrar en el reino no dual del estar presente. El disponer de una estructura, de un espacio protector que contiene la experiencia, es de la máxima importancia. De otro modo tal vez usted no se sentiría lo suficientemente a salvo para envolverse en otro estado más fluido.

Si usted cortara por la mitad una crisálida, no vería una oruga formando su piel ni a punto de que le brotaran las alas. Simplemente vería una sustancia parecida a un fluido. La oruga en realidad se disuelve para pasar de un estado a otro. Sin el elemento contenedor, ese fluido se derramaría y no tendría lugar ninguna transformación. De igual modo que la crisálida encierra la metamorfosis de la oruga, haciéndola pasar de un estado a otro, y el útero humano permite que un embrión se convierta en feto dentro del líquido amniótico, su aprendizaje somático es como un útero para usted, de modo que pueda darse nacimiento como la encarnación de la inmensa, ilimitada conciencia que es su patrimonio.

Quisiera hablarle, querido lector, sobre la forma en que ha de recibir esta práctica. El empleo de su voluntad para lograr un determinado objetivo, o una determinada imagen, se convertirá en un búmeran que se volverá contra usted, prolongando la violencia. Nuestra creencia de que necesitamos mejorarnos refleja nuestra identificación con una imagen muy limitada de lo que somos. Si nos vemos como una fuente, como un origen, entonces no necesitaremos preocuparnos por mejorar. Simplemente necesitamos vivir, lo más plenamente posible, lo que realmente somos sin mediatizarnos por imágenes y creencias limitadoras.

Querido lector: no utilice estos ejercicios para perpetrar más violencia. Póngale fin ahora mismo.

Si recibe esta práctica como un don, abrace lo que ella es con una amorosa atención, sin juzgarse a sí mismo, porque la práctica puede ser el abrazo que vemos en los cuentos de hadas. Ese abrazo revelará la inherente belleza de lo que es y le renovará.

Esfuerzo

Mientras va leyendo, antes de que se ponga a practicar lo que se expone en este libro, dese cuenta de si se siente ansioso por llegar a alguna parte, o se ve impulsado a leerlo rápidamente. Este libro no está pensado para que usted adquiera más información o mayores conocimientos, sino para que logre entrar en un estado de atención más profunda. *Reduzca la velocidad.* No se trata de que termine la lectura cuanto antes y se ponga a practicar lo que se dice, porque ya ha empezado. Las respuestas no están fuera de usted. Busque aquello cuya lectura le resuene más, ya sea en cualquiera de las formas que le hable... pensamiento, sentimiento, anticipación, recuerdo, electroquímicamente, neuromuscularmente, etc.

Por favor, no se esfuerce por seguir mis palabras. Bastará con que las palabras le hablen. Puede empezar la práctica ahora, escuchando del mismo modo que un amante oye la voz de la amada... *Todo cuanto oigo... es la voz del amado que me está hablando*[3].

Deje simplemente que sea la gravedad la que trace el significado en las silenciosas profundidades de su experiencia. No es bueno tensarse para conseguir la comprensión. Ni tampoco es inteligente dejar laxa su atención, interesándose por algo que le resulte más atractivo... como, por ejemplo, lo que ahora pueda haber de comida. Ni tampoco se trata de una ayuda que resulte agradable o desagradable. Sea cual fuere su estado corporal o el nivel de atención que tenga cuando empiece, si abraza lo que realmente está presente sin la ambición de cambiar, sin la tensión por conseguir un resultado, entonces usted habrá empezado bellamente. En esto consistía la esencia de la enseñanza de mi amada maestra Vanda Scaravelli. Una y otra vez la instrucción que me daba era como un koan zen: «Aprende a NO hacer».

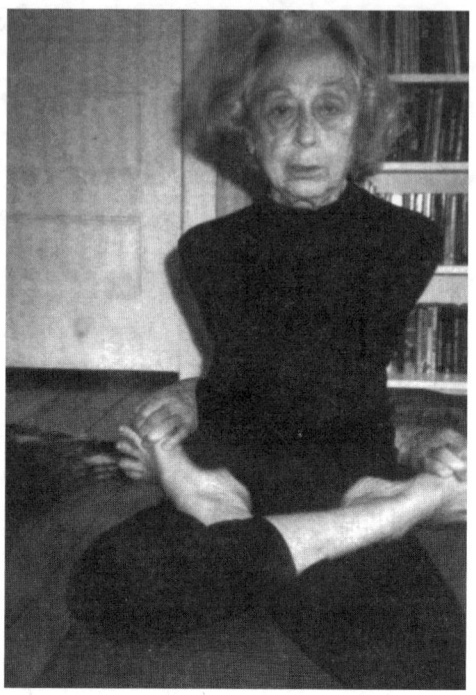

La difunta Vanda Scaravelli, practicante de yoga, profesora y autora de Awakening the Spine.

La disciplina como una forma de amor

El abrazo es una atención más profunda, limpia de todo el ruido y tensión hacia el futuro, hacia llegar a alguna parte. Podemos llegar a casa, aterrizar en nosotros mismos del mismo modo que un pájaro aterriza en la oscuridad, sin equivocarse. En la medida en que no objetivemos ni nos identifiquemos con una imagen del «yo», entonces esta atención se convertirá en un aprendizaje autosostenible. Se abrirá infinitamente. Al igual que sucede cuando nos deleitamos con una hermosa música o disfrutamos de una agradable comida, no necesitamos agarrarnos a la experiencia pasada, sino saborearla mientras se produce.

Esto es una invitación para que usted inicie su práctica como Mary Oliver describe en su poema «Ocas salvajes»[4]: «Usted solo tiene que dejar que el suave animal que hay en su cuerpo ame lo que ame». A medida que nos vamos liberando de nuestra ambición por conseguir algo, podemos practicar el abrirnos infinitamente al amor. Esto es una disciplina; no en el sentido de que deba mortificar el cuerpo para que sepa dominarse, sino más bien en el de las raíces etimológicas del término sánscrito, que procede de «discípulo»; según el cual, el amor por el maestro o por el arte le hará abrirse al aprendizaje.

Empiece en la belleza. En esto consiste la práctica. No se trata de que, llegado a un determinado punto, usted logre hacer más bello su cuerpo. Como dice Vanda, «debe ser bello desde el principio». Tal diferencia es una forma de ralentizar todo el proceso. De hecho, al principio puede parecer como si todo el mundo se ralentizara. Después se producen, por segundo, muchas más modificaciones de la conciencia, que le fortalecerán para que pueda participar en la vida tal como se desarrolla en la inmediatez de este momento.

He descrito este proceso como una «automaestría». Mientras que en el exterior algo puede parecer sólido e impenetrable, desde un nivel más elevado de diferenciación hay tanto espacio como puede haber entre las estrellas del firmamento, un movimiento que se abre en una continua invitación. Sin embargo, usted no puede llegar a ese punto mediante el esfuerzo. De hecho, la belleza de la práctica es que se nos revela con una inmediata claridad cómo nuestro esfuerzo impide o constriñe en lugar de ayudar.

Este proceso de diferenciación puede resultar más fácil de entender si utilizamos el ejemplo de lo que sucede con la música. No podemos cantar o tocar lo que no hemos oído. Pero si lo oímos también podremos, con práctica, expresar lo que hemos escuchado.

Por lo general, cuando intentamos aprender algo nos centramos en la actividad o en la actitud externas, y no en lo que está teniendo lugar dentro de nuestra propia experiencia. Cuando cambiamos la atención en lo que atendemos, nos volvemos conscientes del margen de nuestra forma de sentir, de percibir, de conocer. Al ampliar nuestra presencia más allá de ese margen crece e nuestra capacidad para aprender, y la maestría de nuestro aprendizaje constituye su consecuencia natural.

Encontrarse y perderse uno mismo

Cuando trato de aprender un ritmo, para tocar el tambor en una orquesta por ejemplo, lo primero que tengo que hacer es aprender a adecuar el redoble. Aprendo, pues, a mantener el redoble dentro del contexto de lo que tocan los demás. Pero para dominar verdaderamente ese ritmo necesito practicarlo, dejándolo y volviendo a intentarlo una y otra vez, hasta que encuentre mi momento adecuado en la orquesta. Así que practico, perdiendo el ritmo y volviéndolo a encontrar hasta que logro interpretar mi parte. Esto requiere mucha más especialización que el mantener simplemente mi ritmo una vez que lo he empezado. Por tanto, no siento que haya dominado el nuevo ritmo hasta que llego a perderme y a encontrarme, una y otra vez, y consigo hacerlo con facilidad. En esto consiste el aspecto esencial de la práctica.

Una cosa es tener una introspección somática que cambie momentáneamente su estructura y su funcionamiento, situación a la que me refiero denominándola «efecto de estado específico». Y otra cosa muy diferente es cambiar totalmente el curso de su vida, a lo que llamo un nuevo «orden general». A medida que surgen en su vida diferentes estados de estrés se dispararán los viejos condicionamientos. Y de esta forma, e inevitablemente, perderá esta nueva actitud de funcionamiento a favor de aquellos comportamientos más habituales y mecánicos. Cuando usted se dé cuenta de esto, si en lugar de caer en lamentaciones y reproches consigo mismo empieza de nuevo a desarrollar una atención más profunda, abrazando lo que sucede aquí y ahora, puede desplegarse un nuevo y hermoso inicio. Una vez más se sentirá dispuesto a «surcar la nueva ola» con interés y buena disposición. El proceso de la automaestría no se produce sin que antes no se pierda usted y se vuelva a encontrar, una y otra vez. Cuando usted recuerde que el hecho de perderse forma parte de la práctica, deberá alegrarse por estar atento a cuanto le está sucediendo.

> El Aprendizaje Somático me enseñó a sentir lo que significa estar a gusto con mi cuerpo y más plenamente despierta en mi vida. Vine a hacer este método porque me sentía incómoda con mi cuerpo y con la incapacidad de expresar mis emociones. A medida que lo he practicado a lo largo de los últimos diez años he sentido cómo me encuentro cada vez más presente en todo momento, tanto en el plano físico como en el emocional y el espiritual. Esto no quiere decir que de vez en cuando no me pierda y vuelva a experimentar mi incomodidad y mis limitaciones. Por

supuesto que eso me sucede muchas veces. Pero el Aprendizaje Somático me ha ofrecido una forma de regresar a mí misma una y otra vez, fortaleciendo mi fe y mi capacidad para restablecerme más rápidamente. Ha sido, y continúa siendo, un viaje verdaderamente transformador.

Margaret

Desarrollar la ecología del afecto

El mayor obstáculo para lograr el aprendizaje transformador es la vergüenza. En realidad, podríamos decir que es la vergüenza de la vergüenza. Cada vez que usted se da cuenta de que ha perdido su conexión con aquello que es su auténtico soporte, o con ese flujo de interés y de alegría, surge inexorablemente la vergüenza. La tendencia a la vergüenza surge de nuestra inteligencia somática, antes de que la hagamos parte de nuestra biografía, o de nuestra historia vital. La vergüenza como afección —la pura respuesta biológica— es la forma en que percibimos, valoramos y respondemos al hecho de haber fracasado en nuestra conexión con lo que sostenía nuestra alegría y nuestro interés. Es el indicador que muestra nuestra desconexión. Sin embargo, la mayoría de nosotros hemos crecido con un sentimiento de repugnancia hacia la vergüenza producida por los traumas y las humillaciones sufridas por nuestra autoestima. Tratamos de evitar ese sentimiento apartándonos de él, atacándonos a nosotros mismos, atacando a los demás, replegándonos o evitando lo que dispara esa respuesta[5].

Cuando a la vergüenza le sigue el interés y bebemos ese mal trago en nuestra vida, eso nos sirve de buen remedio. En lugar de paralizar nuestro aprendizaje, nos alerta de que hemos perdido la «estela», de modo que podemos retroceder y volver a sentirnos conectados con lo que realmente nos sostiene. Eso también nos sirve para profundizar en nuestra compasión y en nuestra vinculación con todo lo que es, percibiendo al nivel más personal lo que nos hace sentir cualquier situación particular. Esto constituye un importante umbral con relación al aprendizaje. Cuando se evoca la vergüenza o bien estaremos regando, mediante nuestro juicio, las semillas del propio disgusto y del desprecio o, por el contrario, regaremos las semillas de una investigación más profunda y de una mayor libertad y conexión. Así pues, si usted está buscando aquellos puntos en los que un cambio en su atención tenga consecuencias importantes, el despertar resultará claramente beneficioso, no solamente para temas puntuales, sino para todo lo que pueda sucederle a lo largo del día. El desarrollar la saludable ecología del afecto tiene que ver con este proceso de autorregulación, de no quedarse pegado a su situación errada o a los apegos negativos (especialmente, la vergüenza); y, por el contrario, volver a ampliar los afectos positivos de la alegría y del interés.

Existen siete estados afectivos básicos que están presentes en todos los mamíferos (no solo en los seres humanos) de los cuales tan solo dos se consideran positivos —la alegría y el interés— en los que el sistema se apoya y funciona de forma óptima. Sin embargo, cada estado afectivo sirve a una necesaria función evolutiva para la supervivencia de las especies. En los humanos pueden estar vinculados a respuestas complejas, especialmente cuando este tipo de afectos se mezclan con la «biografía», o con aquellas historias con las que hemos estado identificados.

Podemos ver cada uno de estos estados afectivos como un continuum que va desde una intensidad pequeña a otra mucho más grande. Por ejemplo, cuando se dispara la vergüenza y sentimos curiosidad por esa «desconexión» que sentimos, volvemos a sentir interés. Cuando dejamos de «nadar contracorriente para alejarnos de nuestra experiencia», de nuevo nos encontramos flotando río abajo, sin que apenas nos demos cuenta de lo que nos pasa, porque la corriente nos arrastra. El «alivio» que sentimos al no dejarnos arrastrar por nuestros viejos patrones de vergüenza, nos devuelve a un continuum de «alegría». Y así, a medida que vamos surcando las olas de la alegría podemos llegar a un estado de pleno gozo e, incluso, a una experiencia de total euforia. Vea, por favor, para mayor detalle las notas que se insertan al final del libro sobre los estados afectivos que se relacionan seguidamente [6].

Lista de estados afectivos

Positivos
1. Interés-Emoción
2. Alegría-Contento

Neutros
1. Sorpresa-Sobresalto

Negativos
1. Miedo-Terror
2. Aflicción-Angustia
3. Enfado-Rabia
4. Consternación
5. Disgusto
6. Vergüenza-Humillación

Resumiendo, «... un estado afectivo es la respuesta biológica, innata e instintiva a un estímulo; es volátil, muy breve. Se convierte en un sentimiento mediante la conciencia y el conocimiento, y en una emoción por el recuerdo adicional de una experiencia anterior que nos aporta la memoria»[7].

En su libro *Shame and Pride,* Donald Nathanson resume sucintamente el impacto de estas tres palabras: «El estado afectivo es biología, el sentimiento es psicología y la emoción es biografía»[8].

Para apoyar el funcionamiento de nuestra inteligencia somática hacia una ampliación del significado de nuestro sentimiento/percepción, es importante diferenciar los estados afectivos de la experiencia, de forma que podamos caminar en la dirección de un funcionamiento óptimo. Para tal propósito vamos a definir algunos términos que nos ayudarán a diseñar el mapa de este territorio con el lenguaje compartido de la Teoría de los Afectos. A fin de desarrollar una saludable ecología del afecto, Silvan Tomkins nos ofrece este proyecto:

Proyecto central de Tomkins
1. El afecto positivo debería maximizarse.
2. El afecto negativo debería minimizarse.
3. El afecto inhibitorio debería minimizarse
4. Poder para maximizar afectos positivos, minimizar afectos negativos y minimizar afectos inhibitorios[9].

Diferenciación

La gente tiende a hacer las prácticas como si el objetivo fuera dominar una postura o un ejercicio de yoga. Sin embargo, nos sería más útil considerar la postura como un entorno de aprendizaje de la automaestría. La maestría, o el dominio, de la postura se producirá inevitablemente, como una consecuencia natural de nuestra diferenciación y de nuestra capacidad para ampliar la presencia. Pero lo inverso no tiene por qué producirse necesariamente. Puedo practicar una postura, día tras día, prolongando el tiempo en que la mantengo, sin experimentar progreso alguno. Como solía recordarme Vanda durante mis primeros años de práctica: «Todavía lo estás intentando. ¿Acaso necesitas hacer semejante esfuerzo?». Esto no significa que tiremos la toalla y dejemos de prestar atención a lo que hacemos. La postura puede constituir un apoyo, sin necesidad de que tengamos que esforzarnos por conseguir algo. El koan o aparente paradoja del «no hacer» y del «no renunciar» solamente se puede entender cuando accedemos a un mayor nivel de diferenciación en nuestra forma de percibir, lo que amplia nuestra presencia.

Un gran director de orquesta puede dirigirla adecuadamente, porque conoce y sabe distinguir las diferentes partes de la composición. Por ejemplo, puede distinguir la parte de los violines dentro del contexto de toda la orquesta. Su percepción musical posee muchas más dimensiones que las que podría ofrecer para un oyente profano. Puede percibir determinados detalles dentro de toda la composición. Del mismo modo, también en esta práctica podrá usted percibir muchas particularidades con las que llegará a establecer las diferencias que presentan cada movimiento dentro de todo el contexto. Por ejemplo, en el alargamiento de la columna percibirá el movimiento del diafragma en relación con el movimiento del esqueleto y, a su vez, en relación con los tejidos blandos y con el sistema de fluidos, etc., y todo ello en relación con el espacio y la gravedad. A medida que vaya desarrollando una nueva atención, los ejercicios del Aprendizaje Somático le proporcionarán una mayor diferenciación, la cual hará que su presencia se vuelva más amplia.

Deje que su anhelo haga el trabajo. Del mismo modo que una planta busca ansiosamente la luz, deje que su propio anhelo perciba el espacio que se abre ante usted. Y a medida de que ese anhelo va haciendo su trabajo... sin que usted se esfuerce por conseguir resultados... no se causará ningún daño. El anhelo al que me refiero no es el de esperar o el de esforzarse por conseguir «un momento mejor». Paradójicamente, esta ansia es la viveza que se despierta mientras usted saborea «lo que es». De la misma manera que la planta saborea la luz del sol y va creciendo en esa luminosidad, su estado de presencia irá incorporando el espacio ilimitado.

Kabir decía: «... es la intensidad del ansia por el Huésped la que hace el trabajo» [10].

Existe un anhelo por esta comunión que creo yace en el corazón de todos los seres vivientes. Y es precisamente eso lo que nos conecta con todo lo que ha sido y será. Hemos de acostumbrarnos a vivir «sin» ignorar tácitamente este anhelo. Mantenga viva esta llama dentro de usted y deje que le ilumine sin que usted se esfuerce por ello.

Cómo valorar su práctica

Aunque muchos ejercicios de yoga y otras prácticas de desarrollo corporal hacen hincapié en una correcta alineación, creo que a menudo eso es un error al concederle a eso demasiada importancia, porque nos concentramos en cuidar la postura y en lograr hacerla de forma perfecta. Y hemos de tener presente que mientras su estructura física se va desplegando, las posibilidades de alineamiento también cambian.

Para realizar un buen ejercicio será bueno tener presente las siguientes normas:

- Mayor libertad.
- Mayor vitalidad.
- Mayor flujo e interconexión.
- Mayor relajación y atención.

Nota sobre el dolor: Todo ejercicio que tenga el poder de proporcionar un aprendizaje y un cambio transformador puede entrañar también algún riesgo si usted no le presta el debido cuidado y atención.

En todo caso esto no es una razón para evitar la práctica, porque incluso si usted desencadena una molestia o un problema con la realización de algún ejercicio, el hecho se seguir haciéndolo con la debida atención, lentitud y cuidado podrá corregir las molestias iniciales.

Con frecuencia he trabajado con personas que han experimentado un gran alivio cuando realizan sus ejercicios en grupo, pero que no obtienen los mismos resultados cuando los hacen en solitario, porque no están seguros de hacerlos correctamente. Sin embargo, la práctica es la única forma de ir afinando y corrigiendo su propia percepción, y con ella logrará mejorar su aprendizaje. Nunca tendrá la oportunidad de hacer los ejercicios bien si no los practica.

¿Cómo sabe que está haciendo correctamente los ejercicios? El dolor o la inflamación serán los síntomas evidentes de que algo marcha mal, y deberá cuidar de que no se produzcan estas señales de peligro por haber estresado innecesariamente su cuerpo. Ha de estar atento a corregir los errores *antes* de que se enciendan las luces de aviso que le advierten de que se está esforzando de forma indebida. De este modo podrá continuar trabajando de forma suave y con la debida autorregulación.

Ninguno de los ejercicios ha de resultar penoso. Sin embargo, incluso cuando hace adecuadamente un nuevo ejercicio, es posible que sienta un sensación especial en sus tejidos mientras lo realiza, o después de haberlo hecho, porque eso es un síntoma de que todo su sistema corporal se está reestructurando. Al principio, a medida que las fibras musculares se alargan, puede sentir una separación de las vainas fasciales que las rodean. Muchas personas encuentran muy estimulante esta sensación, parecida a la que se experimenta cuando se masajea profundamente un tejido corporal. Al igual que pasa con un sobre que se ha quedado pegado, estas vainas necesitan separarse para permitir que los músculos puedan alargarse. Al cabo de un rato, todo volverá a un estado más fluido y ya no se producirá nuevamente esa sensación de tirones experimentada al principio.

¿Cómo puede saber que está realizando bien los ejercicios y que estos le resultan beneficiosos? Al principio, y en algunas ocasiones, puede sentirse dolorido porque está abriendo espacios que no fueron abiertos durante mucho tiempo. Cuando perciba esta sensación de dolor tómela como una señal de que algo se está despertando en su cuerpo y disfrútela, en lugar de sentir recelo o temor por su aparición. Este dolor le está indicando que ha activado un nuevo tono muscular, al haber utilizado bien, o movido adecuadamente, una parte de su cuerpo que ha estado inmovilizada durante mucho tiempo. Se trata de una estimulación, o maduración, que se extiende desde los huesos hasta la superficie. En la medida en que no se esfuerce indebidamente no se causará ningún daño. Evite toda exageración en los ejercicios, estirando o tensionando la musculatura, o favoreciendo cualquier tipo de inflamación en las articulaciones o en los tejidos que puedan resultar dolorosas.

Una vez dicho esto quisiera añadir que la gente se asusta con frecuencia por el recuerdo de esas normales sensaciones dolorosas que producen los ejercicios. Me gustaría dejar claro que no estoy animando a que usted tenga que sufrir —nunca lo haría—, sino a que trate de superar esa certeza de que ha llegado al límite. En estos casos, el abrazar «lo que es» a través de una percepción más diferenciada puede llevarle a abrirse a nuevas posibilidades de libertad y de movilidad. Solamente necesita crearse un nuevo y mínimo espacio mediante la respiración para extender infinitamente su estructura física.

El miedo desempeña un papel muy activo en la prolongación del dolor. Cuando sentimos miedo, nos tensamos para protegernos contra el recuerdo del dolor sufrido y la intensidad de aquella vivencia. Nos contraemos también, tratando de evitar un futuro que pensamos será doloroso. Por ejemplo, he descubierto que cuando enseño la postura del arado la gente se asusta frecuentemente al sentir una sensación que se les hace nueva al estirar los tejidos de la espalda, mientras descansan. En un determinado momento descubrí un modo de aliviar esa sensación y empecé a ofrecer esa opción a mis estudiantes. Les dije que sería mejor que permaneciesen con ese estado y se relajaran, hasta que llegara el momento en que la sensación percibida se fuera disolviendo por sí misma. Lo que me sorprendió fue que cuando estuve segura de que podía producir esa sensación, ellos también empezaron a sentirse más cómodos y no intentaron cambiar la postura para buscar un estado de mayor relajación.

Algunos de ustedes vienen a hacer estas prácticas cuando padecen algún tipo de dolor, ya sea crónico o agudo. Cualquier dolor, o lo que usted llegue a considerar como tal, le ofrece la oportunidad de aprender a organizarse. Aprender a moverse de una manera que no intensifique su dolor es algo que ya le permite curarse a su organismo. En lugar de producirle un tipo de alivio sintomático o compensarle por las molestias que siente, representa un cambio fundamental que amplía la capacidad de ese organismo para que pueda renovarse.

Las heridas y daños que he sufrido en mi organismo a lo largo de los años me han ayudado a sintonizarme, a volverme más sensible en la relación que mantengo con mi parte dañada. Por ejemplo, cuando me lastimé el tendón subscapular, me di cuenta enseguida de que tenía que hacer que mis brazos descansaran sobre mi musculatura y mis tendones de manera que pudiera forzar sutilmente el hombro. Mediante esta sensibilidad incrementada aprendí también a hacer cuanto tuviera que hacer con mis brazos —mis ejercicios de yoga, los ejercicios que tenía que realizar con mis clientes, mis actividades diarias, etc.— sin forzar exageradamente la inflamación del tendón. En cuanto aprendí esto, desapareció el dolor. Es por esta razón que le sugiero que acepte su dolor como un don, en lugar de considerarlo un problema que hay que solucionar a toda costa. No se trata de una falta de compasión, ni que pretenda hacer del dolor algo romántico. Lo que intento decir es que el aceptar ese dolor como un don resulta algo mucho más práctico. Cuanto más lo recibamos como un don, más lecciones aprenderemos de ello y antes lo superaremos.

Dicho esto, es importante aclarar que si usted está tomando relajantes o analgésicos necesita ser todavía más precavido, ya que esa medicación interferirá en su capacidad para percibir la información que le suministra su cuerpo. Esto es todavía más cierto en lo que se refiere a sus actividades diarias. Resulta fácil ignorar las sutiles y preliminares señales de tensión que nos envía el cuerpo, sobre todo cuando va corriendo a encontrarse con su próxima cita.

No pretendo desanimarle y aconsejarle que abandone los ejercicios cuando está medicándose... simplemente tenga cuidado en esos casos. Usted ha de empezar justo en el estado en que se encuentra y no tratar de enmascararlo. Y si en ese caso no empieza los ejercicios, no va a pasar nada. Ha de estar al tanto de aquello que es inapropiado para usted y mostrarse alerta ante cualquier señal de peligro. No ha de confiar esa responsabilidad a otra persona, por muy autorizada que sea, sobre todo si no se encuentra cerca de usted.

¿Puede ser incurable el daño? Con frecuencia me encuentro con personas que padecen dolores y que creen que no hay nada que puedan hacer para cambiar su estado, porque piensan que están tan dañados que un sutil cambio en su conciencia puede tener el menor efecto en ellos. Una de las formas de las que hemos hablado que pueden lograr una modificación sutil es la que tiene que ver con la meditación y la oración. Ambas incluyen una forma receptiva del ser que relaja la tensión del «hacer» y produce un estado de gratitud por el hecho de recibir la gracia del infinito. De esta manera cualquiera puede superar las limitaciones de su forma de pensar dualista, y dejar que tenga lugar algo superior. ¡Créame, los milagros ocurren!

Historia de Lisa: La transformación de una crisis de salud

Lisa vino al Aprendizaje Somático cuando contaba veinte y pocos años, tras haber sufrido una crisis severa de su enfermedad inflamatoria de pelvis, mientras vivía en el extranjero. Lo que le sucedió a Lisa en su proceso de autosanación supera cuanto se pueda decir, y fue algo que también sirvió para convertirla en una monitora de Aprendizaje Somático.

Volví a casa para restablecer mi salud. Mis padres conocían el trabajo que realizaba la doctora Kaparo con el Aprendizaje Somático, y me llevaron a su consulta para que me viera. Yo me encontraba por entonces sumamente débil, tras haber estado hospitalizada y haber tenido que seguir un tratamiento antibiótico muy fuerte. Desconocía por completo lo que constituía cualquier tipo de trabajo corporal. Tras la primera sesión, sentí que lo que antes era mi habitual estado de embotamiento se había convertido en una sensación de vitalidad, como si los dorados rayos del sol brotaran de mi corazón. Sentí una inmensa gratitud y, al mismo tiempo, me picó un tanto la curiosidad. Regresé a Europa para retomar mi vida normal, y pasaron diez años hasta que volví a ver a la doctora Kaparo, a raíz de unos fuertes brotes de mi antigua enfermedad pélvica. En esta ocasión la infección se había descontrolado por completo y se me dijo que tenía que operarme de los ovarios si quería salvarme; una operación que, además, requirió un largo proceso postoperatorio. Durante ese tiempo de recuperación empecé a practicar nuevamente el Aprendizaje Somático con la doctora Kaparo, aprendiendo a tratarme por mi cuenta.

Con el paso del tiempo, cuando empecé también a saber mostrarme amable conmigo misma, y a percibir mi organismo a un nivel más sutil, sucedió algo verdaderamente sorprendente. Fui a visitar a mi ginecólogo para una visita rutinaria de control, y en el examen que me hizo me encontró una pequeña protuberancia en el lugar en el que anteriormente se encontraba mi ovario. Me sentí muy perpleja, ¿qué había pasado? Entonces me recomendaron que hiciera un examen de ultrasonidos. El técnico vio con claridad que allí había un ovario. «Pero ese ovario me fue extirpado hace un año», le dije. «Bien —me respondió él—, pues no quisiera establecer un diagnóstico, pero creo que es un ovario. De todos modos no me haga caso, y vaya a ver a un médico para que confirme lo que he visto». El ginecólogo estudió la placa detenidamente, y sin mostrar el menor síntoma de alegría, me dijo: «Usted ha tenido el síndrome de ovario remanente, algo que es sumamente raro». Yo, por mi parte, estaba convencida de la sorprendente capacidad que tenía el cuerpo para curarse a sí mismo. Aquello me elevó el ánimo durante meses, y todavía me siento eufórica. Y este suceso fue lo que hizo que volviera a interesarme y a prepararme en el Aprendizaje Somático.

Siento que para mí el Aprendizaje Somático constituye mi más querido y fiel amigo. La práctica de los ejercicios es algo que no puedo dejar de practicar día y noche, porque se ha convertido en una forma de interactuar con el mundo y conmigo misma. Este amigo fiel no deja de susurrarme suavemente, de invitarme a que disfrute del espacio que me rodea y de la libertad que me entorna, me encuentre en la situación que sea, tanto si me siento baja de energía como en un estado de euforia. En un determinado momento, tras una o dos respiraciones, me dejé llevar por las olas, las vibraciones y el flujo de movimiento que me recorría, y que me hacía percibir la tirantez que reinaba en mi cuerpo. Al cabo de un par de respiraciones más, esa tirantez acabó desapareciendo. Cuando me sentí invadida por una sensación de belleza y de alegría bastaron una o dos respiraciones para que sintiera cómo me abría al espacio que me rodeaba y cómo percibía en todo mi cuerpo una creciente sensación de placer y de aprecio personal.

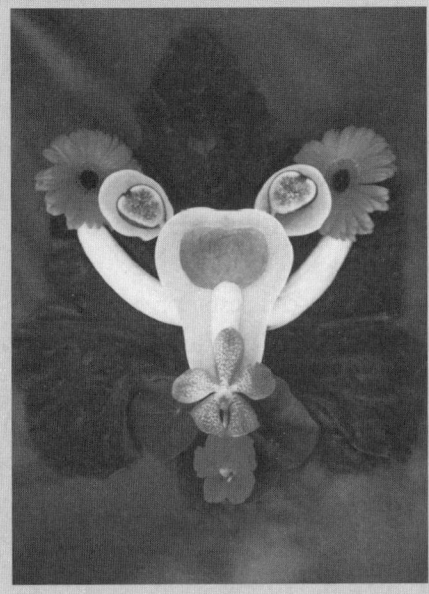

Cuadro realizado por Lisa Chipkin, para conmemorar la curación de su ovario.

Hace años vine al Aprendizaje Somático en un momento en que me encontraba pasando por una grave crisis de salud. Jamás pude imaginar que llegara a tener semejante y tan enriquecedora compañía a lo largo de mi vida.

Investigaciones sobre lesiones y curación

En los últimos veinticinco años se han llevado a cabo muchas investigaciones sobre los procesos curativos. No obstante, debido a que los resultados se han mostrado algunas veces tan diferentes y ambiguos, y puesto que también los criterios de valoración no han sido debidamente estandarizados resulta difícil establecer conclusiones globales.

Sin embargo, ahora quisiera ponerle a usted al tanto de estas investigaciones, porque tengo la impresión de que algunas de estas ideas podrían favorecer nuevas áreas de investigación. Esas ideas también me han servido para estimular la curiosidad en algunas personas para las que los métodos de la medicina alternativa podían parecer demasiado espirituales o «new age» como para seguirlos, hasta que pudieron comprobar que había datos suficientes como para convencerlos de la realidad. En algunos casos, y aunque creían que podían curar a otras personas, ellos mismos se sentían sumamente «dañados». Se trata, en estas ocasiones, de una creencia muy insidiosa que considero uno de los mayores obstáculos para que puedan dar resultado los ejercicios y quisiera, por tanto, compartir con usted algunas de las ideas que ponen a prueba semejante suposición.

La encarnación de un estado de atención, o de estar presente, también podría describirse con la palabra de uso común que se conoce como «plegaria», a la que yo suelo referirme como «beber en» y «volver a besar», como si se tratase de un ser amado, el ilimitado espacio que nos rodea. Bajo esta perspectiva, echemos un vistazo a las investigaciones realizadas sobre el proceso curativo que explora la influencia de la conciencia sobre otros organismos vivos, y en los que está presente el poder de la intencionalidad, o estado de presencia, que hemos de estudiar más ampliamente.

Podemos imaginar un extenso contínuum de energía, de lo que a menudo consideramos que es una plegaria. Con todo el respeto a las interpretaciones que puedan darse al término, yo me estoy refiriendo en este estudio específico al uso que hacen los investigadores del término «plegaria»; es decir, como un alineamiento con lo que supera a una normal exploración: el cambio sutil de lo que significa el nivel de experiencia habitual de la imagen/objeto a un estado de conciencia no dual, que puede entrañar una forma válida para transformar el dolor, los traumas, el estrés y el envejecimiento.

Hubo que esperar hasta los estudios realizados en 1969 por el Spindrift Research Group sobre la eficacia de la oración en diferentes contextos, para comprobar su eficacia estadística. Los investigadores de Spindrift estudiaron los efectos de la oración sobre las semillas, utilizando rigurosos métodos doble-ciego. Con ellos pudo demostrarse hasta qué punto la plegaria incrementaba el porcentaje de semillas de plantas que florecían, e igualmente el nivel de su crecimiento [11].

Teniendo en cuenta que frecuentemente rezamos por aquellas personas que están enfermas, los investigadores se hacen esta pregunta: «¿Qué sucederá si las semillas por las que estamos rezando fueran insanas en lugar de resultar saludables? ¿Seguiría siendo eficaz la plegaria?

Para dar respuesta a esta pregunta los investigadores de Spindrift colocaron en un recipiente con agua semillas de centeno, y añadieron sal al agua. La sal se fue disolviendo hasta que bañó las semillas. Los resultados obtenidos fueron todavía más sorprendentes. Las semillas de control bañadas por el agua salada que habían sido tratadas con una oración, se desarrollaron mucho más notablemente que aquellas otras que en un recipiente-testigo no habían sido objeto de la plegaria, demostrando así que incluso en situaciones en las que un organismo se encuentra bajo los efectos del estrés la plegaria funciona incluso mejor [12].

Esta prueba sugiere la siguiente pregunta: «¿Hasta qué punto pudieron verse afectadas las semillas por el estrés de la solución salina y, sin embargo, ser efectiva la plegaria?».

Este experimento se repitió varias veces, aumentando el nivel de estrés. «Cuando se utilizaron semillas de soja en lugar de semillas de centeno, y se emplearon factores estresantes como la temperatura y la humedad, en lugar de la sal, los resultados siguieron siendo los mismos: La oración funcionaba mejor cuando se incrementaba en el organismo los factores estresantes» [13].

Estos experimentos muestran que si las semillas no resultan dañadas siempre que actúe el poder de la oración, probablemente a usted le suceda lo mismo. De hecho, cuanto más estresado y degastado se encuentre usted por los avatares de la vida, más accesible se volverá probablemente a la fuerza de la oración.

El médico escritor, el doctor Larry Dossey, establece un paralelismo entre esto y los hallazgos encontrados en su práctica clínica: «Sabemos, por ejemplo, que el medicamento placebo utilizado en un dolor —una "píldora de azúcar" que carece de todo tipo de efecto biológico conocido— actúa mejor en los dolores agudos que en los menos intensos» [14].

Los investigadores de Spindrift realizaron otro experimento en semillas de soja para comprobar los efectos conseguidos con el tiempo dedicado a la plegaria. Llegaron a la conclusión de que el efecto medible se producía en función de la cantidad de plegaria realizada: cuanto más se realizaba la oración, más grandes eran los efectos conseguidos [15].

Los estudios llevados a cabo por Spindrift hacen hincapié en lo que hemos podido aprender sobre el potencial de la inteligencia somática. Uno de los logros más notables de sus investigaciones es que no existe pérdida de eficacia, aunque se incremente la cantidad de la sustancia sometida a examen. Por ejemplo, en los tests llevados a cabo con semillas los resultados eran idénticos, fuera cual fuera la cantidad de semillas sometidas a examen. De este modo, y tras largos años de estudio, los investigadores pudieron formular una ley general: mientras el observador pueda mantener mentalmente el concepto del sistema involucrado, el efecto de la oración actuará sobre todos los elementos estudiados.

Aunque la atención focal solamente puede concentrarse de uno a siete puntos de observación en un tiempo establecido, la propriocepción puede mantener su atención en un campo de sensaciones casi ilimitado. Así pues, usted puede fijar su observación en diferentes puntos dentro del contexto de un movimiento globalizador. Por ejemplo, durante la respiración consciente, usted puede percibir el movimiento del diafragma en relación con el movimiento de la estructura esquelética y asimismo, con el movimiento de los tejidos blandos. La intensidad del movimiento y la cantidad de los específicos puntos de observación que se encuentran englobados en él, y que pueden ser discernidos, es algo que viene dado por el propio nivel de diferenciación. Como en el ejemplo que pusimos anteriormente sobre la diferenciación de los elementos de una orquesta, el director puede distinguir la actuación de cada uno de los instrumentos que forman parte en el concierto.

De igual modo, los estudiantes noveles suelen preguntar: ¿cómo sé yo lo que está sucediendo, o si tan solo es producto de mi imaginación? Como respuesta les digo que presten atención al silencio de lo que están experimentando —que sepan percibir aquello que responde a su sensación—, ya que la observación no se encuentra separada del hecho observado.

Los estudios realizados por Spindrift también establecen una distinción entre visualización y lo que hemos denominado como propriocepción. En la visualización, el pensamiento crea una imagen que se impone o se dirige al hecho. Por ejemplo, siguiendo un impulso imaginativo creemos ver que el hecho de que un tumor canceroso se vea desgastado por las células inmunes, o que una escoba microscópica limpie las arterias tiene menos eficacia que el poder de asumir «lo que es» en un abrazo amoroso. Al liberarse del «hacer» para recibir el infinito, el movimiento florecerá de modo natural en aquello que desea llegar a ser. Esto último es mucho más descriptivo de lo que los investigadores de Spindrift denominan «oración no dirigida».

La oración dirigida tiene lugar cuando el que la practica tiene en mente un determinado objetivo, una imagen o un resultado. En esos casos se está intentando controlar el sistema, procurando llevarlo en una dirección determinada. En la curación, la persona puede rogar para que el cáncer se cure o desaparezca el dolor. En el experimento de la germinación de semillas al que nos referíamos anteriormente, el experimentador rogaba para lograr una tasa más rápida de crecimiento de las semillas. La oración no dirigida, por el contrario, no emplea ninguna de estas estrategias. Por el contrario, emplea un proceso en el que no se tiene en mente ningún resultado específico. En la plegaria no dirigida el practicante no intenta decir al universo cómo ha de obrar.

Aunque ambos métodos se han mostrado eficaces, parece ser que la técnica no-directa es cuantitativamente más eficaz, ofreciendo en ocasiones resultados que son dos veces más eficaces que la directa. Esto es algo que puede sorprender a aquellas personas que son proclives a técnicas y visualizaciones directas, algo que es muy frecuente en nuestros días. Por ejemplo, hay escuelas que preconizan que una forma de curar el cáncer es imaginar que va disminuyendo hasta lograr que desaparezca por entero. Hay estudios que preconizan que cuanto más intensa y agresiva sea dicha visualización, mejores serán los resultados obtenidos. No obstante, los estudios llevados a cabo por Spindrift muestran otra cosa. A resultas de numerosas pruebas llevadas a cabo sobre una amplia variedad de sistemas, los investigadores han apuntado que el sanador debe evitar toda clase de visualizaciones, de asociaciones o de objetivos precisos. Debe excluirse toda clase de características físicas, emocionales y personales, reemplazándolas por una «concienciación cualitativa sana y pura de aquello, o de aquel paciente, cualquiera que pueda ser»[16].

Dicho estudio ayuda a distinguir entre lo que es una atención diferenciada y una atención no diferenciada. No pretendo decir aquí que la atención no diferenciada sea lo opuesto de la diferenciada. Lo que quisiera aclarar es que usted necesita tener una clara percepción de la cosa o de la persona (como mostrábamos en el caso de las semillas) por la que está rogando. No se trata de rogar en abstracto. De hecho, cuanto más diferenciada sea mi percepción (lo que entraña una atención más acusada), mayor será también mi participación en los resultados obtenidos, ya que nuestra copresencia apoya un efecto sinérgico y la coherencia de las energías. Me estoy refiriendo a este trabajo como a una práctica de oración o de atención incorporada, y describo la oración como una forma de estar presente. El incorporar la atención es como un mandala: la unión de la luz y del vacío, como se describe en el budismo tibetano. No se trata de una atención indiferenciada, es simplemente una atención no-dual, no dirigida y no intervencionista.

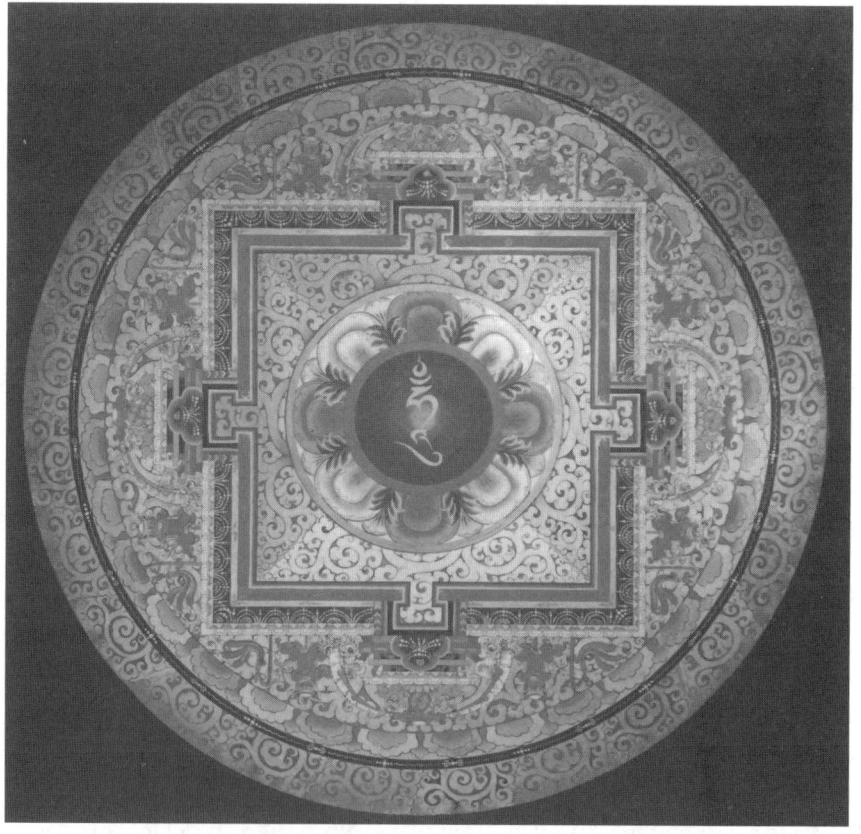

Mandala pintado por el lama Pema Tenzin.

Captar la inteligencia somática en una curación no local

La práctica del estar presente puede fortalecer la «curación a distancia», mediante la información de su inteligencia somática. Gracias a las meditaciones somáticas usted puede aprender a captar esa información —en el espacio del aquí y ahora— de una forma que le permita ejercer su capacidad para hacerlo en los aspectos del espacio del «no aquí, no ahora», que carecen de la inmediatez que proporciona nuestro cuerpo.

Como se aprecia en el estudio de Spindrift, estas investigaciones sugieren que, con frecuencia, nuestras heridas son las que nos permiten abrirnos a un cambio transformador. En la obra *The Body Electric*, del doctor Robert O. Becker y Gary Selden, los autores describen muchos experimentos con hallazgos que establecen una conexión entre la persona que padece una lesión y su capacidad de regeneración. Por ejemplo, en niños menores de doce años, el desgarro sufrido en un dedo se recuperará si la lesión ha tenido lugar en una determinada sección de la falange de ese dedo. Pero si se ha perdido parte de ese dedo, por pequeña que sea la porción perdida, el tejido no se volverá a regenerar, como consecuencia de que no se ha producido la orden necesaria para que se regeneren los tejidos. Tampoco se produce la regeneración cuando la herida sufrida queda recubierta por la piel. Por este motivo son muchos los hospitales que incluso proceden a cortar un pedazo de piel de la zona herida para que el proceso de regeneración pueda producirse.

Becker y Selden también escriben sobre la muy interesante conexión que existe con el cáncer: a medida que la capacidad de regeneración disminuye, el cáncer se desarrolla más. Una salamandra afectada de cáncer terminará por morir, ya que la enfermedad se desarrollará por todo su cuerpo. Sin embargo, cuando la parte afectada por el cáncer se amputa por la mitad (lo cual quiere decir que una parte del cáncer sigue en el cuerpo del animal) la salamandra termina invariablemente por regenerarse. Los impulsos eléctricos de la regeneración logran que la zona afectada por el cáncer se convierta en un tejido sano. Incluso cuando se repite el experimento con el cáncer ya extendido por otros órganos del cuerpo, la regeneración sigue produciéndose. Todos los tumores se han convertido en tejidos sanos [17].

Esto pone de manifiesto la importancia que tiene la inteligencia del despertar somático para la autorregeneración.

En capítulos precedentes me he referido a los descubrimientos que ciencias como la neurología, la biología y la psicología han demostrado sobre la influencia profunda que tiene la atención sobre el funcionamiento mental, emocional y fisiológico. Esa presencia activa, o atención incorporada, es lo que yo creo que los investigadores de Spindrift denominan «plegaria». En lo que concierne a la sanación, cuando usted practica las meditaciones somáticas que se exponen en este libro, como un abrazo a «lo que es», en lugar de intentar manipular o controlar algo, también logrará resultados favorables. Lo que se necesita es un acercamiento no dirigido, o no coercitivo. No basta con una simple relajación, dado que de esa manera usted también relajará su atención; y si bien la relajación es necesaria no es suficiente. Evidentemente, la relajación siempre será mejor que el estar continuamente preso del estrés producido por la reacción, pero tal relajación solamente le proporcionará unos resultados limitados.

La atención necesaria engloba dos procesos del Aprendizaje Somático: la diferenciación y la presencia. Usted encontrará la respuesta más favorable cuando manifieste una presencia activa, ese «beber» y «volver a besar» el infinito. Cuanto más diferenciada se halle su inteligencia somática, más fortalecida se verá su capacidad para participar, de una manera creativa y compasiva, en el despliegue de la vida. De otro modo, se mantendrá concentrado en una forma puntual —siguiendo, manipulando o tratando de controlar las cosas desde fuera—, y nunca llegará a percibir la completa explosión de la vida, que se muestra al mismo tiempo y en todas las direcciones. Como comentábamos en una analogía anterior, usted solo podrá cantar o tocar lo que pueda oír; del mismo modo, solo podrá participar de una forma creativa en aquello que solamente pueda percibir.

Todo al momento

> Todo esto me enciende y, teniendo en cuenta que no me siento alterado, mi tema se prolonga, se hace metódico y definido, y el conjunto,

aunque sea largo sigue casi completo y concluido en mi mente, de modo que puedo seguirlo, como si fuera un hermoso cuadro o una bella estatua. En mi imaginación no oigo las partes de forma sucesiva sino que las escucho como si se produjeran todas al mismo tiempo *(gleich alles zusammen)*. ¡Siento tal placer que no puedo expresarlo!

Wolfgang Amadeus Mozart, *Una carta*

Considero la oración no directa, o la mente incorporada, como ese lugar entre el «hacer» y el «no hacer» que engloba el compromiso total de todas sus facultades. Ni existe para usted un espacio exterior, ni tampoco tiene que sentirse tenso por conseguir algo. Como escribe Mozart, al mencionar el proceso con el que compone una sinfonía, usted lo oye «todo al momento», y después solamente le queda ir revelándolo para darle forma o apariencia. De la misma manera que él escuchaba los sonidos de todos los instrumentos tocando juntos en un concierto perfecto, también usted ha de percibir la resonancia y la interrelación de todas sus partes vibrando armoniosamente. Y todavía más que eso, ha de mantener su presencia más allá de lo conocido para poder renovarse, del mismo modo que Mozart expresaba toda la gama de los sonidos dentro de cada nota musical.

Aprender a mantenerse en el «no hacer» requiere una aguda atención, porque es muy fácil perder el estado de conciencia no dual. Paradójicamente, esto no necesita tensión, sino un estado de relajada alerta. La tensión, en realidad, interferirá en el estado de alerta, lo mismo que lo hará la laxitud. No permita que la energía se disipe o se pierda. Mantenga una actitud que sepa contener su atención mientras practica. Cree un tiempo y un espacio específicos en los que no se produzcan interrupciones. Respire profundamente, mantenga vivo el fuego de la atención. Es precisamente esta actitud particular la que hace algo único el arte y la práctica del Aprendizaje Somático. Y su singularidad no puede encontrarse en la mera realización mecánica de los ejercicios.

Siempre que trate de conseguir algo, manténgase sobre aviso. Solamente existe el ahora. Aprenda a diferenciar entre el relajarse y el conseguir, un estado en el cual su atención se adormece. Cada vez que se dé cuenta de que su mente se distrae, no trate de sujetarla y de someterla a la atención, porque entonces su mente se resistirá a esa coacción. En vez de eso, muéstrese interesado en lo que pueda ofrecerle ese momento, acepte el don del aquí y del ahora, que es lo único de lo que dispone.

Todo cuanto he intentado hacer hasta aquí es tratar de inspirarle a que haga los ejercicios y le sean útiles desde el principio. Lo que he escrito le resultará válido cuando ello conecte con su propia experiencia. Le invito a que empiece ahora. Empiece de la mejor y más bella de las maneras. Empiece surcando las olas de su alegría y de su interés.

La historia de Kay: Envejecer dignamente

Como autora internacionalmente reconocida, astróloga y notable conferenciante, Kay había viajado por todo el mundo. A pesar de ser una profesional muy solicitada, siempre dispuso de tiempo para dedicárselo a su familia y a la comunidad a la que pertenecía.

Me encontré con la doctora Kaparo en la isla de Kaua'i, en donde yo vivía desde hacía quince años. Aunque anteriormente había disfrutado de una magnífica salud y de buena forma física, disfrutando con mis caminatas y distracciones, cuando empecé a estudiar Aprendizaje Somático padecía de mucha tensión en el cuello y los hombros.

Me di cuenta de que cuando empecé a practicar mis ejercicios respiratorios y a sentir cómo la respiración actuaba en todo mi cuerpo de forma consciente, se iniciaba para mí una nueva vida. Y esta sensación no ha dejado de ir creciendo día a día, acompañada de una notable mejoría en cuello y hombros.

Practico el Aprendizaje Somático como una herramienta de mantenimiento y de apoyo corporal, aunque no necesito mejorar ninguna parte específica de mi cuerpo. Me concentro en ampliar y equilibrar mi estado físico, mental y emocional. Me encuentro más flexible y libre de tensiones, de estrés y rigideces, de lo que he estado nunca en toda mi vida. Este maravilloso método de respetar y cuidar mi cuerpo actúa de la manera más sorprendente, y también puede servirle a usted para renovarle sin que tenga importancia su condición ni su edad.

Lo que le aconsejaría es que no dejase de practicarlo. Hágalo diariamente y su cuerpo le compensará con una mayor vitalidad. A medida que mi cuerpo se volvió más ágil y me sentí físicamente más relajada, mi capacidad para resolver los estados de estrés se hizo cada vez más patente y sostenible.

Ahora amo y presto atención a mi cuerpo y a los cambios necesarios para que mi forma de vida pueda enriquecer y mantener mi buen estado de salud física, mental y emocional. El Aprendizaje no ha modificado mi forma de ver el mundo; lo que sí modificó ha sido mi manera de vivir y de moverme por este mundo, a fin de adecuarme a la manera de vivir en él de la forma que creo mejor.

Parte II

Reorganice su estructura, reorganice su vida

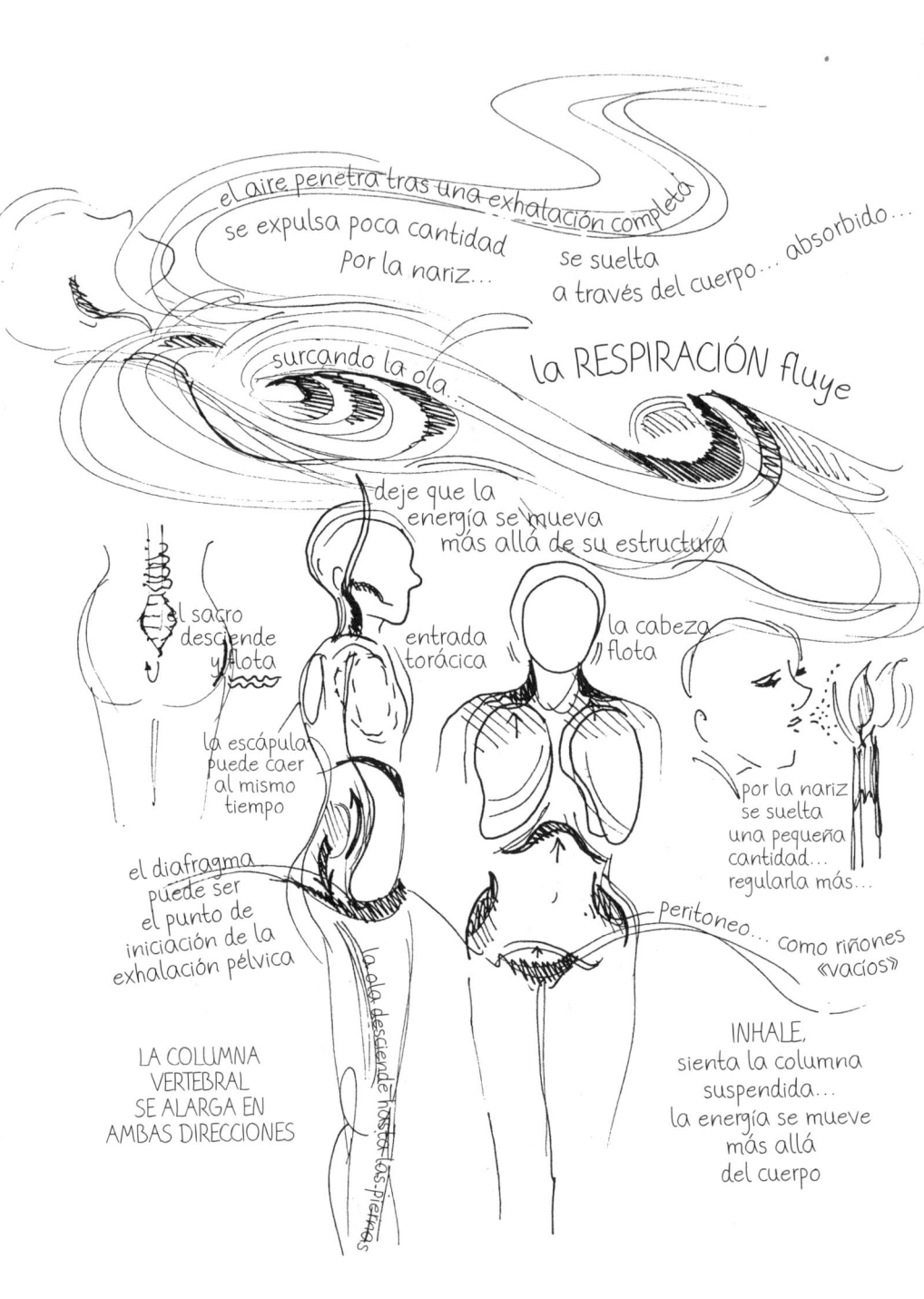

Capítulo 6

Haciendo surf con la gravedad sobre las ondas de la respiración

Respiración

Hay una forma de respirar
que es lástima y ahogo.
Y existe otra forma de exhalar,
como una respiración amorosa,
que permite que te abras infinitamente.

Rumi[1]

La gravedad nos pone en contacto con todo cuanto existe. Cada respiración recapitula el pulso primordial de la vida de este planeta, conectándonos con todo cuanto ha sido y con todo lo que será, a medida que el tiempo se desplaza verticalmente. El pensador francés Gaston Bachelard menciona esto como un «momento autosincrónico»; el pasado, el presente y el futuro surgen al mismo tiempo. Desde una perspectiva budista, cuando estamos presentes en lo que yo denomino la corriente «coimplicada» del tiempo, rompemos las cadenas del karma. Cuando nos abrimos para recibir el espacio ilimitado con cada respiración, estamos recibiendo también lo que en realidad nos sostiene. Inventamos y descubrimos un espacio que nunca tiene fin, dentro y fuera, extendiendo nuestra presencia a través del espacio como una confluencia de ríos. La belleza que encierra este tipo de respiración es que «ilumina» nuestra conexión con todo lo que existe. Al embebernos y besar el infinito como si se tratara del ser amado, este se torna tan íntimo como nuestra propia respiración. Como dijo un estudiante al concluir un taller, nos convertimos en «líquido de amor».

Al practicar el Aprendizaje Somático por primera vez, me di cuenta del papel que puede desempeñar el esqueleto en mis movimientos, y percibí lo fluido que puedo volverme. Integro esta percepción diariamente. Cuando me descubro practicando una «forma-objetivo» puedo retornar a una «forma fluida». Es como convertirse en algo vulnerable, abierto, receptivo y dadivoso. Y ese dar y recibir puede producirse en el mismo momento: fundiéndose y emergiendo por igual. Manténgase presente en sí mismo, aunque se apoye en cualquiera al que, al mismo tiempo, esté tocando. Es algo que tiene que experimentar, y le invito a que lo intente porque es una experiencia muy sutil y hermosa.

Tracy

Como un árbol que expande nuestras raíces por la tierra, cuanto más interpenetramos con ella más fluidos, fuertes y luminosos nos volvemos. La gravedad nos lleva al centro de la tierra, y en la medida que el suelo impide nuestra caída recibimos su apoyo, alzándonos a lo largo de nuestro cuerpo, desde el tronco hasta la coronilla. A medida que extendemos la presencia nuestras raíces oxigenan el terreno, como una onda de ampliada energía que recorre nuestra columna vertebral renovando la energía celeste. Nuestros brazos se embeben de la energía amplificada que parte del centro del corazón, como ramas que hidratan las sedientas hojas y van extendiéndose a lo largo de los dedos, expresando esta energía hacia el exterior en un beso gozoso al mundo.

Somos parte de la forma en que el universo se renueva a sí mismo… la indiferenciada totalidad se despliega (el orden de nuestra conciencia incorporada), y simultáneamente se pliega de nuevo en una totalidad indiferenciada (el orden implicado), que está renovándose continuamente. David Bohm, el físico teórico, se refería a este proceso de autorrenovación como un «holomovimiento»[2].

Lo más singular de esta práctica es la libertad que permite. Es una libertad que no necesita convertirse en una experiencia «fuera del cuerpo». De hecho, a menos que surja de la percepción de la conciencia incorporada, la libertad será limitada; como el abrir una ventana que sigue dejando intacta la pared en que está encajada. Uno de los singulares aspectos de la práctica de las meditaciones somáticas y del aprendizaje somático para el yoga, es que no ampliamos nuestro disfrute del momento, esa presencia o ese «volver a besar», sino que es algo que va más allá de una mera relajación, de nuestras tensiones y esfuerzos. En realidad, tiene el poder de transformar nuestra estructura física y el funcionamiento de nuestro organismo. La fuerza autoorganizadora de la práctica es como nivelar el suelo con frescura. El agua de la lluvia puede absorberse homogéneamente a lo largo de todo el suelo. Ya no se formarán charcos o regatos a lo largo del piso de concreto, dejando unas zonas mojadas y otras secas en el paisaje.

Muchos meditadores y yogis experimentan una libertad limitada al quebrar su identificación con el «yo» imagen y el «cuerpo objeto». Tal vez experimenten dolor, pero no sufren por ello; y aunque puedan saborear la sensación de vitalidad o de vinculación con el espacio que los rodea, esto no se manifiesta en su movimiento y estructura ni en el funcionamiento de su organismo. Cuando abandonan la esterilla o el cojín de meditación con frecuencia vuelven a sentirse apresados en la misma estructura, densa, restringida y dolorosa, aunque tal vez se sientan menos afectados por ella. Pueden moverse por el espacio como un pato fuera del agua; sus músculos se tensionan en un esfuerzo con el que tratan de protegerse contra futuros dolores y traumas. Irónicamente, aunque dentro del contexto de sus ejercicios puedan experimentar la libertad y el sentido de la amplitud espacial, en cuanto regresan al mundo vuelven a tener los mismos hábitos y limitaciones que estaban impresas en su recuerdo, y con las que siguen sintiéndose identificados. Es precisamente esta «imagen» de identificación la que crea la ilusión de que nuestros cuerpos son como objetos que tenemos que propulsar en el espacio, en lugar de sentirnos como portales vivientes de conciencia que se están renovando continuamente (mediante el pliegue y despliegue simultáneo dentro de lo que no tiene forma, comportándose como un espacio puro e iluminado). Esta conciencia no dual, a la que podemos llamar inteligencia somática, utiliza el sistema nervioso de un modo diferente, mediante un diálogo abierto entre el funcionamiento cortical y sub cortical, que se expresa a sí mismo en cada respiración.

Hay una manera para este vivir incorporado que amplía nuestra capacidad para la autopercepción, la autoorganización y la autorrenovación. La respiración constituye la esencia de esta práctica... mediante los procesos del estar presente y de la diferenciación podemos surcar el filo de las olas de nuestro bienestar sin necesidad de fijarnos a una determinada forma.

Respirar y nacer

Una de las experiencias que demuestran de manera más gráfica esta incorporación a la que me estoy refiriendo es el momento del parto. No solamente yo, sino también muchas de las estudiantes del Aprendizaje Somático a las que he tenido el privilegio de ayudar en este trance han descubierto cómo es posible dar a luz en una especie de estado de éxtasis. Al «surfear» la gravedad con cada contracción, la madre puede alargar la columna favoreciendo la expulsión del feto, de manera que el bebé sigue la corriente marcada por la respiración de la madre en su trayecto desde la matriz hasta el instante en que ve la luz. En lugar de crear un esfuerzo para expulsar al bebé, la actitud de la madre es la de relajar todas las tensiones diafragmáticas con cada exhalación, y mantener un estado de presencia con cada impulso. Una madre que ya había dado a luz en dos ocasiones, comentaba cómo apenas podía creer que había parido y tenía ya en sus brazos al recién nacido. Había sido un parto sumamente placentero y realizado casi sin el menor esfuerzo. Se había sentido más relajada, más abierta y vital de lo que nunca había estado.

La historia de Carrie: un parto

Cuando descubrí el Aprendizaje Somático, y la manera de emplear la respiración en este trance, descubrí un universo dentro de mí misma. Confieso que al principio sentí miedo. Mi cuerpo respondió tan bien a mi respiración, con el alargamiento, que sentí como si al haber cambiado tan rápidamente que no sabía cómo vivir en aquel espacio que acababa de descubrir.

Al quedarme embarazada por tercera vez, descubrí que las meditaciones somáticas constituían un elemento esencial para vivir cómodamente y de forma equilibrada con mi cuerpo. Durante el parto me sentí muy agradecida por todos los ejercicios de respiración y de atención que había venido desarrollando. Mi estado de conciencia durante el parto fue muy diferente al que había vivido en los anteriores. Pude respirar de forma regular durante todo el trance, y escuchar los sonidos que salían tanto de mi boca como desde lo más profundo de mi cuerpo. Todavía recuerdo cómo aquellos sonidos se formaban en mi interior e iban abriendo el canal del alumbramiento.

La doctora Kaparo me animó a que con cada respiración fuera estirando el cuerpo, relajándome por completo entre las contracciones y percibiendo las ondas que recorrían mi cuerpo e iban más allá de mí.

Ella me sostuvo el perineo en el momento en que mi hijo vino al mundo. Recuerdo su descripción de mi vagina abriéndose y cerrándose durante el proceso del parto, como si se tratase del parpadeo de un ojo. Aunque las sensaciones físicas que rodean el parto son intensas, recuerdo también cómo fue saliendo a la luz la cabeza, los hombros, todo el cuerpecillo de mi bebé mientras yo respiraba intensamente y no se producía en mi cuerpo el menor desgarro.

Tras el nacimiento de mi tercer hijo seguí experimentando la belleza de este trabajo: los alargamientos, la atención y el rejuvenecimiento gradual que recibía con los ejercicios. Hoy día mi cuerpo se encuentra en un estado más saludable que el que tenía antes de mi primer parto.

El pulso de la vida

Incluso en situaciones delicadas, como puede ser el parto, es posible salirse de la circunstancia, relajar la tensión y dar a luz viviendo una experiencia nueva y experimentando un estado de plenitud.

Iniciamos el proceso con la respiración, el pulso de la vida, porque es fundamental para todo. Cualquiera de las prácticas del Aprendizaje Somático que se mencionan en este libro, las elongaciones, las asanas de yoga, las meditaciones somáticas, etc., no son otra cosa que ejercicios de respiración. Esta práctica engloba distintos movimientos de los diafragmas, de los órganos, del esqueleto, linfa, músculos, membranas etc. Empecemos por familiarizarnos con algunas de estas estructuras.

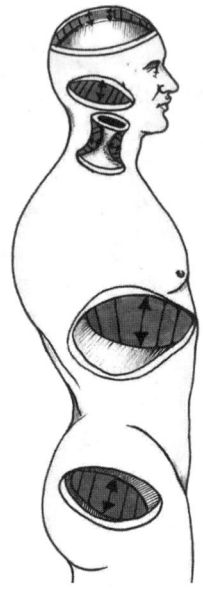

Diafragma craneal superior
Diafragma craneal inferior
Diafragma vocal

Diafragma torácico

Diafragma pélvico

Localizar los diafragmas

Por lo general, la gente piensa exclusivamente en el diafragma respiratorio (refiriéndose al diafragma torácico). Sin embargo, emplearemos el término *diafragma* para referirnos a otros músculos, membranas y estructuras fluidas que definen las diferentes cavidades o áreas que se mueven con la respiración, según se puede apreciar en la ilustración que se acompaña.

La más baja se denomina diafragma pélvica. Se extiende desde el hueso púbico, delante de la pelvis, hasta el cóccix en la parte trasera, formando la zona pélvica. Para despertar la percepción de su piso pélvico trate de realizar algunos ejercicios Kegel * (por ejemplo, contraiga y suelte rápidamente los músculos que controlan el flujo de la orina y que rodean el esfínter anal, y después relájelos por completo. Este ejercicio respiratorio no necesita de ningún tipo de contracción Kegel; simplemente le sugiero que trate de despertar la percepción de la zona

---

* Serie de ejercicios pelvianos descubiertos por el doctor Kegel para evitar la micción involuntaria en las mujeres *(N. del T.)*.

pélvica). Una vez que haya localizado los músculos de la zona pélvica inicie lentamente la espiración desde esa zona. A medida que su abdomen se adentra de forma natural, mientras usted exhala, sucederá lo mismo con el diafragma de su zona pélvica, a menos que usted tenga contraída la parte más baja del torso. Cuando concluye de forma natural la exhalación (sin forzarla) vaya soltando lentamente el diafragma y respire cómodamente y sin el menor esfuerzo. La inspiración no es un movimiento pasivo, sino que, por el contrario, es muy activo, al recibir el aire deleitándose con ese sabor en la boca. Trate de recordar que la exhalación debe iniciarse desde el diafragma de la zona pélvica con cada respiración.

El mito del «hacer una respiración profunda»

En contra de las creencias populares existentes sobre la respiración, carecemos de músculos que activen y se distiendan con la inhalación. Se recomienda respirar profundamente («respire profundamente», dice la gente)... como si usted pudiera hacer algo con la inhalación del aire, que permitiera distender su musculatura. Es algo que suele interpretarse erróneamente. Por mucho que se esfuerce en inhalar intensamente no va a enriquecer con ello la profundidad de su inspiración. La única forma de profundizar en su respiración es exhalar el aire de forma total. Usted no posee músculos para la inhalación que le permitan movilizar más allá de los lóbulos medios de los pulmones, por mucho que intente llenarlos. La única forma en que puede llenar el resto de los pulmones es vaciándolos por completo. Al igual que sucede con un fuelle, es necesario vaciar totalmente los pulmones para que puedan volver a llenar desde la base, creando lo que se conoce como una «marea de respiración». Durante la inspiración, se produce un aplanamiento de la cavidad torácica que permite que el diafragme aumente el tamaño del tórax, disminuyendo de este modo la cavidad torácica. Este cambio de presión, que va de 760 a 758 mm, hace que el aire penetre en los pulmones, como en un vacío.

Si usted vacía primero el pecho, tendrá la sensación de que le falta el aire y que necesita respirar de nuevo, aunque no haya vaciado enteramente los pulmones. Estableciendo una metáfora, diríamos que al vaciar todo el oxígeno de los pulmones en su torrente sanguíneo... puede recibir el prana (la energía y la vitalidad existentes en el aire)... en lugar de vaciar el aire de los pulmones en la habitación en que se encuentre.

Lo único que necesitamos activar son los diafragmas, los músculos y las membranas para poder vaciar completamente los pulmones. Al hacerlo así la inspiración se realiza sin esfuerzo. Y una vez más, cuando usted termine con su exhalación (siempre sin hacer esfuerzos), relájese y deje que el aire entre en usted, igual de cómodamente. De esta forma se sentirá lleno, sin tener que estar respirando ansiosamente. La respiración se moverá a lo largo de su cuerpo a su propio ritmo volviéndose relajada, despertando el proceso.

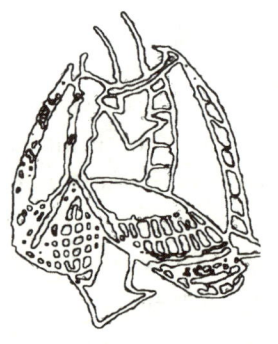

CAVIDAD TORÁCICA
DURANTE LA INSPIRACIÓN

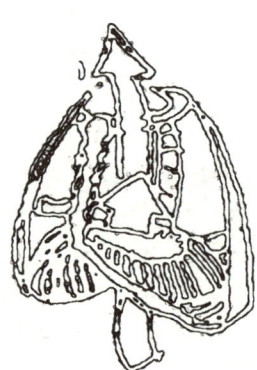

ESPIRACIÓN

Activar el peritoneo para hacer flotar los órganos y el esqueleto

Tras haber sentido el movimiento del diafragma de la zona pélvica, queremos armonizar nuestra sensibilidad con el peritoneo. Puesto que la cavidad torácica es mayor en la zona posterior del cuerpo y más pequeña en la parte delantera, es necesario activar el peritoneo a fin de que la respiración llegue a los lóbulos inferiores de los pulmones. El peritoneo es la membrana que bordea la parte posterior, la delantera y los costados de la zona abdominal. Posee un tejido adhesivo parecido a hojas. denominado «mesenterio», que sostiene los órganos a fin de que estos no floten en un mar de tejidos blandos, y puedan estar debidamente ubicados. Con frecuencia nos encontramos en un estado tan colapsado que el peso de los órganos, situados unos sobre otros, interfiere en los movimientos relacionados con la respiración (movilidad), con la motilidad de los mismos órganos (el modo que mueven los nutrientes, los residuos, etc.) y con la circulación sanguínea que los irriga.

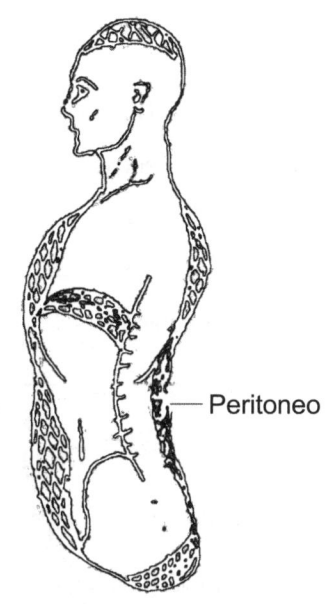
Peritoneo

Trate de sentir lo que sucede cuando empieza a exhalar, primero desde la zona pélvica y después a lo largo de la espalda, como si estuviera expulsando el aire por los riñones. A medida que la zona pélvica se mueve hacia arriba, el peritoneo lo hace hacia adentro. Es algo parecido a una ciruela que se seca al sol. Pero en lugar de endurecerse, como lo haría esa ciruela seca, se vuelve más y más sutil hasta que llega a desaparecer y usted deja de percibir los límites que le entornan. A medida que esos diafragmas se mueven hacia adelante, hacia la parte central de su estructura, perciba el modo en que los órganos se dejan llevar por la onda y flotan hacia arriba.

Mientras los órganos parecen flotar con la exhalación, los tejidos se van soltando de los huesos. De este modo usted «inventa/descubre/ más espacio entre y alrededor de esos huesos. Tal vez solo se trate de un espacio «del ancho de un cabello», pero es suficiente para que floten. Y el espacio que se abre entorno a los huesos es la fuerza necesaria para extender los tejidos blandos.

> El cerebro, el sistema nervioso y el corazón también envían campos magnéticos que resuenan con nuestros huesos y con otras estructuras de tipo cristalino. Dicha estructura ósea cristalina se amplia entonces y radia su energía e información al resto del sistema llegando hasta las estructuras celulares y subcelulares.
>
> GABRIEL COUSENS [3]

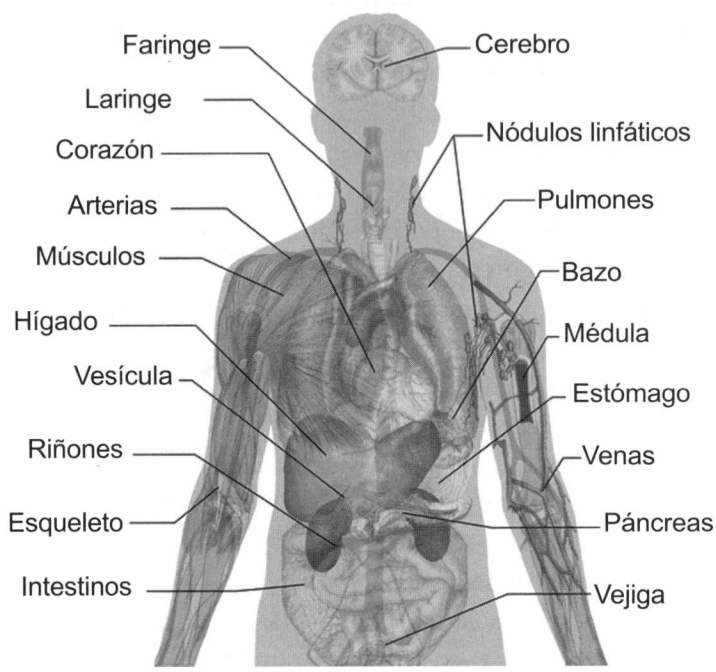

Anatomía humana

El doctor Gabriel Cousens sugiere que los huesos, la única sustancia sólida y cristalina existente en nuestro organismo, pueden generar campos electromagnéticos que influyen en nuestros órganos, meridianos, células sanguíneas y nervios. Un buen número de estudios científicos han demostrado que la capacidad que poseen los huesos para generar esta corriente eléctrica, se conoce como el «efecto piezo-eléctrico». El terapeuta taoísta Michael Winn indicó hace ya decenios que «los huesos son nada menos que la horquilla que acompasa todo nuestro cuerpo. Y es precisamente la solidez de los huesos la que los convierte en transmisores estables de la profunda, rítmica y pulsante energía que conecta biológicamente nuestros átomos con los ritmos primordiales de las estrellas» [4].

Mientras usted lee esto, cómodamente sentado, no deje de percibir cómo la zona pélvica del diafragma y el peritoneo está integrándose en su espiración; y cómo continúa percibiéndolo en su ascensión a lo largo de la espalda, de su caja torácica hasta llegar a su cuello. Percíbalo también en sus axilas, a ambos lados de la garganta, el paladar de su boca, de la base del cráneo y la coronilla. Al finalizar su espiración, relaje de forma suave y lenta todo su diafragma. Disfrute de esa sensación del prana que le invade sin el menor esfuerzo, mientras se embebe de ella y la bendice, extendiendo su presencia más allá de su estructura física.

Sintiendo la linfa

Vale la pena que echemos un vistazo al sistema linfático antes de que empecemos los ejercicios. El sistema linfático carece de un sistema de circulación, como sucede con el sistema sanguíneo. Para su circulación, la linfa necesita del movimiento de los tejidos que la rodean. La linfa se concentra en zonas de la máxima interacción entre el interior y el exterior del organismo, e interviene no solamente en el funcionamiento del sistema inmunológico sino también en la absorción de nutrientes y en la eliminación de las toxinas.

Para muchas de aquellas personas que se encuentran de pie su caja torácica se encuentra relativamente fija; y cuando se mueven, también se mueve como una caja. Cada costilla tiene un movimiento de cierta independencia debido al proceso de la respiración. Incluso en lo que generalmente la gente considera una «respiración profunda, en la que hay una constricción de la estructura, se produce un movimiento limitado en aquellas zonas en las que existe concentración linfática. Por el contrario, cuando todo nuestro organismo se

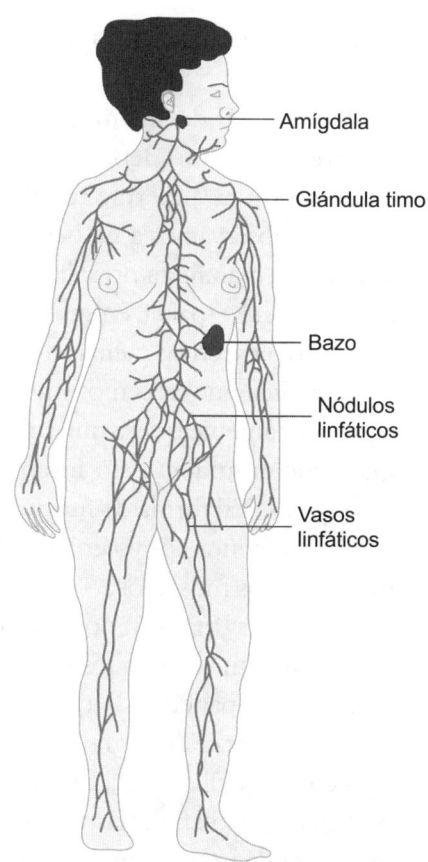

El sistema linfático.

mueve debido a la respiración, todos los nódulos linfáticos se exprimen en un «efecto esponja», haciendo circular el fluido. Por consiguiente, la respiración profunda evita la congestión y activa el sistema inmunológico. Esto permite la alimentación de las células, de modo que puedan regenerarse y eliminar los residuos, impidiendo la reabsorción de las toxinas en el sistema.

Para comprender mejor el proceso de la respiración conozcamos en mayor detalle los diafragmas que juegan un papel importante en la creación de este espacio interno. Revise un instante los diafragmas que se muestran en la ilustración. En principio, prestaremos atención a los tres más importantes que tienen forma de cuenco.

Diferenciar los diafragmas

Para respirar de una manera funcionalmente integrada, cada parte de nuestro organismo debe moverse de acuerdo con la respiración. Esta constatación es algo que resulta raro en adultos «normales». Sin embargo, si observamos a un bebé veremos cómo el movimiento de la respiración se manifiesta no solamente en su pecho y en su estómago, sino también en su espalda, en sus nalgas, piernas y brazos; incluso en las plantas de los pies, en las palmas de las manos y en la coronilla de su cabeza.

A medida que crecemos y nos habituamos a nuestro cuerpo, creemos equivocadamente que la musculatura esquelética superficial es la que nos mantiene erguidos. Esto interfiere con el movimiento natural de los diafragmas. Tal forma de funcionamiento es degenerativa y se perpetúa. Sentimos menos apoyo en el suelo y hemos de compensarlo tensando más nuestros músculos.

Los diafragmas son zonas que representan el mayor afianzamiento para el movimiento de los órganos y de la estructura esquelética. Desempeñan su papel en la distribución de nuestro peso corporal y, por ello, en la fuerza de la gravedad a través del esqueleto sin que, por consiguiente aquella, tenga que residir en la musculatura esquelética superficial. Los diafragmas también se comportan como amplificadores que agrandan o distribuyen la función de las ondas. En cierto sentido, se puede afirmar que actúan como moduladores de la amplificación [5].

Existen diafragmas significativos que influyen en la estructura esquelética muscular:

1. El diafragma de la zona pélvica.
2. La base del cráneo.
3. Las plantas de los pies.

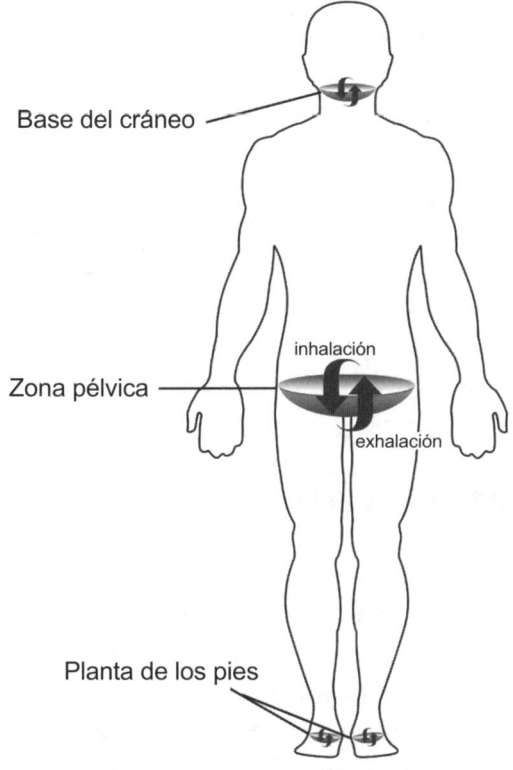

*Los tres diafragmas mayores de forma cóncava,
que influencian en nuestra estructura músculo-esquelética.*

Activar el diafragma: Estos diafragmas funcionan de modo independiente. La zona pélvica, que es con mucho la más grande de todas las áreas diafragmáticas, ejerce el «tirón» gravitatorio más intenso… Del mismo modo que la Luna se mantiene en su órbita debido al campo gravitatorio de la Tierra, los pequeños diafragmas de las plantas de los pies y de la base del cráneo ven influenciados sus movimientos por el «tirón gravitatorio» de la zona pélvica. Por tanto, si activamos esta zona, estaremos activando también todas las demás.

Para empezar, inicie su espiración desde la zona pélvica y advierta cómo las otras «lunas» diafragmáticas de las plantas de los pies se elevan sutilmente, al tiempo que también lo hace el diafragma pélvico, elevándose y alisándose. Es como si se tratara de un ascensor que estuviera elevándose dentro de su torso.

Nuevamente, al concluir la espiración vaya soltando lenta y suavemente los diafragmas. Advierta cómo realiza la respiración sin esfuerzo, y cómo puede llegar hasta lo más profundo sin necesidad de inspirar ansiosamente.

En la espiración siguiente, mediante el movimiento de su zona pélvica, sienta cómo se eleva el diafragma en la base de su cráneo y en el paladar superior. Practique de forma simultánea el ejercicio sintiendo estos tres importantes diafragmas, al mismo tiempo que en el peritoneo de su espalda. Haga varias respiraciones, hasta que los movimientos se realicen suavemente y sin esfuerzo.

El surf de la gravedad y la práctica del alargamiento espinal

El alargamiento espinal, que constituye un ejercicio fundamental del Aprendizaje Somático, transforma su relación con la gravedad. En lugar de mantener una relación conflictiva de la musculatura esquelética para mantenerse de pie en contra de la fuerza gravitatoria, usted advierte cómo, en contra de la fuerza de la gravedad, el movimiento natural de la respiración se convierte en su aliado. El recibir el apoyo gravitatorio por medio de la reactivación de los diafragmas le libera de la dolorosa tensión muscular.

La utilización de cualquier movimiento forzado, al iniciar el esfuerzo muscular esquelético, impedirá el flujo de la onda a lo largo de su estructura. Lo que amplía la función de esa onda energética es su atención, el nivel de diferenciación con el cual usted percibe el movimiento y su capacidad para eliminar las tensiones habituales que puedan producirse en el ejercicio. Puede alargar su columna vertebral en cualquier posición: sentado, de pie, descansando tumbado boca arriba o bocabajo o, simplemente, caminando. Si se encuentra sentado en una silla con los pies bien apoyados en el suelo, o sentado en posición de loto, puede hacer los ejercicios mientras los va leyendo. Una de las claves consiste en que esté sentado con la espalda bien recta, sin inclinarse hacia adelante o hacia atrás.

Cuide de que el movimiento de sus tres principales diafragmas corporales estén bien anclados en sus correspondientes huesos, y debidamente alargados. Ese anclaje correcto amplia el movimiento de la onda energética, de forma que esta ni se amortigue ni se colapse.

1. El diafragma de la zona pélvica, que corresponde al sacro y al alargamiento de la columna vertebral.
2. El diafragma de la base del cráneo (y del paladar superior) debe alinearse y alargarse con los huesos, occipital y con la mandíbula.
3. El diafragma de la planta de los pies debe alinearse con el hueso calcáneo y con el alargamiento de pie y pierna, conectando la columna vertebral con el suelo.

Este tipo de anclaje corporal debe hacerse sin forzamiento, ni tensión muscular. Los huesos obedecerán al peso de la gravedad, una vez que los diafragmas están totalmente abiertos. Para ponerle un símil, imagínese que usted es un barco que tiene el ancla bien clavada en el fondo marino. Sin embargo, a medida que usted amplía su presencia a lo largo de esa ancla, también se ampliará la onda energética.

Anclar el sacro

Preste una particular atención al sacro el cual, muy apropiadamente recibe el nombre de hueso «sagrado», ya que es el que abre el portal a otra dimensión del movimiento y de la presencia. Cuide de no inclinar o torcer su pelvis hacia adelante o hacia atrás, ya que esta tensión muscular constreñirá el movimiento de esa onda energética que está recorriendo su columna vertebral.

A medida que se va elevando la zona de su diafragma pélvico, el sacro se ancla en la base de la columna hacia los pies y el centro de la tierra. Esto se produce de forma natural en cuanto el diafragma ocupa su posición. Mediante este anclaje no estamos realizando ningún movimiento espacial, sino alineando simplemente las fuerzas interiores.

El sacro se alinea por la fuerza de la gravedad, abriendo un pórtico o canal a través del cual percibimos nuestra conexión tanto terrenal como celeste. A medida que el sacro se ancla usted puede percibir las fuerzas, tanto las iguales como las opuestas, que se elevan del centro de la tierra y que son contrarrestadas por el suelo que está pisando. Le es posible percibir esta fuerza que recorre toda su estructura corporal. También puede sentir esta onda omnidimensional que se escinde en su cintura. Aunque el sacro no se mueva espacialmente, de forma perceptible, al anclar su movimiento usted amplía esas ondas que se extienden infinitamente en todas direcciones, alargando su columna y distendiendo todas sus articulaciones.

El ampliar su presencia mental para percibir la onda energética como un todo ampliará su movimiento, del mismo modo que actúa un surfista cuando monta la ola marina. También usted puede decir que su ejercicio es como un *surfear la gravedad*, al remontar las olas de su respiración.

Anclar la base del cráneo y los pies

El diafragma que se encuentra en la base del cráneo amplifica el anclaje de la onda del hueso occipital (en la base del cráneo). Esto constituye la base desde la cual el cráneo puede moverse en todas direcciones, como una flor cuyos pétalos se abren para recibir la luz del sol.

Cuando se eleva el diafragma que se encuentra en la planta del pie, todo este se «enraizará» en el suelo, enviando su raíz central a través del calcáneo (talón). Este enraizamiento amplía el apoyo corporal, contrarrestando la fuerza gravitatoria que atraería su cuerpo hacia la tierra. Usted puede sentir cómo esta fuerza recorre toda su columna.

La exhalación: el flotar de los huesos

Con la activación de los tres diafragmas, una onda omnidireccional recorre toda su estructura corporal desde la cintura hasta los talones, y desde esa misma cintura hacia arriba hasta llegar a los brazos y a la coronilla de la cabeza. Extienda su presencia para sentir esa onda que flota más allá de su estructura corporal, más allá de sus brazos y de su coronilla, o de las plantas de los pies, de forma que dicha onda no se vea atrapada dentro de la estructura corporal y pueda crear un efecto de rebote.

Al finalizar la exhalación, y a medida que usted va liberando el diafragma, también va relajando de forma gradual todas las tensiones, recibiendo el apoyo que parte del suelo y va alzándose a lo largo de los huesos. De este modo empezará cada nuevo alargamiento de una manera fresca... sin sujetarse a nada. Así es como gracias al «surfear» de las olas de su respiración, la gravedad puede liberarle de la densidad corporal y de las habituales tensiones. Este estado de presencia es una forma de maximizar su gozo, ese «volver a besar» el infinito.

La inhalación

Esta profunda relajación representa la fase *yin* de la respiración, la cual practicamos de forma más intencionada durante la inspiración, aunque también se pueda realizar durante la espiración. Sienta cómo se va volviendo usted más fluido a medida que su tensión se va diluyendo en esta especie de estanque. Cuanto más se disuelva usted, más profundo se volverá ese estanque. Yo denomino a esto «hundirse en el estanque». Después, sienta cómo la tierra sedienta le va absorbiendo a usted, hasta llegar a un punto en el que ya no se siente separado del suelo. Disfrute de la experiencia de «ser bebido» en ese aire que le llega al mismo tiempo de todas partes.

Si usted no llega a sentir todo este proceso que le acabo de describir, no se preocupe. Aprenda a confiar en lo que SIENTA. Manténgase en lo que percibe, porque, sienta lo que sienta, se dará cuenta de que puede ampliar su presencia. Lo más importante es que no se vuelva ambicioso. El esfuerzo muscular más que permitirle, le impedirá el movimiento. El ejercicio tiene que ver más con saber diferenciar, que en experimentar un cambio corporal. Ha de recordar siempre una cosa: usted ha nacido para ser libre.

Una variante: La respiración de serpiente

Le animo a que al inicio de cualquier ejercicio, especialmente cuando la mente consciente todavía está ocupada con las instrucciones a seguir, practique la respiración de serpiente: que se «hunda» en su respiración.

Ventajas

1. El hacer audible su espiración amplía la percepción, haciéndole más consciente del proceso respiratorio..., no vaciando por completo los pulmones, manteniendo la respiración, utilizándola para afianzarse, etc.
2. Teniendo en cuenta que la mayoría de las personas no hacen esa respiración de marea, es bueno hacer el ejercicio de llevar la respiración a la columna vertebral.
3. El hacer audible la respiración regula la velocidad de la espiración del aire, frenándola e igualándola todavía más.

Limitaciones

Piense en estas variantes de la respiración como si fueran el andamiaje que le ayuda a llegar a nuevas etapas de su práctica; sin embargo, una vez que usted las haya alcanzado —es decir, cuando haya integrado el nuevo funcionamiento respiratorio—, deberá eliminar tal apoyatura porque eso también puede limitar su proceso respiratorio. En vez de concentrarse en la regulación de la respiración en un lugar —por ejemplo, en la boca, la lengua o el paladar superior—, necesitará desarrollar la autorregulación de la respiración a través de todos los diafragmas trabajando al unísono. Finalmente, deberá intentar no expulsar el aire por la boca, abriendo los poros de la piel como si fueran una membrana; y, con la lengua pegada al paladar superior, abrir el canal de la garganta.

Instrucciones

Al ejercicio de su Aprendizaje Somático de la respiración usted irá añadiendo el elemento del sonido. Exhale el aire como se ha descrito anteriormente, con la boca casi cerrada, al tiempo que hace un siseo, como el de una serpiente. Producirá este sonido colocando la lengua contra el paladar, justo por detrás de los dientes superiores, permitiendo que los labios se cierren lo justo para permitir que el aire se escape sonoramente.

Una vez que mediante estos ejercicios respiratorios del aprendizaje somático haya vaciado por completo todo el aire contenido en sus pulmones, relaje los diafragmas lenta y conscientemente y aspire serenamente el aire que le llega. Cuanto más agradable se vuelva esta sensación, más intensamente será su presencia en el proceso.

Consecuencias

El montar sobre las olas de la respiración —ese surfear de la gravedad— representa el fundamento de todos los ejercicios del Aprendizaje Somático. Estos ejercicios nos abren a una incorporación más profunda del espacio ilimitado. Cada respiración está plena de una posibilidad del despertar.

> En el mismo centro de nuestro ser se encuentra el movimiento rítmico, una expansión y contracción cíclicas que se producen tanto en nuestro cuerpo como fuera de él; que tiene lugar en nuestra mente y en nuestro cuerpo; que está presente en nuestra conciencia y fuera de ella.
>
> DOCTOR ANDREW WEIL [6]

- Despertar a nuestra conexión con toda vida desde el principio del tiempo… Cada respiración recapitula el pulso primordial que sostienen la vida, el mismo flujo y reflujo que nutre la ancestral vida de las formas, desde los organismos uni celulares a todos los vertebrados que surgieron del mar.

- Despertar para extender nuestra presencia con cada respiración, abriéndonos infinitamente a una más plena recepción del don de la comunión.
- Despertar al sueño que sueña el soñador en su mundo de apariencias.
- Despertar al soñador, respirando el sueño de la apariencia.

Cuando me despierto para percibir el milagro del amor infinito que me llega, que está añorándome, me siento inundada de gratitud. La expresión más plena de esta gratitud por recibir el infinito de nuestra fecundidad es esta unión que da nacimiento a una nueva vida (a la encarnación de una conciencia sin límites). Usted nunca es más que esa respiración que da nacimiento a una nueva vida.

La historia de Ron: Pasando de la contracción al placer

Cuando Roy, un famoso quiropráctico de sesenta y tantos años, empezó a estudiar Aprendizaje Somático, buscaba conseguir una mayor libertad en su trabajo, en la música y en su propia vida. Se sentía cansado de arrastrar los viejos traumas que había vivido de niño. La práctica del Aprendizaje Somático le ayudó a perfeccionar las herramientas que utilizaba en su profesión, tanto en su autocuración como con los pacientes de su clínica, al tiempo que se volvía más vitalista y lleno de estímulos. A través de esta práctica empezó a incorporar la amplitud, lo cual le permitía trabajar con sus pacientes a niveles más profundos. Su trabajo evolucionó incorporando un ambiente en el que era capaz de sentirse libre y abierto mientras trabajaba con los demás. En lugar de sentir comprometida su propia libertad para apoyar a sus pacientes, empezó a involucrarlos de una forma más plena, en la que intervenía tanto su vitalidad personal como la de los demás. Seguidamente exponemos algunos de sus múltiples hallazgos conseguidos gracias a su práctica.

El Aprendizaje Somático ofrece la oportunidad de profundizar en la investigación, la libertad y la curación en un entorno de apoyo, con monitores extremadamente sensibles.

Descubrí que el Aprendizaje Somático clarifica los temas fundamentales de la percepción y la diferenciación. Poseo ahora un sentido más acusado del proceso de la revelación: cómo realmente nos llega la introspección, no regresando al pasado y a lo conocido, sino abriéndonos al espacio que se presenta ante nosotros. Tal vez esta situación no nos llegue de golpe, completamente formada, sino que surgirá si nos abrimos a ella.

Los niveles de funcionamiento que se mantenían confusos, debido a traumas históricos, coagulaban el sistema e influenciaban en su modo de actuar. A medida que sabemos diferenciarlos, las distorsiones y reacciones desaparecen para dar paso a un nivel de funcionamiento más nuevo y elevado, a medida que se integra el sistema operativo central de nuestro cuerpo. Nos hacemos más inteligentes y afectuosos en cuanto va creciendo esta integración.

Ron describe la lubrificación que rehidrata los tejidos como una sensación muy placentera.

El placer es como una onda que se mueve a través de mí y que da textura y forma a mi cuerpo. Mis células responden gozosamente a semejante estímulo. Los tejidos se sienten más frescos y húmedos cuando se disuelve su rigidez.

Hay una cierta contracción celular que se va ablandando a medida que se produce esta transformación. Me siento más en paz y en una autoconexión que me permite incluir y recibir en mi vida a otras personas, de una manera más fácil y auténtica.

Estoy aprendiendo algo sobre la forma de ver lo que es importante y, sin embargo, difícil expresar con palabras. Tengo que volverme hacia adentro y cerrar los ojos para suavizar esa vinculación que se siente cuando mi mente juzga las cosas. Anteriormente, cuando las dos funciones, la del ver y la del percibir se fundían, había mucho menos espacio dentro de mí. Ahora me siento más expansivo. Al ver lo que sucede afuera no me parece algo simple, sino sencillamente lo que es. Me parece que es algo rico y serenamente profundo. Usted quizá no llegue a darse cuenta de lo profundo que es porque se muestra muy silencioso, hasta que realmente ve cuánto ha cambiado todo.

A través de este proceso de diferenciación, llega la libertad. La mente se siente más saludable, más amable y más viva. Esto es parte del fluido sentimiento interior: el despertar de las células. Existe libertad y comodidad en mi estructura corporal, y en la experiencia que siento de mí mismo. Desde este punto de vista, todos mis inhibidores patrones estructurales se van abriendo; los viejos traumas y heridas se curan, y yo me siento más feliz y en paz. Mi pensamiento ya no se ve concentrado en un solo punto, no me está impeliendo, sino que se vuelve más creativo. Una de las razones por las que simpatizo con este punto es por la placentera relajación que me produce. Y mucho de cuanto hago tiene una gran seriedad. Encuentro aquí muy atractiva esta alegría. Me produce un sentimiento de comodidad que me permite marchar por la vida con mayor integridad y estímulo.

Capítulo 7

Ejercicios para hacer a la hora de acostarse

Durante cientos de miles de años he estado impoluto
flotando y volando según me llevaba el aire,
olvidándome con frecuencia en mi dormición
de cuál era mi auténtico estado.
He regresado. Ahora me siento libre
de la cruz de cuatro brazos que es el tiempo y el espacio
de esta espera.

Ahora me paseo por los prados inmensos
y me nutro de la leche de los milenios.

Todos pueden hacer lo mismo, y de muy diferentes maneras,
si saben que las decisiones conscientes
y los recuerdos personales
son un lugar demasiado pequeño para vivir.
Porque todo ser humano se está deslizando en la noche
por ese amoroso e impreciso lugar...

JALALUDDIN RUMI [1]

Me gusta concluir el día con ejercicios en la cama, porque dedicar esta parte del día a algo sagrado me parece muy importante. El encontrar una forma de reducir el jaleo residual, tanto de la mente como del cuerpo (vivido como una tensión), me produce una grata sensación.

Cuando vamos a dormir, el reducido nivel de ruido existente constituye en sí mismo un profundo descanso. Un colega médico me ha mostrado recientemente los resultados de ciertos estudios: ha monitorizado a sus pacientes, estudiando las variaciones de su ritmo cardíaco a lo largo de un ciclo de veinticuatro horas. Los resultados mostraron que el sistema nervioso parasimpático (SNP) —responsable del crecimiento y recuperación de las funciones inmunológicas— era mucho más activo durante los breves periodos de tiempo dedicados a la meditación y, justamente, después de comer. En contraste, el sistema nervioso simpático (SNS) —responsable de la protección del organismo— permaneció activo incluso durante el sueño. En un funcionamiento saludable el sistema parasimpático debería ser más activo que el simpático, excepto durante breves periodos de tiempo en los que se produzcan estados de estrés o excitación. Bajo la estresada forma de vida actual nos sentimos condicionados a vivir justo al contrario, siendo el sistema simpático el que prima, especialmente en los momentos en que se realiza la digestión. Como consecuencia de todo ello, no solamente nos sentimos estresados la mayor parte del día, sino que tal estado se prolonga durante las seis u ocho horas (una tercera parte del día) en que dormimos; por lo que hoy en día necesitamos más que nunca, y de una forma desesperada, el descanso y un periodo de regeneración del organismo.

Cuando se dispara el SNS, la sangre de los vasos de nuestro intestino se ve constreñida, y modifica el riego sanguíneo al corazón y a los grandes músculos, produciendo un peligroso efecto de respuesta. Este tipo de respuesta también lleva la sangre fuera del neocórtex (la sede de la mente consciente) llevándola al cerebro límbico o reptiliano. Cuando nuestra supervivencia se ve en apuros, no podemos vivir un pensamiento consciente... y puesto que la parte subconsciente del cerebro funciona más deprisa y más veces, hemos de apoyarnos en ella.

El SNS nos es de utilidad en momentos de crisis agudas, cuando nuestra vida se ve seriamente amenazada. Sin embargo, y debido al proceso de alteración, este proceso de respuesta se ha convertido en un perpetuo modo de funcionamiento. Dado que la sangre se canaliza a nuestro sistema límbico para proporcionar esa respuesta imperiosa se bloquean las funciones regenerativas, reparadoras y vegetativas (la digestión de los nutrientes y la eliminación de los residuos). Esto constituyó, al mismo tiempo, una ventaja evolutiva. Cuando el hombre vivía en la selva y se veía amenazado por toda clase de fieras salvajes, le era necesario escapar inmediatamente del peligro que le acechaba. Como suele bromear el biólogo Bruce Lipton, las bacterias que alteran nuestra digestión no son tan importantes como la necesidad imperiosa de escapar del ataque del tigre que nos acecha. Al fin y al cabo ese tigre puede devorarnos, mientras que las bacterias se convertirán en su problema, no en el nuestro.

El verdadero problema se produce cuando esta respuesta necesaria para la supervivencia se convierte en un estado crónico de elevado estrés. Volviendo al ejemplo anterior, cuando nos sentíamos acosados por el tigre pero lográbamos ponernos a salvo volvíamos a sentirnos relajados, y nuestro sistema nervioso volvía a la forma de funcionamiento del parasimpático, el cual apoyaba, mantenía y regeneraba la vida. Hoy en día no tenemos que huir de tigres salvajes, pero nuestro estrés básico procede de una forma de vivir en la que campea el miedo y la vergüenza, resultado de una falsa identificación con ese mundo de la imagen/objeto, en el que estamos reaccionando constantemente a situaciones de una particular supervivencia. Una consecuencia de este estado crónico es el debilitamiento de nuestro sistema inmune que favorece el hecho de que enfermedades oportunistas, autoinmunes y degenerativas se conviertan en epidémicas. ¿Acaso no es su inteligencia central (su sistema nervioso) el que —al igual que un Gobierno cualquiera— invierte la mayor parte de su riqueza en los gastos de Defensa, recortando los presupuestos para la educación, la sanidad, el arte, los servicios sociales que son, en esencia, los que apoyan la calidad de la vida?

Como señala Lipton, sea cual fuere la cantidad que un gobierno invierte en la defensa, lo está restando al bienestar social. Pues lo mismo sucede con la distribución que hacemos con nuestros recursos y con nuestra energía interna.

Redistribuya los recursos internos. Realinee su energía

Como se hace en la tradición judía, me gusta empezar el día con la caída de la tarde, tomándome mi tiempo para liberarme de la jornada transcurrida y para realinear mi energía, a fin de crear un espacio receptor; para poder recibir, en definitiva, un amor sin límites. Creo que, en el fondo, todos los seres humanos compartimos ese anhelo por sentir nuestra vinculación con el ser amado que existe en todo cuanto es. «Vivir en el mundo, pero sin ser del mundo», como le gustaba decir a Krishnamurti. Para ello es necesario que no nos equivoquemos tomando el reino de las imágenes y de los objetos por el reino de la auténtica realidad. Un realineamiento continuo con el origen tiene que renovar nuestra capacidad para estar en el mundo sin sentirnos identificados con él. Cuando nos entregamos al sueño recordando lo que somos —un amor que se está abriendo infinitamente— nos vemos empujados hacia una lucidez que dominará nuestro sueño y nuestro despertar.

Los ejercicios siguientes le servirán para soltar la tensión y todos esos hábitos a los que estamos tan habituados. Son prácticas que despiertan la inteligencia somática, a fin de que podamos participar de forma creativa y coherente en el momento presente, ya sea del sueño o del estado despierto.

Ejercicios nocturnos al acostarse: 5-20 minutos

Los ejercicios nocturnos pueden hacerse sobre una colchoneta, o si se hacen en otro momento del día sobre una alfombrilla que proteja del suelo. Si prefiere hacerlos sobre el suelo, modifique las instrucciones adecuadamente.

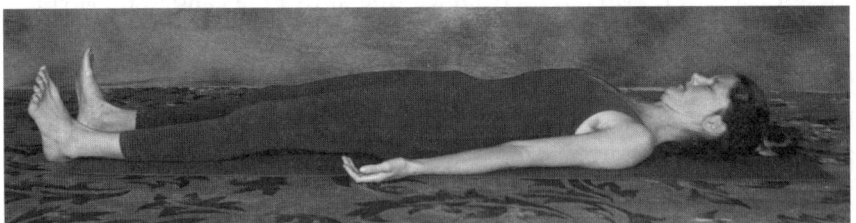

Exploración de la referencia gravitatoria

Tiéndase recto de espaldas sobre la cama. Si esta posición se le hace incómoda, eleve un poco las rodillas. Pero si puede mantener la primera posición, hágalo así. Tómese un momento para sentir lo que percibe en esta posición. ¿En qué parte del cuerpo siente más intensamente el contacto con el suelo? Advierta cualquier diferencia existente entre su lado derecho y el izquierdo.

Aprecie ahora la distribución de su peso corporal. ¿Se inclina su cuerpo hacia algún lado de la cama? Si vertiera, por ejemplo, un saco de patatas sobre la cama, ¿cómo se distribuirían? ¿Se caerían hacia un lado o se quedarían sobre el colchón? ¿Se siente pesado? ¿Se distribuye su peso corporal de forma armónica, a lo largo de todo su cuerpo? Puede que haya algunas partes de su cuerpo que se muestren más ligeras y otras más pesadas sobre el colchón. Advierta la tirantez que pueda existir en su musculatura.

Tómese un momento para apreciar cómo está respirando; es decir, qué parte de su cuerpo se mueve más, sin que usted haga nada. Tal vez sienta más intensamente su vientre o, quizás, su pecho. También puede fijar su atención en donde concluye ese movimiento de la respiración. ¿Cuáles son las costillas que se mueven, y cuáles no? ¿Siente el movimiento respiratorio en la parte inferior de la espalda, en los brazos o en el cuello? ¿O lo advierte más intensamente en el pecho y en el vientre? Sienta qué parte es la que se mueve más.

Ahora advierta a qué le está prestando mayor atención en esa experiencia que está viviendo. ¿Observa su cuerpo desde fuera, como si fuera su mente la que lo está escaneando, y lo estudiase de una forma visual; o, por el contrario, vive la experiencia de una forma propioceptiva, es decir, a través de los propios tejidos? ¿Puede sentir toda su estructura corporal sin centrarse en una determinada parte y, al mismo tiempo, percibir su cuerpo en su totalidad? Esto le ayudará a ver si está prestando una mayor atención visual a aquellas partes que no son las más importantes. Al emplear dicha percepción visual, observará su cuerpo como si estuviera rastreando secuencialmente sus diferentes partes, una por una. Por el contrario, si emplea su inteligencia propioceptiva lo sentirá en su totalidad y al momento; porque, de esta manera, usted estará observando los propios tejidos desde ellos mismos, sin que haya observador ni objeto observado. Advierta lo que está percibiendo ahora de este modo. Tampoco se preocupe si no lo observa todo tal y como lo estamos explicando, o si experimenta algo distinto. Preste atención a lo que está sucediendo en usted en este momento y cómo se le está revelando. Con una práctica continuada llegará a vivir experiencias que van más allá de su imaginación.

Nota: Mientras realiza este chequeo de la referencia gravitatoria trate de evitar cualquier ajuste mecánico del cuerpo, a menos que se sienta incómodo. Será mucho más conveniente descubrir modos de autoorganizarse desde el interior durante la realización de los ejercicios. Ha de saber cerrar la puerta a las intervenciones mecánicas, a fin de descubrir una forma no mecánica de autorrenovación. Por ejemplo: No trate de ajustar su cuerpo cuando advierta que se ha producido alguna asimetría bilateral. Simplemente, advierta lo que está sucediendo para modificarlas más tarde.

Rápida liberación espinal

Colocación

Tiéndase en posición supina sobre el suelo o sobre una esterilla dura. También puede hacerlo sobre una alfombra o una colchoneta. Si utiliza una esterilla de yoga coloque el cuerpo de forma que el torso esté situado a medio metro, más o menos, del centro de la esterilla, colocando las piernas sobre el suelo. Sitúese de forma que sus brazos estén colocados cómodamente a lo largo del cuerpo y tratando de que sus piernas se mantengan sobre un elemento que no se mueva. Si está sobre la cama, utilíce la cabecera (a veces, aunque la cabecera sea sólida puede introducir las puntas de los dedos por debajo del colchón). Si su cama tiene barras esquineras, puede adoptar una postura en diagonal. Por último, si no tiene cabecero puede agarrarse al borde superior del colchón, dejando descansar los brazos sobre el mismo. Sin embargo, si su colchón no es lo suficientemente duro, no le recomiendo que haga este ejercicio acostado en la cama [2].

No se tense. Si le resulta incómodo dejar que los brazos descansen sobre el suelo (ya se trate del colchón o de una esterilla), o si no puede tocar el suelo con ellos, coloque una almohada bajo los hombros para que le sirva de apoyo. Es importante que los brazos no cuelguen sin apoyo, o que estén tensos.

EJERCICIOS PARA HACER A LA HORA DE ACOSTARSE 181

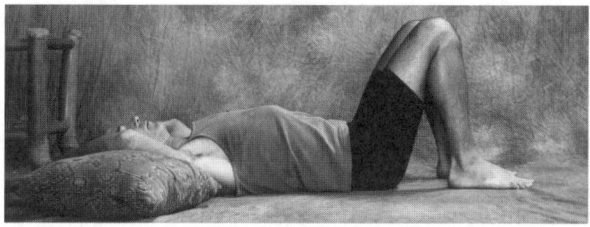

Descansando sobre el suelo y utilizando un mueble como apoyo.

Práctica: Rápida liberación espinal

Descansando en posición supina y doblando las rodillas de forma que los pies estén sobre el suelo, la parte inferior de la espalda descansa sobre la esterilla o sobre el suelo. Este ejercicio le permite relajar su columna vertebral, de manera que, aun cuando las piernas estén extendidas, la parte inferior de la espalda descansará sobre el suelo.

Instrucciones

Descansando en posición supina doble y levante una rodilla, como si fuera una marioneta colgando de un hilo. Sitúe el pie lo más cerca posible de la pierna de forma que se encuentre perpendicular al suelo y en línea con su cadera. A medida que, lentamente, deje descansar el

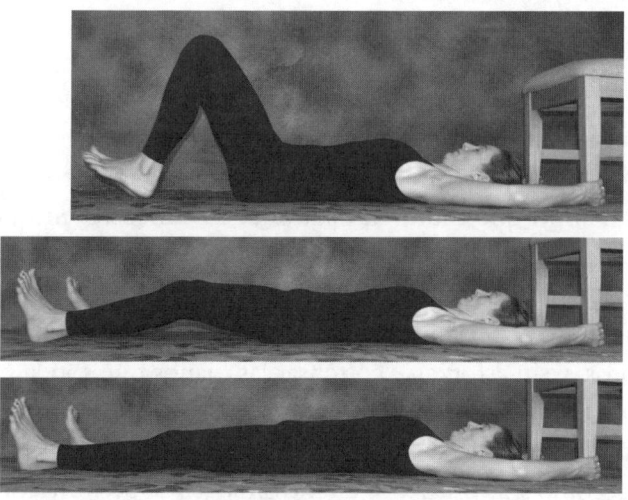

Rápida liberación espinal.

peso de la pierna sobre el pie apoyado en el suelo, y más concretamente sobre el talón, sienta como ese apoyo va ascendiendo por su columna vertebral hasta llegar a la cabeza.

Descansando la parte inferior de la espalda sobre el suelo inicie la espiración desde la zona de su pelvis, utilizando la respiración «serpiente» (haciendo el «sonido siseante» como una serpiente, para lo cual colocará la punta de la lengua sobre el paladar superior mientras exhala; algo que le resultará especialmente útil cuando empiece a hacer estos ejercicios), Con frecuencia, la gente contiene la respiración para expulsarla sin realizar el ejercicio. Cuando su espiración se ve acompañada por el sonido siseante, usted se dará cuenta de cuando el sonido se detiene. Esta respiración de serpiente también le ayudará a llevar el aliento a lo largo de la columna vertebral. (Para mayor información véase «Respiración de serpiente», en el capítulo 6.)

Trate de no presionar la superficie de la espalda contra el suelo, dejándola que se sienta más fluida. Disfrute de estos pequeños alargamientos mientras sigue tendido y dejando que las ondas del «surfear» de la gravedad sigan a su respiración. A medida que se eleve el diafragma de su zona pélvica, afiance su sacro extendiendo la base de la columna hacia los pies y hacia el centro de la Tierra. Permita que esa onda recorra toda su estructura corporal y llegue, incluso, más allá de ella. A medida que se mueve el diafragma, se va abriendo el espacio y el sacro se afianza —se ancla— de forma natural. (Revise, si le parece oportuno, las instrucciones del «surfear la gravedad» que se exponen en el capítulo 6.)

Cuando se encuentre dispuesto para moverse, extienda lentamente ambas piernas en el momento de la espiración (primero los talones, flexionando los pies de modo que las puntas de los dedos señalen al techo) al tiempo que retira con suavidad el cabecero en que se apoyaba. Deje que el líquido interno y cristalino de la matriz de sus huesos se vierta sobre el suelo como si se tratase del contenido de un reloj de arena, cuidando especialmente de que tal sensación la experimenten sus hombros, y sin esforzarse en tensar las manos que son la parte en la que se apoyan sus brazos y su columna. Mientras exhala va alargando la columna, afianzando el sacro en el suelo y elevándose con la ayuda de los pies, como si se tratase de un movimiento en perfecta continuidad. Las piernas no deben sentirse como meros apéndices unidos a las caderas, sino como prolongaciones fluidas de esa onda que le está recorriendo en todas direcciones, y que va ascendiendo desde la cintura por la columna hasta la cabeza y los brazos. Mantenga la conexión y la fluidez durante todo el rato, de forma que no haya momentos de ruptura. El alargamiento de su columna sigue manifestándose a lo largo de sus piernas.

Cuando haya concluido su espiración, y a medida que va relajando los diafragmas, libérese también de forma gradual de todas las tensiones, recibiendo el apoyo que proporciona el suelo a su cuerpo con la ayuda de los huesos. Imagínese que sus huesos son leños que yacen sobre el lecho de un río y que el agua los hace flotar. No inicie el siguiente alargamiento hasta que haya relajado toda la tensión, de modo que pueda empezar el nuevo de un modo cómodo y fresco, sin que tenga que sostener nada. De esta manera, surfeando las ondas de su respiración, la gravedad podrá liberarle de su densidad corporal y de sus tensiones habituales.

Repita esta rápida relajación espinal un par de veces más hasta que perciba el espacio que se abre entre cada una de sus vértebras y articulaciones. A medida que su tensión se vaya diluyendo advierta la fluidez de su presencia como las claras aguas de un lago, y cómo la tierra sedienta bebe de usted en cada inhalación. En la medida en que va inter penetrando con la tierra, adquirirá una mayor y más eficaz amplitud de esa presencia que es, a la vez, relajada y alerta. Esta actitud de estar alerta no surge de la estimulación, y puede presentarse tanto en un estado de sueño relajado como de atención despierta, según las necesidades que usted demande en cada momento.

Baje sus brazos, uno tras otro, colocándolos a los costados. Manteniendo los hombros bajos, vaya alargando un brazo, elevándolo hasta que forme un ángulo de 90° con respecto a su columna (denominamos esta posición «brazos al horizonte»). El mover el brazo desde el horizonte hasta situarlo a su costado representa un nuevo desafío, porque el mantener el espacio existente bajo su axila sin que se colapse necesita un movimiento lento y adecuado de su brazo. Como si fuera deslizando la mano a través del agua, emplee la resistencia de la «plenitud del espacio vacío» invitando a ese espacio a que forme parte de la estructura de su brazo. De este modo, la energía que se libera de su columna en cada espiración fluirá a lo largo del canal abierto de su brazo.

Y del mismo modo que fluye la respiración, también fluirán suavemente esas ondas respiratorias a lo largo de su brazo. Repita el mismo ejercicio con el otro brazo que sigue descansando a su costado.

Consecuencias

La utilización de la resistencia para experimentar de manera más intensa las ondas del alargamiento corporal es algo parecido a lo que vemos cuando la mariposa sale de su crisálida. La fuerza que realiza la mariposa presionando sobre las paredes de su envoltura para poder desplegar las alas, lo tiene que hacer con su propio esfuerzo para poder irrigar esas alas con su sangre. He oído decir que si alguien intenta ayudar a la mariposa para que salga de la crisálida, el animalito no estará capacitado para volar y terminará muriendo. Es precisamente el esforzado acto de ruptura de la crisálida la que permite a la mariposa desplegarse plenamente para entrar en su nueva forma de vida.

He tenido ocasión de ver los buenos resultados que se obtienen con la rápida soltura de la columna durante el parto. Sostuve las manos de una de mis estudiantes en esta posición mientras daba a luz, de modo que ella pudiera usar la fluidez de mi apoyo para poder alargar su columna y permitir, de ese modo, que el bebé naciera sin esfuerzo.

Descanso

Deje que los huesos se expandan sobre el suelo del mismo modo que un tejido blando se disuelve en una sustancia fluida. Sin duda podrá apreciar cómo la relajación se hace más profunda con cada respiración, y cómo la mente también se relaja sin dejar por ello de mantenerse alerta. Mientras usted está descansando observe los cambios que se han ido produciendo en su sensación de gravedad corporal desde que empezó el ejercicio.

Concluir la práctica sin haber descansado lo suficiente para que el sistema se haya podido adecuar a un nuevo orden —es decir, que la estructura se haya autoorganizado para funcionar integrada con el nuevo espacio que usted ha creado y descubierto—, sería algo parecido a preparar una tierra, sembrar en ella las semillas y abandonarla antes de que llegara la cosecha. Habría perdido lo ganado demasiado rápidamente, antes de acceder a una nueva integración.

Por este motivo es tan necesario y eficaz practicar la meditación somática antes de dormir, ya que de este modo se podrá descansar de forma natural durante el resto de la noche. No obstante, incluso por la mañana usted puede emplear ese momento antes de abandonar la cama para ampliar su presencia, para recibir amorosamente lo infinito, embebiéndose en él, de manera que cuando se levante para iniciar la jornada lo pueda hacer con la energía debidamente alineada con su anhelo más profundo… vivir en el amor, en plena conjunción con lo creativo y lo compasivo, y fortalecido por su participación en todo cuanto es.

Exploración de la referencia gravitatoria

Advierta ahora la diferencia existente desde la primera vez que se dio cuenta de lo que significaba su cuerpo echado en la cama o sobre el suelo. Es posible que le parezca que algunas partes de su cuerpo están más alargadas que antes, o que tienen una forma diferente. Además, advierta también los espacios existentes. ¿Hay alguna diferencia de espacio corporal debajo de su cuello o en la parte inferior de su espalda? ¿Debajo de las piernas? Note cómo se distribuye ahora el peso de su cuerpo sobre el suelo, si es más pesado o, por el contrario más ligero. Quizás también esto haya experimentado un cambio desde la última vez que reparó en ello.

Puede advertir lo que se mueve en su estructura mientras respira. ¿Hay alguna zona corporal en la que el movimiento se vea constreñido? Aunque no lo parezca externamente, ¿no percibe intrínsecamente que existe alguna parte en la que su respiración parece detenida? ¿O, por el contrario, fluye de forma plena por toda su estructura?

Perciba por un momento todo cuanto está sintiendo. ¿Existe un mediador en esa experiencia? ¿Hay un observador y algo observado? ¿O, por el contrario, es el movimiento, la percepción y el sentimiento lo que le están iluminando conscientemente su vivencia sin que exista «alguien» que lo observe?

Variaciones y otras diferenciaciones

Colocar los pies para conseguir un máximo de alargamiento

1. Cuando vaya a colocar los pies para ponerse de pie sobre la esterilla abra el espacio existente entre los dedos, separándolos y doblándolos hacia abajo como si tuviera una pelota bajo la planta. Ahora, y lentamente, viva la ola de su espiración ampliando el espacio existente entre los huesos de la parte lateral del pie. Resista la tentación de apoyar el talón en el suelo antes de experimentar el espacio existente entre todos los huesos del pie.
2. Este ejercicio se podrá realizar mucho mejor si se hace sobre una esterilla o sobre el suelo, en lugar de hacerlo en la cama, ya que la dureza del piso y de la estera le servirán mejor de apoyo en este ejercicio de alargamiento del pie. Advierta que cuando procede al alargamiento de los pies se está produciendo lo mismo en la columna y en todas las articulaciones, especialmente en la del tobillo, la rodilla y la cadera. Es mejor hacer este ejercicio de forma secuencial, primero un pie y después el otro. Puede utilizar las manos para apoyar el alargamiento del pie. Dado que el contraste experimentado en estos ejercicios facilita la diferencia, es aconsejable que se compruebe el estado en que se encuentra el pie con el que se ha trabajado comparándolo con el otro y, como todo ello actúa sobre el resto de su estructura corporal.

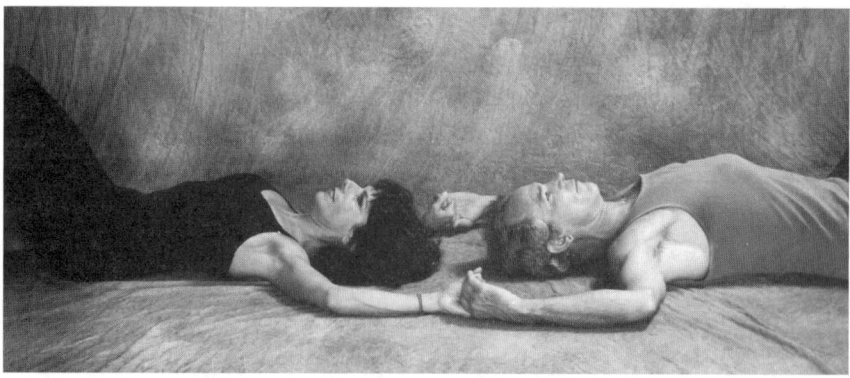

Es mejor utilizar la colaboración de un compañero que un objeto o un cabezal.

En vez de utilizar un objeto fijo para que nos sirva de elemento de resistencia para los brazos, resulta más conveniente la ayuda de un compañero tumbado en posición opuesta a la nuestra (cabeza con cabeza) manteniendo agarradas las manos de ambos. En este caso es conveniente practicar la respiración reptiliana para que queden sincronizados los sonidos de la espiración. Esto también le permite observar la firmeza, incluso la resistencia, de cada uno a través de los brazos.

De nuevo insistimos: *No se esfuerce*. Si le resulta incómodo dejar que los brazos descansen sobre el suelo (ya se trate de la cama o de una esterilla), o si los brazos no pueden tocar el suelo, coloque una almohada bajo los hombros para que le sirva de apoyo. Es importante no dejar que los brazos cuelguen o se sientan incómodos.

Variantes: En solitario sin punto de resistencia

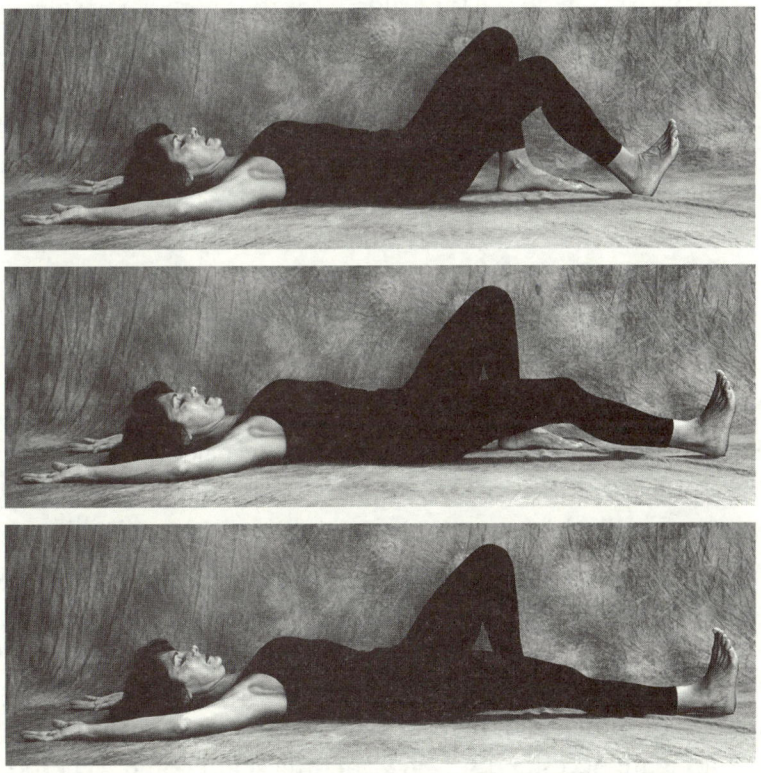

En solitario, sin punto de resistencia, una pierna cada vez.

Usted puede realizar el mismo ejercicio sin ningún punto de apoyo. No obstante, en este caso le sugiero que levante las piernas de forma alterna.

Otras modificaciones: Abriendo más portales

Si se siente dispuesto para añadir más modificaciones posturales, sería conveniente que percibiera el movimiento del peritoneo.

En cuanto inicie la espiración desde su diafragma pélvico, empiece a vaciar la respiración desde los riñones. Sentirá una mayor libertad en las costillas, como si flotaran hacia el sacro. Esto, a su vez, libera cualquier tensión que pueda haber constreñido el movimiento de las vértebras, de modo que puede llevar a cabo más libremente el alargamiento. Con esta sensación adicional de libertad podrá maximizar el alargamiento de la columna y el apoyo que sienta llegarle del suelo, especialmente a través de la parte inferior de la espalda. Esta zona corporal se volverá tan fluida que la sentirá como una piscina de agua. A medida que continúe relajando cualquier tensión que pueda surgir, esa piscina se hará cada vez más profunda. Y cuando aprenda a iniciar el movimiento desde su diafragma y sus huesos, la parte inferior de la espalda seguirá en esa poza acuática, incluso cuando usted se mueva o extienda las piernas.

Ejercicio de postura cambiante con una pelota

Establecimiento

Puede realizar este ejercicio en la cama, o en cualquier otro momento durante el día, colocando una esterilla de yoga sobre el suelo. Dado que, para este ejercicio, no es imprescindible poner en el suelo un elemento que no se deslice, utilice cualquier otro elemento que preserve su espalda de la frialdad del piso.

Con este ejercicio se pretende establecer una desorganización de su estructura existente, a nivel de los tejidos, y permitir con ello una reorganización que integre un mayor espacio en su estructura física. La postura cambiante necesita disolver la identificación con el «cuerpo objeto» y establecer una fijación con el sentido del yo.

Accesorios

1. Solamente es necesaria una pequeña pelota (no mayor que una pelota de tenis) o cualquier otro tipo de pelota de tamaño parecido, que puede comprar en una tienda de deportes.
2. Dos almohadas para las posiciones laterales, en el caso de que necesite tener una debajo de la cabeza cuando se encuentra en posición supina.

Precauciones

Cuando coloque por primera vez la pelota bajo el cuerpo es posible que sienta alguna molestia, particularmente por la presión que hace ese objeto sobre su estructura física. Esta presión puede verse exacerbada, y llamar su atención, si existe algún tipo de tensión en su cuerpo. No sería bueno que usted se limitase simplemente a «tolerar» esa incomodidad. De hecho, podría resultar contraproducente que empezase a contraerse para protegerse de tal molestia. Por el contrario, debe mantener su atención en sentirse relajado a pesar de la incomodidad, sin limitarse a soportarla «para ver qué pasa».

Naturalmente debe responsabilizarse (como con cualquier otro tipo de ejercicio) de su propia seguridad y bienestar. Es probable que pueda sentir una diferente respuesta propioceptiva debido a la presión de la pelota, incluso cuando esta se halla situada en el mismo sitio. Solamente usted puede saber, a través de su propia percepción, cuál es el nivel de la calidad de su sensación que puede serle útil para ampliar su presencia, transformando la presión que siente en su cuerpo en una mayor sensación de libertad y vitalidad. Si en un principio no «se siente bien» en ese estado de apertura y relajación, mueva la posición de la pelota, descanse y busque otra posición que le haga sentirse mejor en ese momento de soltarse con la respiración. No intente nunca esforzarse en soportar la molestia a toda costa. Tal vez sea conveniente revisar sus presupuestos..., pues muchos de nosotros nos sentimos condicionados en nuestra sociedad por la creencia de que hay que sufrir si se quiere conseguir algo; cosa que no sirve en absoluto en este tipo de ejercicios.

No coloque la pelota inmediatamente bajo los tejidos blandos de la garganta, o justo bajo una zona previamente lastimada. Por el contrario, puede utilizar la pelota en cualquier otra parte de su cuerpo que no le produzca molestia, ya que el alivio conseguido es general y no está localizado.

Beba agua antes de empezar el ejercicio; y recuerde que ha de seguir bebiendo, porque tan pronto como se vayan abriendo los espacios corporales, el agua realizará un efecto hidratante en aquellos tejidos que más lo requieran. Proporcióneles, pues, toda la cantidad de líquido que necesiten.

Instrucciones generales

Voy a proporcionarle una secuencia de colocaciones de la pelota pensadas para facilitarle los ejercicios, teniendo en cuenta que la presión ejercida por la pelota incrementa por lo general la intensidad de la información que recibimos de toda la estructura corporal. A medida que se vaya familiarizando con los ejercicios, siéntase libre para escoger aquellas zonas corporales en las que podría situar la pelota para sentirse mejor. También puede seguir la secuencia que yo le propongo, añadiendo otras posiciones que puedan resultarle convenientes.

En cada posición seleccionada coloque la pelota entre su cuerpo y la postura escogida, sin preocuparse por hacerla rodar fuera de la esterilla, o bien colocando la pelota de forma que rueda suavemente. Una de las ventajas que proporciona la utilización de una esterilla de yoga es que su textura reduce los movimientos de la pelota.

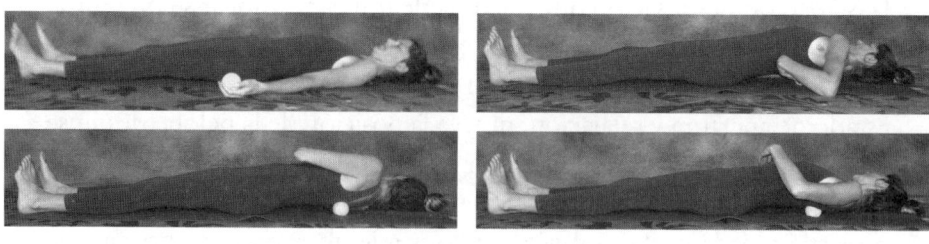

Colocación de la pelota.

Inicie y concluya cada secuencia observando la consulta de la gravedad

Antes de que cambie de lado o pase a hacer otro ejercicio, realice una observación del estado de su gravedad corporal, prestando una atención especial a las diferencias observadas entre ambos costados. Como ya le he indicado en otras ocasiones, observe los cambios experimentados a lo largo del ejercicio. Lea, por favor, todas las instrucciones antes de iniciar cualquier ejercicio, porque ellas le proporcionarán una información muy valiosa para la realización de su Aprendizaje Somático, tanto si las sigue a través de una cinta o de un vídeo. Con el apoyo de estas herramientas le será posible acceder a una relajación más profunda en los ejercicios, y disfrutar al ser guiado de una forma cómoda y suave [3].

Imagínese que la pelota es un elemento muy querido para usted. En lugar de resistirse a su contacto, vea cuánto le puede ayudar a la hora de disolver sus rigideces en algo mucho más sutil y líquido, algo parecido a lo que le sucede a un bloque de mantequilla expuesto al sol. Deje que su respiración vaya cambiando de forma, abriéndose en torno a la pelota, en lugar de sentirse enfrentado a ella. Invite a su pelota a que se deje absorber también por el líquido esencial en el que usted se está convirtiendo. Con cada respiración, vaya disolviendo más su estructura y sintiéndose como si fuera absorbido por ese líquido. Finalmente, tanto usted como la pelota desaparecerán en la matriz fluida de la Tierra.

Percepción no local

Si siente algún tipo de presión en el punto en que su cuerpo contacta con la pelota, trate de relajarse y crear un espacio en ese punto, como si usted estuviera arrojando una piedra a un estanque. En ese instante, las aguas se mueven para absorber el peso y la forma del objeto arrojado, como si la gravedad de la piedra quedase absorbida en la profundidad de las aguas. En determinado momento las ondas del movimiento se fijarán suavemente, en cuanto la estructura corporal absorba por completo el objeto en cuestión. Es un movimiento mucho más rápido que lo que sucedería en un contacto normal.

La estructura del objeto, que ordinariamente se siente como algo relativamente sólido o fijo, le parecerá un simple movimiento.

Tal vez empiece a sentir como una pulsación, quizás el ritmo cardíaco; y a medida que se vuelva más fluido, pueden revelarse pulsaciones más sutiles (viscerales, cerebroespinales, etc. que no es necesario que las identifique). A medida que sienta la pulsación, esta puede cambiar de forma, de duración o de intensidad, llegando a un punto de calma). La sustancia matriz de sus tejidos puede cambiar de textura y de sustancia... despolimerizándose, etc. Como afirma James Oschman en su trabajo: «La matriz viviente, o sustancia base, de la que están compuestos en principio todos los cuerpos, es una estructura lábil capaz de realizar todas las actividades que constituyen la vida»[4].

La razón por la cual realizamos estos ejercicios no es la de «arreglar algo», sino más bien la de actualizar el presente liberándolo de programaciones arcaicas, despertando al hecho de extender nuestra presencia a una incorporación fluida de conciencia ilimitada.

SECUENCIAS

Secuencia uno: Torso superior, brazo y cabeza

Túmbese de espalda (posición supina) con las piernas dobladas y los pies rectos sobre el suelo; puede apoyar las rodillas sobre un cojín o una manta enrollada, de modo que la parte inferior de la espalda descanse sobre el suelo.

Posición de la pelota
1. Bajo la mitad del cráneo.
2. Bajo el hueso occipital en la base del cráneo.
3. Entre el vértice de la escápula derecha y la columna vertebral.

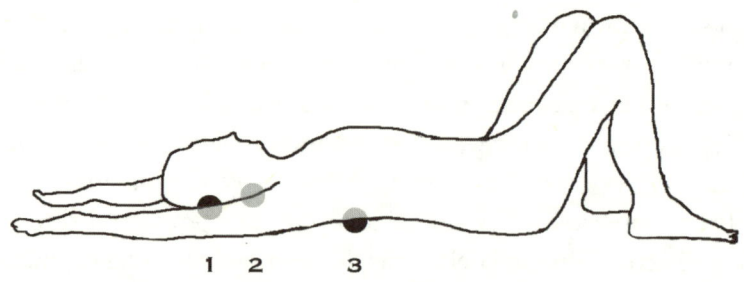

Emplazamiento de la pelota, secuencia uno.

Secuencia dos: Pelvis y pierna

Túmbese en posición supina (sobre la espalda) con las piernas extendidas. Si esta meditación se realiza directamente después de una rápida relajación espinal, es posible que la parte inferior de su espalda se sienta muy cómoda en esta posición, incluso con las piernas extendidas. Si no se sintiera cómodamente puede doblar las rodillas, siempre con los pies rectos sobre el suelo, o haciendo descansar las rodillas sobre un cojín o una manta enrollada, de forma que la parte inferior de la espalda descanse sobre el suelo.

Posición de la pelota

1. En la mitad del músculo de la nalga izquierda.
2. En la mitad de su fémur izquierdo, a pocos centímetros de la rodilla.
3. En la mitad de su pierna izquierda, entre la tibia y el peroné, a pocos centímetros de su rodilla.

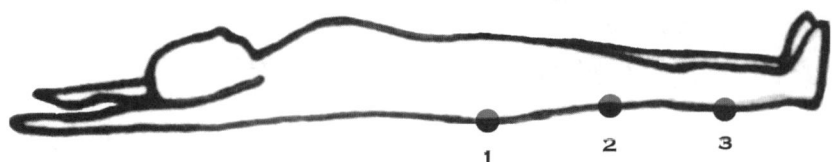

Emplazamiento de la pelota, secuencia dos.

Secuencia tres: Tórax, hombro y cadera

Ahora túmbese de lado: Coloque un cojín para mantener la cabeza y la zona del cuello apoyadas de forma paralela al suelo. Doble la parte inferior del brazo de forma que la mano descanse cómodamente sobre el borde del cojín, y deje descansar el otro brazo sobre las costillas y la cadera. Si le resulta más confortable, puede realizar las dos secuencias siguientes en la cama. Si prefiere hacerlas sobre el suelo asegúrese de que la superficie sea lo suficientemente blanda (lo mejor será colocar la esterilla sobre una alfombra, que sobre el suelo duro). Escoja el lado que necesite en principio una mayor atención, y después cambie de lado. A medida que vaya haciendo el ejercicio en los días siguientes, escoja el lado por el que quiera iniciar el ejercicio.

Posición de la pelota

1. En el medio del hueso de la cadera; coloque un cojín o almohada entre sus dos rodillas dobladas.
2. En el medio del tórax.
3. En el medio del muslo, con la parte baja de la pierna extendida y la otra pierna doblada; puede colocar un cojín o bola entre la rodilla y el suelo.

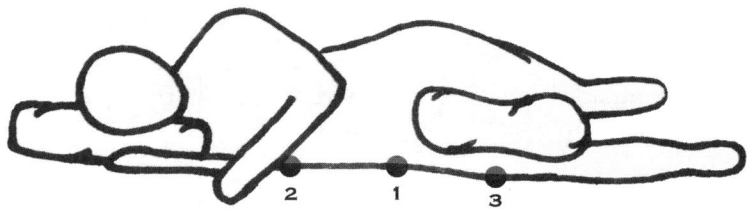

Emplazamiento de la pelota, secuencia tres.

Secuencia cuatro: Apertura del corazón y la pelvis

Túmbese en posición prona. Esta postura («descansando sobre el estómago», o cara abajo) puede resultar problemática para aquellas personas que tienen problemas en el cuello. Por este o por cualquier otro motivo, si le resulta incómodo este ejercicio, no lo haga. Por lo general, el estar tumbado sobre el vientre le producirá la menor comprensión del cuello cuando gire la cabeza hacia un lado, mirando la palma de la mano del otro brazo que descansa a su costado. Gire la cabeza hacia el lado que le resulte más cómodo.

Posición de la pelota

1. Entre el hueso del cuello, el hombro y las costillas, al lado opuesto al que está mirando.
2. Entre las costillas, justo por encima del centro del esternón
3. Entre el pubis y los huesos de la cadera.

Vaya colocando la pelota hasta el lugar en el que sienta que lo necesita más...

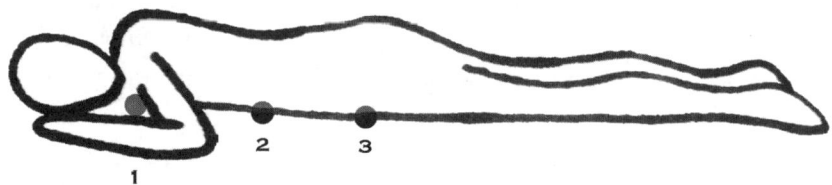

Emplazamiento de la pelota, secuencia cuatro.

Consecuencias: Apertura del diálogo entre las zonas cortical y subcortical del sistema nervioso

Aunque al principio no sienta incomodidad alguna, puede suceder que el lado que no ha sido trabajado con la pelota empiece a «sentir cierta ansia» por la apertura que ahora se ha conseguido en el otro lado. Aunque puede mover la pelota de un lado al otro, también puede resultarle interesante moverla alternativamente a distintas posiciones. Esto permite que el «otro» lado aprenda del que ha recibido directamente los beneficios del movimiento, mientras usted sigue descansando entre ambas posturas. A veces tal vez sienta la necesidad de mantener la pelota en un lado, hasta que toda la zona se reorganiza en torno al punto en el que ha estado moviéndose la pelota... Por ejemplo, cuando usted tiene la pelota entre la tibia y el peroné, quizás sienta el deseo de llevarla hasta el fémur, manteniendo la pelota en esa misma pierna hasta que toda ella se libere.

Después, mientras sigue descansando, percibirá de forma directa la relajación de la parte trabajada con la pelota (debido a que se produce una especie de información sensorial entre ambas zonas). Deje que la «otra parte» se apropie del beneficio obtenido en la parte trabajada.

También es posible trabajar ambas partes al mismo tiempo (como se hace cuando se practica con un rodillo casero). No obstante, y aunque se pueda hacer de esa manera, creo que será más válido realizarlo de forma alternativa, para poder apreciar mejor el efecto conseguido en la parte trabajada y diferenciarla de la que todavía no lo ha sido.

Conexión intrínseca entre la cabeza y la extremidades

Aunque la «otra parte» se haya visto también conectada, es posible sentir —a diferencia del lado en el que se ha trabajado con la pelota— como si las extremidades se sintieran conectadas de una forma diferente; por ejemplo, un brazo se siente unido al hombro de un modo poco intenso (como se aprecia en las articulaciones, un tanto dislocadas de una muñeca), a diferencia de la otra parte, en la que la extremidad se siente intensamente conectada y llena de la misma fluidez, como la que puede existir entre un río principal y su afluente.

Lucidez

Somos mucho más propensos a gozar de un estado de lucidez cuando nos acostamos con la intención de vivir, durante el sueño, reconociéndonos como el soñador, en lugar de identificarnos con cualquier personaje que haya podido surgir durante el sueño. Del mismo modo, es mucho más probable que nos despertemos por la mañana conscientes de quienes somos en realidad —una conciencia infinita— cuando nos hemos dormido con esa intención clarificadora.

He pedido a muchos de mis estudiantes que presten especial atención a esos primeros momentos del despertar, y muy frecuentemente me han respondido que, incluso cuando padecen normalmente patologías crónicas, ya sean dolores, zumbidos, depresión o ansiedad, no sienten dichas molestias al despertarse. Es posible que esta liberación de los dolores crónicos dure tan solo unos cuantos segundos, hasta que vuelven a reincorporar el estado de sus historias personales y se reintegran otra vez a los problemas y limitaciones que viven durante el día. Pero aunque ese estado de liberación de sus padecimientos sea momentáneo y efímero, constituye una demostración de que esas condiciones patológicas que viven habitualmente no son algo fijo e inmodificable.

Este tipo de ejercicio nos ayuda a relajarnos y a liberarnos de la identificación que vivimos con ese nivel de imagen que creemos ser en realidad. Como sucede cuando construimos castillos de arena en la orilla del mar, quedamos presos de ese sentimiento de necesidad de protegernos, de defendernos y de mantener esa imagen/objeto con la que nos identificamos para sobrevivir. De ese modo lo que estamos haciendo es reaccionando ante ese miedo, activando el sistema nervioso simpático.

Cuando, por el contrario, rompemos esa identificación nos volvemos tan libres como el mismo océano. Nada nos afecta. Ya no seguimos gastando nuestra energía en proteger, defender o mantener una imagen de nosotros mismos. Sin ese desgaste crónico poseemos la energía necesaria para seguir despiertos. La llama de la conciencia puede seguir viva.

Recomiendo encarecidamente este ejercicio a la hora de dormirse, puesto que se trata de unos momentos cruciales para ampliar la presencia y cambiar nuestro estado de conciencia, tanto al quedarnos dormidos como al despertarnos por la mañana Y dado que es posible mantenerse lúcidos en ambos momentos, le invito a que sea consciente tanto cuando se encuentra dormido en el sueño nocturno, como cuando vive despierto en un mundo de apariencias.

Nota: Antes de dormirse lea el principio de la sección de los ejercicios matinales, a fin de iniciar ya en la cama el despertar de la mañana siguiente.

Ejercicios matinales antes de levantarse

> La brisa del amanecer tiene secretos que contarte.
> No vuelvas a dormirte.
> Has de preguntarte lo que realmente quieres.
> No vuelvas a dormirte.
> La gente atraviesa una y otra vez el umbral de la puerta
> en el que se tocan los dos mundos.
> La puerta es amplia y está abierta.
> No vuelvas a dormirte.
>
> JALALUDDIN RUMI [5]

Meditación somática del sueño:
Una deliciosa transición del dormir a la lucidez del despertar

Existen múltiples ejercicios que instruyen cómo tener una ensoñación lúcida durante el sueño nocturno. Carlos Castaneda, por ejemplo, sugiere mirarse las manos y preguntarse si uno está soñando. Esta Meditación Somática del Sueño proporciona un estado de lucidez del despertar consciente. Cuando me doy cuenta de que soy un soñador que sueña el sueño de la apariencia, puedo participar de una forma creativa en el hecho de descubrir la realidad en la que vivo.

Evidentemente, y siempre que sea posible, la mejor manera de despertarse es haciéndolo voluntariamente (por medio de la autorregulación orgánica), en lugar de verse obligado a ello por una imposición externa. Incluso cuando tenga que levantarse con urgencia, debido a una alarma que pueda producirse, lo mejor será que se abra al nuevo día sin apresuramientos ni agobios.

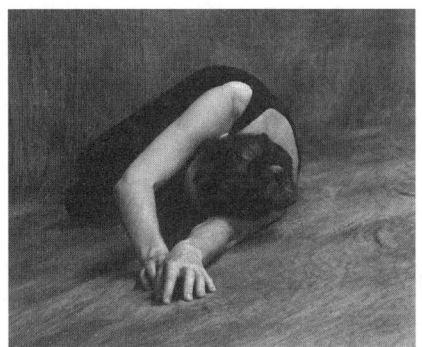
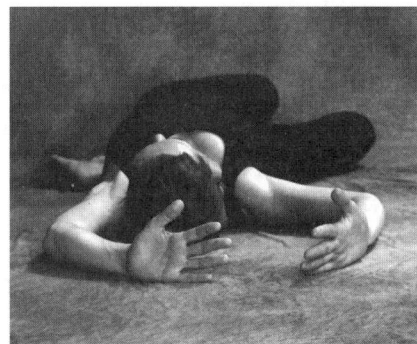
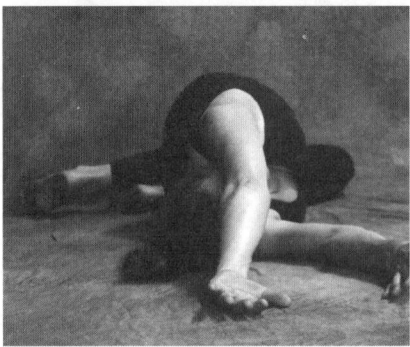

Movimiento orgánico en la Meditación Somática del Sueño.

El simple hecho de quedarse unos minutos serenamente, disfrutando de este estado de transición del sueño al despertar, repercutirá en su actitud a lo largo de la jornada que ahora se inicia. La brisa del amanecer tiene secretos que contarle.

Permítase, pues, prolongar en lo posible esta actitud de experiencia a un nivel de silencio, dejando que el discurso de la mente vaya iniciándose progresivamente, pero sin perder la conexión con lo que ha estado sucediendo en las profundidades de su inteligencia somática. De este modo, cuando se levante de la cama, su mente más superficial se mostrará congruente con ese nivel de silencio que acaba de experimentar. Tanto la zona superficial como las profundidades de su mente se sentirán reconciliadas al momento. Ha empezado el día, y sigue manteniendo su intimidad. Semejante actitud se halla en profundo contraste con lo que le sucede a la mayor parte de la gente a la hora del levantarse. Como bien describía James Joyce estos instantes en uno de sus personajes: «viviendo a cierta distancia de su cuerpo».

Instrucciones

Cuando ya se encuentre despierto, dispuesto para iniciar los movimientos que se requiera hacer, hágalos despaciosamente partiendo siempre del interior. No considere esto como un ejercicio gimnástico más de estiramiento. Recuerde lo que hace un gato al despertarse en el alféizar de la ventana, moviendo con cierta deleitación sus músculos... tanteando el terreno... observándolo... sintiendo como ha de moverse... hasta el momento en que da un salto, sin esforzarse lo más mínimo, «hambriento por saludar la mañana»[6]. A medida que usted comience a caminar y va ampliando su presencia, advierta también el delicado lazo que une sus raíces con el suelo y los zarcillos luminosos que van creciendo en usted, estimulando y espabilando su tejido corporal. Cólmese de la sensación del «amado», de ese toque delicioso que experimenta a través de su respiración y de todo su ser.

Conceda igual valor a la fase *yang* del movimiento, la extensión que este requiere, que a la fase *yin*, la liberación y disolución del mismo. No trate de continuar en un estado de laxitud. Es como el despertar a la pulsación de las mareas que nutrían a nuestros primordiales antepasados, y que se refleja en nuestra propia respiración... con cada inspiración disolvemos la forma, y con cada espiración la desplegamos y la proyectamos. Y puesto que la totalidad solamente puede plegarse en sí misma, también usted se está plegando simultáneamente en la totalidad indiferenciada, renovando el orden explícito (el reino de la forma) y el orden implícito (el reino de la totalidad indiferenciada). Esto es a lo que el reciente y eminente teórico físico, David Bohm, se refería como «holomovimiento», mediante el cual la totalidad se renueva a sí misma.

Tal vez estas instrucciones no le resulten lo suficientemente específicas. Lo que puedo sugerirle es que siga siempre su propio anhelo y deseo muscular. Esto constituye una invitación para que vaya hasta el mismo borde de su certeza y logre encontrarse con lo desconocido viviendo en la ambigüedad, y descubriendo al mismo tiempo cómo lo desconocido le está hablando.

Variación

Trate de que esta meditación somática del sueño la pueda hacer también en otras posiciones, como de pie, sentado en el suelo o en una silla, apoyado contra una pared o contra la espalda de su pareja, etc.

Ventajas

Una de las grandes ventajas que poseen los ejercicios del acostarse y de la mañana es que necesitan pocos minutos para su realización, ya sea antes de dormirse o de levantarse; y con ellos se modifica toda la cualidad de su sueño nocturno, al tiempo que amplia su vitalidad y su presencia a lo largo de todo el día. Para muchas personas que duermen de forma inquieta o que se despiertan con tensiones en diferentes partes del cuerpo, estos ejercicios del acostarse no solo le ayudarán a conseguir un descanso más profundo, sino que le permitirán despertarse de forma más relajada, alerta y renovada. Para quienes tienen problemas en la parte inferior de la espalda estas prácticas les permitirán descansar de nuevo sobre la espalda, aunque yo les recomendaría que no empiecen por dormir panza arriba (véanse notas sobre las posturas de dormir[7]). Teniendo en cuenta que usted va a estar relativamente tranquilo durante al menos ocho horas, el sueño representa un punto muy importante, al que prestar una atención, por pequeña que sea, servirá para mejorar su bienestar.

Algunos beneficios que podrá experimentar

- Relajación del sistema simpático, retornando a una forma de funcionamiento del parasimpático.
- Reducción de su nivel tónico (descanso) de contracción.
- Mejoría de la distribución y de la homogeneidad de su peso corporal.
- Incremento de la circulación de todos los sistemas fluidos.
- Incremento de la vitalidad, la movilidad y la motilidad de sus órganos.

Antes de dormir o de levantarse de la cama

Teniendo en cuenta que tanto su ensoñación nocturna como la diurna se vuelven notoriamente más lúcidas, unos escasos minutos dedicados a unas anotaciones reflexivas pueden ser muy útiles para profundizar en «el diálogo con uno mismo», y afianzar su intención de vivir en el presente. Le aconsejo que tenga papel y lápiz en su mesilla de noche para poder hacer esas anotaciones.

Al levantarse de la cama

Antes de levantarse, le recomiendo que se tome un momento para hacer una revisión del estado de su columna y de la consulta gravitatoria que le proporcionaron los ejercicios realizados la víspera.

Una vez que se sienta plenamente despierto, haciendo esa respiración que abre su ser al infinito, sintiendo cómo fluye su circulación, y cómo todo su ser se relaciona plenamente con el suelo y con el entorno que lo rodea, salga del lecho con un leve movimiento giratorio para sentarse en la cama. Apoye firmemente los pies en el suelo. Póngase en pie dejando que la gravedad fije el peso de su cuerpo al suelo, extienda firmemente las rodillas y afiance el sacro. Sienta cómo el peso de su cuerpo se asienta en el suelo firmemente y no se deje tentar por movimientos rápidos. Deje que la gravedad haga su trabajo. Esta sensación permitirá que el ser fluido que es usted se alce como se elevaría una onda. No necesita convertir su cuerpo en ese objeto que ya desea moverse de forma mecánica. Después, tras ir al cuarto de baño y beberse un vaso de agua o una taza de té, continúe viviendo esa interrelación que mantiene con el suelo, en lugar de moverse como un mero objeto que se desplaza espacialmente. Le sugiero que se lave ojos y orificios nasales, cepille los dientes y se vista un tipo de ropa cómoda (preferiblemente de fibra natural) para hacer sus ejercicios matinales.

No le aconsejo que se ponga inmediatamente a revisar su correo electrónico, o a hacer cualquier otra tarea diaria sin, al menos, dedicar unos quince minutos a sus ejercicios matinales. Encuentro que es magnífico levantarse lo suficientemente temprano para poder disfrutar en solitario de estos momentos sagrados. Incluso en mi calidad de padre o madre, esos veinte minutos que me concedo, y que he tenido que restar a mi tiempo de sueño, son suficientes para establecer toda una diferencia en la relación con lo que aportará el día, incluso con la misma relación que se pueda tener con los propios hijos. Por lo general, esos veinte minutos dedicados a los ejercicios compensarán con creces esos minutos restados al sueño.

Consecuencias

Curación de heridas

El trabajo de Nora y James Oschman sobre la matriz viviente ha constituido una notable contribución a la hora de comprender el proceso de sanación y regeneración. Escriben lo siguiente:

> Los microtúbulos no son los únicos componentes de los tejidos blandos capaces de almacenar información. Un fisiólogo muy afamado ha descrito cómo los registros de las formas en las que el cuerpo ha sido utilizado (o mal utilizado) se ven incorporados a la estructura del tejido

conjuntivo. En su famosa obra *The Life of Mammals*, J. Z. Young expone elocuentemente la plasticidad del tejido conjuntivo y de su capacidad para almacenar información.

Young establece que la estructura de cualquier tejido depende tanto de cómo se desarrolle, como de las fuerzas que se ejercen sobre él por parte de otros tejidos y también por el entorno. El colágeno se deposita a lo largo de las líneas de tensión en los tejidos conjuntivos, tales como las aponeurosis, los tendones, huesos, ligamentos y cartílagos.

Paul Weiss estudió cultivos de tejidos y heridas curadas, y documentó este fenómeno que describe Young. La cicatrización de las heridas comienza con la formación de un coágulo que contiene filamentos de fibrina. Al principio se orientan al azar. A medida que el coágulo se disuelve las fibras que no están bajo tensión se disuelven primero, dejando tras ellas una red de fibras de fibrina ya organizadas. Los fibroblastos se introducen en esta red orientándose a lo largo de las fibras y depositando colágeno, principalmente en las líneas de tensión. Cualesquiera fibras de colágeno que no se hayan orientado a lo largo de las líneas de tensión son extirpadas por un proceso similar al reajuste que tiene lugar en el coágulo. El resultado de todo este proceso es un tejido compuesto de fibras orientadas en la dirección adecuada a las fuerzas tensionales producidas por movimientos normales.

Terapeutas de muchas especialidades saben que es beneficioso reajustar lo antes posible el uso normal del cuerpo tras sufrir una herida. El movimiento normal ayuda a una deposición natural del colágeno. En los tejidos inmovilizados las fibras organizadas de forma aleatoria persisten, y los músculos inmovilizados se pegan unos a otros, especialmente cuando se han visto dañados o se ha producido una cicatriz. James Cyriax habla de la formación de adhesiones, e Ida Rolf llama a este proceso «pegamento». Ambos términos describen una red aleatoria de conexiones que se forman entre los depósitos miofasciales de los músculos adyacentes. Esta red compromete la delicada capa de fluido lubricante que normalmente permite que los músculos adyacentes se deslicen unos sobre otros. Cuando un músculo se contrae, tiende a arrastrar a los músculos adyacentes, reduciendo la eficiencia muscular y la precisión del control motor.

La falta de uso, o una herida, favorecen una deposición aleatoria de las fibras, lo que a su vez produce capas adyacentes que se adhieren o se pegan unas a otras. Evidentemente, este «pegamento» tiene un propósito biológico: dado que los músculos se atrofian por falta de uso tienden a pegarse unos a otros formando una especie de «muleta» para estabilizar y soportar el peso del cuerpo.

En los primeros tiempos de la historia de la Humanidad, cuando la supervivencia era lo prioritario para el ser humano, la capacidad del cuerpo para moverse rápidamente formaba un tipo de rápidas adhesiones musculares que resultaban imprescindibles para no ser víctima de los animales depredadores. Actualmente podemos permitirnos el lujo de que nuestros tejidos tengan un proceso más lento de curación que permita una completa renovación de los mismos y que, finalmente, recuperen toda su capacidad de movilidad. Los tejidos cicatrizados pierden la elasticidad que tiene un tejido sano; algo parecido a lo que sucede con un calcetín que haya sido remendado. Esto conlleva también una nueva complicación: la que estos tejidos irregulares son propensos a constituir una fuente constante de inflamaciones. Tanto la inflamación como la pérdida de elasticidad incrementan las probabilidades de futuros daños en esa zona.

Así pues, el no recargar los tejidos dañados con pesos inadecuados o manosearlos inadecuadamente durante las primeras veinticuatro o cuarenta y ocho horas impedirá la formación de tejidos cicatrizantes, permitiendo al mismo tiempo la creación de nuevas células sanas que reemplazarán los tejidos dañados.

La memoria de los tejidos blandos

Según James y Nora Oschman, las propiedades biofísicas de la matriz viviente pueden explicar una serie de fenómenos que se ignoraban en el pasado: el aprendizaje, la memoria, la concienciación, la unidad de la estructura y su función:

> La estructura de los tejidos conjuntivos es, por tanto, un archivo de recuerdos de las fuerzas que se le han impuesto al organismo. Este archivo histórico tiene dos componentes. La parte genética recapitula la historia de cómo nuestros antepasados se pudieron adaptar con éxito

al campo gravitatorio de la Tierra. El componente adquirido es un archivo de las elecciones, hábitos y traumas que hemos vivido a lo largo de nuestra vida. Las fibras de colágeno se orientan de un modo que les permita soportar mejor futuras tensiones, asumiendo que el organismo continuará los mismos patrones de movimiento o desuso.

Es una creencia ampliamente extendida que los fenómenos descritos por Young no se reducen a la curación de heridas... El reajuste de la deposición del colágeno tiene lugar en todas las porciones de la matriz viviente de forma permanente. Dicho reajuste es el método básico mediante el cual la estructura corporal se adapta a las cargas que se le imponen y a las formas en que se utiliza al cuerpo (véase el artículo de Oschman sobre cómo el cuerpo mantiene su forma) Young afirma que los recuerdos se almacenan no solamente en la red del colágeno, sino también en las fibras elásticas e, incluso, en las diferentes células halladas en los tejidos conjuntivos: los histocitos, fibroblastos, osteoblastos, células plasmáticas, grasas, etc.

La teoría de Young de la memoria de los tejidos conjuntivos y de las células proporciona una base fisiológica que explica la manera por la que el estrés de la vida diaria, las heridas, enfermedades, patrones musculares, actitudes emocionales y movimientos repetidamente desequilibrados pueden influir en la forma del cuerpo. También explica algunos de los dramáticos efectos de las diferentes terapias del movimiento. Se tiene la impresión de que cada movimiento corporal queda grabado en la matriz viviente. Los movimientos repetidos o habituales conforman una arquitectura particular del tejido conjuntivo. Cualquier cambio en los hábitos, por pequeño que sea, alterará esa arquitectura.

La intuición y la sensibilidad han conducidos a una serie de métodos prácticos para interactuar con antiguos y fundamentales sistemas de comunicación del cuerpo. Dichos sistemas de comunicación integran y unifican estructuras y funciones. La integridad de estos sistemas es profundamente importante a la hora de curar todo tipo de lesiones.

Oschman proporciona un modelo coherente para comprender cómo el Aprendizaje Somático y el trabajo corporal pueden establecer líneas de comunicación, clarificar las toxinas acumuladas, restaurar la flexibilidad y reducir el dolor, al mismo tiempo que resuelven traumas emocionales y físicos:

La biofísica está progresando actualmente de forma rápida debido a una perspectiva de globalización de sistemas. La investigación de unidades fundamentales se ha visto reemplazada por el estudio de la red de relaciones existentes entre las diversas partes del todo. La continua matriz viviente, que se extiende por todo el organismo, es el contexto para la red de relaciones que ahora se encuentran bajo investigación. La matriz viviente no tiene una unidad fundamental, ni un aspecto central, ni una parte que sea más fundamental y básica. La integridad de toda la red depende de la actividad de todos los componentes; y todos los componentes están gobernados por las relaciones que mantienen con el todo[8].

De este modo el mundo se aparece como un complicado tejido de acontecimientos, en el cual las conexiones de diferente clase se alternan, se solapan o combinan y, de este modo, determinan la textura del todo.

WERNER HEISENBERG, 1958[9]

Historia de Joan: Mayor amor al baile sin dolor

Me encanta bailar. Soy la primera que sale a la pista, y la última que la abandona. Durante bastantes años padecí un problema de rodilla que no me acababa de pasar. Intenté una serie de terapias corporales, años de acupuntura, quiroprácticos, sanaciones espirituales, suplementos vitamínicos, y cualquier cosa que me surgiera. Pero nada funcionó. Tuve que llevar una abrazadera de neopreno en la rodilla, y cuando me iba a bailar me sentía después completamente paralizada durante días, incluso semanas. Después descubrí el Aprendizaje Somático, y tras la primera sesión empecé a sentir cierto alivio. Al cabo de una serie de sesiones advertí que mi problema de rodilla había desaparecido por completo. Mi postura corporal se realineó de forma llamativa, y mi cabeza volvió a descansar recta sobre el cuello, en lugar de estar echada hacia adelante. Y, además, estos ejercicios son increíblemente sencillos.

La práctica de estos ejercicios desarrolla la confianza en el cuerpo de que él sabe lo que tiene que hacer, y le invita a reorganizarse para que pueda adoptar un estado de comodidad, de equilibrio y de adecuado funcionamiento. Las manipulaciones que se llevan a cabo en el taller se complementan con los ejercicios que se hacen en casa, lo que le sirve al paciente para que integre, mantenga y amplíe los beneficios conseguidos en la sesión de trabajo. No dejo de sentirme maravillada al comprobar los cambios que siguen produciéndose en mi cuerpo, pues este trabajo me invita a disfrutar de un mayor espacio, de mayor comodidad, movimiento y estabilidad corporal interior. Me siento eternamente agradecida. ¡Te veré en la pista de baile!

Historia de Katrama:
Crear espacio y transformar la estructura

Katrama fue contratada como videocamarógrafa para que filmara un seminario de tres días de Aprendizaje Somático. Se quedó profundamente sorprendida al comprobar las transformaciones que observó en su propio cuerpo mientras realizaba su trabajo. Cuando concluyó el seminario se decidió a empezar la práctica del Aprendizaje Somático, y descubrió que las meditaciones resultaban valiosísimas para modificar sus patrones estructurales y sus habituales tensiones Qué maravilloso resultó ver cómo con los ejercicios se iba relajando toda su estructura corporal. Jamás se había imaginado que se pudieran producir aquellos cambios en su cuerpo de una manera tan fácil, a pesar de que había empezado a hacer los ejercicios cuando ya tenía sesenta y muchos años.

Para mí fue una profunda revelación a nivel corporal la práctica del Aprendizaje Somático. Es un trabajo exquisito que transforma por completo. Una de mis aficiones ha sido estudiar baile. Pero siempre fui consciente de lo que podía y no podía hacer. El Aprendizaje Somático me proporcionó una nueva y completa perspectiva para vivir mi cuerpo. Gracias a los ejercicios me he dado cuenta de la capacidad que tiene mi cuerpo para alargarse, para expandirse y crear más espacio, sintiendo todo ello de una forma que jamás había imaginado.

Nunca me había imaginado, hasta que empecé a practicar el Aprendizaje Somático, lo espaciosa que soy dentro de mi propia estructura esquelética y muscular; y cómo mis órganos flotan en mi cuerpo creando como una especie de ballet coreográfico cuando se unen armónicamente. Mi atención cambió por completo cuando desarrollé mis capacidades proprioceptivas.

Sentí sutilezas de movimiento que jamás había experimentado. Los ejercicios le permiten a uno viajar y navegar por el propio cuerpo desde dentro afuera; una sensación deliciosa y excitante. Me siento agradecida por haber descubierto la inteligencia somática gracias a este curso. Ha vuelto a alinear mi estructura, proporcionándome un funcionamiento inmejorable.

Capítulo 8

Ejercicios matinales

> Hoy, como todos los días, me desperté vacío
> y sorprendido. No te entregues al estudio,
> ni te pongas a leer...
> Deja que la belleza que amamos sea cuanto hagamos.
> Existen cientos de maneras de postrarse y besar el suelo.
>
> JALALUDDIN RUMI [1]

Los ejercicios de la mañana son especialmente beneficiosos porque usted ha descansado y se ha repuesto durante la noche, y la mente, por lo general, se halla tranquila. Lo mejor es empezar su práctica justo al levantarse, en ese momento de ligera separación de todas las intrusiones, detalles y ruidos del día. Como dice Rumi: «No te entregues al estudio ni te pongas a leer... Deja que la belleza que amamos sea todo cuanto hagamos».

Disposición para los ejercicios matinales

Cuando haga sus ejercicios evite todo tipo de inconvenientes. Si vive en un clima frío que requiere calor, le recomiendo que caldee previamente la habitación en la que va a hacer los ejercicios. Utilice una esterilla de yoga que no se deslice, y no se tienda sobre una superficie fría. Este tipo de ejercicios se realiza mucho mejor sobre el suelo, ya que la firmeza y rigidez de la esterilla le ayudará a maximizar los alargamientos y el afianzamiento de los pies. Evite las superficies blandas, como puede ser la cama, porque eso bloqueará los alargamientos y las posturas siguientes. No obstante, siéntase libre para adoptar la postura que tienen los niños en la cama. Los calcetines hacen más resbaladizos los pies y pueden impedir su correcto movimiento; será mejor que tenga los pies descalzos.

También necesitará una buena manta y una colchoneta (de foam, madera, o de cualquier material resistente) de un tamaño aproximado de 4 x 6 x 12 pulgadas. En el caso de que no dispusiera de esa colchoneta se puede utilizar una manta.

Ejercicios matinales, 20-40 minutos

Series de alargamiento

Con el término «alargamiento o estiramiento» quiero referirme a los movimientos de extensión corporal que se llevan a cabo para conseguir una buena oxigenación de los tendones y huesos, membranas, músculos y órganos. El alargamiento constituye la base de todo movimiento en los ejercicios del Aprendizaje Somático.

Las series de alargamiento representan un ejercicio de diferenciación; es decir, de aprender a sentir las diferencias corporales. Zonas que parecen estar contraídas o fijas desde el exterior, se abren a medida que usted va percibiendo los movimientos desde el interior. Su conciencia somática se vuelve progresivamente más sutil a medida que se va desarrollando el proceso de diferenciación. El empezar con una revisión del proceso de gravedad proporciona una referencia para apreciar los cambios que se van produciendo con los ejercicios.

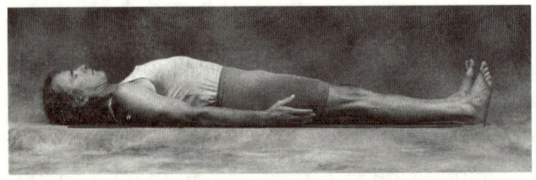

Revisión de la consulta gravitatoria desde una posición supina.

**En posición supina con las piernas extendidas,
inicie la revisión de la consulta gravitatoria**

- Sienta cómo está tendido sobre el suelo. ¿Cómo cae el peso de su cuerpo? ¿Cómo se adapta su cuerpo a la posición extendida? ¿Qué distancia existe entre su cuerpo y el suelo?
- Tómese un momento para sentir qué zonas de su cuerpo se mueven al respirar.
- Compruebe si se limita a revisar su cuerpo, mientras está tendido con una percepción visual, o si, por el contrario, utiliza una visión propioceptiva para sentir desde dentro el estado de sus tejidos.

Posición pélvica con ayuda de un apoyo

Doble las rodillas secuencialmente de modo que los pies se asienten en el suelo. Sienta la onda de movimiento a lo largo de su estructura cuando levante una rodilla del suelo. Mantenga los pies separados a la distancia de las caderas, y colocados de manera que la pantorrilla se mantenga lo más perpendicular posible al suelo, sin esforzarse. Ahora sienta como la onda de apoyo se mueve a lo largo de su estructura, a medida que va bajando el pie hasta el suelo. Cuanto más relajado se sienta por dentro, mejor percibirá el fluir del movimiento a lo largo de toda su estructura corporal (incluso, por ejemplo, la colocación del pie).

Otras diferenciaciones

Para conseguir una extensión máxima, alargue los pies secuencialmente, colocando los dedos lo más extendidos posible cuando coloque los pies sobre la esterilla. Después, mientras experimenta la onda de su espiración, trate de extender lentamente el espacio existente entre los huesos de cada pie, prestando mucha atención a la parte lateral del pie. Trate de resistir la tentación de apoyarse en el talón hasta que haya logrado ampliar el espacio existente entre todos los huesos del pie. Observe que cuando el pie se alarga, también lo hace la columna y todas las articulaciones, especialmente el tobillo, la rodilla y la cadera. Antes de proceder al alargamiento del segundo pie, trate de percibir la posible diferencia que haya entre ambos lados.

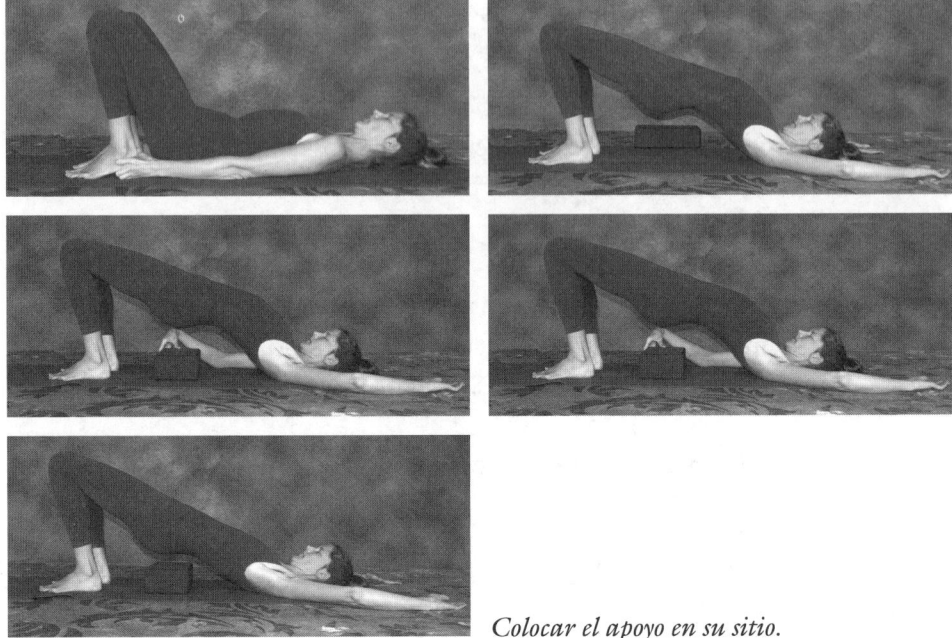

Colocar el apoyo en su sitio.

Relájese y disfrute la sensación de algunos estiramientos en esta posición. Inicie la espiración desde la zona del diafragma pélvico, mientras se afianza en el sacro y se arraiga en el suelo con los talones. A medida que la onda omnidireccional desciende, otra asciende a lo largo de su columna vertebral desde la cintura y fluye hacia los brazos y la cabeza. Cuando los pulmones se han vaciado relaje lentamente todos sus diafragmas, bebiendo el espacio ilimitado a través de esa respiración que hace sin esfuerzo. Disuelva cualquier tensión existente a medida que inhala el aire, para iniciar de nuevo con la siguiente espiración. A medida que empieza a exhalar el aire amplíe su presencia a lo largo del espacio circundante, siguiendo las ondas de su respiración que van como rizándose exteriormente hasta el infinito.

Colóquese sobre el apoyo

Cuando se sienta relajado y estirado, con la siguiente exhalación eleve la pelvis y la espina hasta la base del cuello (en la séptima vértebra cervical), mientras extiende el sacro para impedir que sus vértebras se compriman. Deslice su elemento de apoyo, colocándolo entre el sacro y el suelo, manteniendo la posición elevada de la pelvis. Empiece a descender hacia el suelo, vértebra a vértebra, desde la base del cuello hasta el sacro, a medida que va alargando el espacio entre cada vértebra mientras exhala el aire lentamente. Si utiliza una manta enrollada, trate de mantener firme el rollo evitando que se produzcan abultamientos en él. En el momento de la espiración sienta cómo su sacro y su cóccix presionan sobre el rollo de la manta. Observe cómo se va enraizando cada vez más profundamente, y conecta con el suelo por medio de sus pies y piernas, especialmente a través de los talones.

Cuando sienta cómo se eleva la zona diafragmática con la espiración, mantenga afianzado el sacro y el cóccix. Cuanto más profundamente se extienda sobre el suelo, más profundamente sentirá cómo también crecen sus raíces, cual si fuera un árbol. ¿Puede percibir el enraizamiento de sus pies en el suelo? ¿Hasta qué profundidad puede extender su presencia?

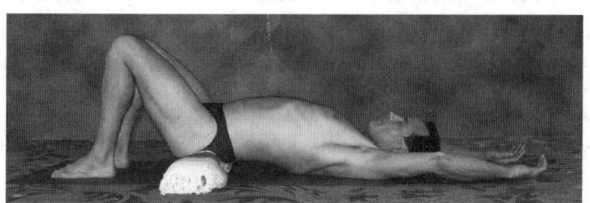

En el caso de que no disponga de otro apoyo, puede utilizar una manta enrollada.

Colocando los brazos por encima de la cabeza

Antes de que empiece el próximo alargamiento, ponga los brazos de forma cómoda bajo la cabeza. (Revise las notas del Capítulo 7 sobre la utilización de cojines si fuera necesario para apoyar los brazos.) Tómese un momento para experimentar la diferencia que siente cuando se apoya solo sobre un brazo. Coja el otro brazo que está más alejado, o en el que siente mayor presión. Vierta el líquido cristalino de la matriz de sus huesos hasta el codo, como si estuviera vertiendo los granos de un reloj de arena. Después, sienta cómo esa matriz cristalina de sus huesos se va derramando desde el hombro hasta la palma y los dedos de su mano, como si una suave brisa nocturna esparciera un montoncillo de arena sobre el borde. No trate de emplear los músculos para presionar el brazo contra el suelo, ya que de ese modo acentuaría la tensión ya existente. Sienta, mientras respira, la diferencia de cómo responden las diferentes capas de sus tejidos ante la fuerza de la gravedad. Una vez que haya vertido la matriz cristalina de sus huesos... sienta cómo el mar de los tejidos blandos se va reorganizando, circulando por la nueva dimensión de su esqueleto. Ahora tómese un momento para sentir lo que ha cambiado en el brazo estirado, y la diferencia que existe entre este y el otro, el que está sobre la cabeza. Compruebe si el otro brazo se siente ahora más tenso que este. Observe la diferencia existente entre ambos brazos.

Relajación de las costillas

Una vez afianzado su sacro, trate de relajar cada una de las costillas de forma individual, hasta que las vea flotar libremente, sin que se sientan «enjauladas». Imagínese que están flotando sobre las ondas de su respiración como si fueran esos barquitos ceremoniales de papel que los devotos hacen flotar sobre las aguas del Ganges. Entonces sus pulmones podrán llenarse, sin que se lo impida la barrera formada por las costillas.

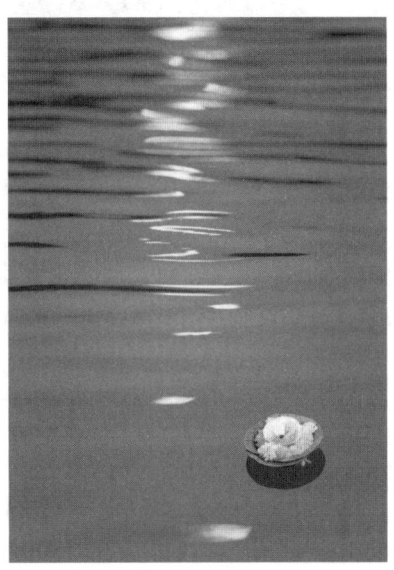

Recoja cada sensación que surja recibiéndola en lo más profundo hasta que la onda que le recorre amaine. Relájese por completo. Deje que la respiración fluya a través de usted, espire completamente, afiáncese en el suelo. Sienta los nódulos linfáticos en las ingles, en las axilas y en todo el pecho hasta el cuello. Haga fluir esa linfa por la musculatura esquelética que envuelve los huesos, incrementando su circulación para limpiar y fortalecer su sistema inmunológico.

Sienta cómo los diafragmas se mueven hacia el centro cuando espira. Déjelos que recojan el peso de sus órganos, de modo que su peso se vaya dispersando hasta que esos órganos se vuelvan ingrávidos. Puede dar la impresión de que casi todo su interior va desapareciendo... y que solo queda un espacio vacío que se extiende infinitamente.

De hecho, las fronteras existentes entre lo interior y lo exterior también parecen haberse disuelto. Vea si puede sentir esa ingravidez que se extiende desde la base de la pelvis por todo la espalda. A medida que usted se va abriendo a ese espacio vacío, advierta cómo los huesos se expanden también a lo largo de los hombros, de las puntas de los dedos, la nuca, y la coronilla. Siga manteniéndose vinculado al suelo.

Con la siguiente respiración compruebe si puede sentir todos los diafragmas en la pelvis, a lo largo de la espalda y a través de la caja torácica, allí donde el pecho se abre hacia el cuello, y a lo largo de ambos lados de este, hasta el borde de la boca y a través de su cabeza. Vea si puede sentir todas esas membranas moviéndose al mismo tiempo y por todos sus huesos. Haga otra respiración. ¿Se siente enraizado en el suelo? Sienta cómo flotan sus huesos. Cuantas más membranas se muevan más flotarán los huesos.

En la siguiente exhalación levante de nuevo su pelvis, afianzándose sobre los talones. Mantenga extendida su columna desde el sacro, tratando de no arquear la espalda al elevarse. Manténgase así, descansando sobre la cabeza y la séptima vértebra cervical (la que está situada en la base del cuello), y sobre la parte superior de los omóplatos. Aparte el apoyo que tiene bajo usted y vuelva a poner los brazos sobre la cabeza. Relaje toda tensión mientras inhala. Acostúmbrese a descansar en esta posición. Vuelva a espirar lentamente, alargando su columna vertebral, colocando en el suelo secuencialmente las vértebras, desde el cuello hasta el cóccix.

Puede emplear esta oportunidad para reorganizar su estructura corporal a medida que va descendiendo muy lentamente el cuerpo, alargando la base de su columna vertebral hasta el sacro y el cóccix. Continúe vertiendo la riqueza celular de sus huesos a lo largo de los brazos hasta que aquella llegue a los hombros, codos, muñecas y palmas de la mano. Los brazos polarizarán este campo, proporcionando una resistencia que servirá para apoyar el alargamiento de la columna vertebral. Este ejercicio requiere una inteligencia somática muy despierta. Como le sucedía a la lady Ragnell, a menos que deje de dispersar su atención su estructura corporal nunca se reorganizará ni se renovará adecuadamente, limitándose a ajustarse de una forma mecánica. Ha de aprender a extender su presencia en todas direcciones a través, y al mismo tiempo, tanto de la columna como de los brazos para que se pueda producir esta reestructuración corporal. Cualquier indecisión o dispersión de la atención limitará la oportunidad de que surja una nueva y coherente estructura. En este sentido, la relación recíproca existente entre los brazos (especialmente los codos) y la parte torácica de la columna, actúa de forma similar a como lo hacen las rodillas y el sacro (tal como hemos expuesto en el capítulo 7, al hablar de la rápida liberación espinal).

A medida que se alarga la columna quizás sienta —en algunas zonas— como si la curvatura se invirtiera a lo largo del eje vertical. Al mismo tiempo se extiende por el eje horizontal, entre hombros y pelvis. Respire cuantas veces necesite alargando y descendiendo en sus exhalaciones y relajándose en las inspiraciones.

No se preocupe si la curvatura corporal parece que desaparecen o, incluso, se invierten a consecuencia del alargamiento espinal. Esto es algo que ocurre de forma natural cuando se alarga la columna vertebral, y no significa problema alguno dado que está descomprimiéndose. Sin embargo, no se esfuerce muscularmente en pegar la columna al suelo, ya que este esfuerzo puede producir una compresión peligrosa.

Cuando se sienta completamente extendido sobre el suelo, baje secuencialmente sus brazos colocándolos a los costados. Mientras mantiene bajados los hombros, extienda un brazo hasta que forme con la columna un ángulo de 90 grados (denominamos a esta postura «brazos hacia el horizonte»). El movimiento de retornar el brazo a su costado representa un nuevo reto; porque para mantener el espacio existente bajo sus axilas sin que se produzca ningún colapso es necesario girar adecuadamente el brazo. Deslice la mano como si lo estuviera haciendo dentro del agua, utilizando la «plenitud del espacio vacío» para que ese espacio forme parte de la estructura del brazo. De esta manera la energía que suelta su columna con la espiración fluirá a lo largo del canal abierto de su brazo. Y a medida que fluya la respiración, los brazos también se irán moviendo de acuerdo con esa respiración. Haga este mismo ejercicio con el otro brazo, hasta dejarlo descansar a su costado.

Ahora baje una pierna mientras expulsa el aire, tratando de alargar esa pierna desde el talón desde la cadera. Procure mantener el sacro bien extendido y pegado al suelo. Trate de alargar los huesos de su pierna (tibia y peroné) desde la parte trasera de la rodilla hasta el talón, dejando que por ellos circule esa onda energética. En la siguiente espiración extienda la otra pierna del mismo modo, sin dejar de mantener la atención en la primera (si olvida mantener extendida la primera pierna puede que desvíe la cadera). Cuando inspire y sienta que sus tejidos están bien apoyados, relaje los músculos. Si advierte que alguna zona del cuerpo continúa tensa, siga relajándola con la ayuda del apoyo que tiene en el suelo. Observe la diferencia que existe entre esa relajación que invade sus huesos, y el mantenerlos colapsados. Al margen de la diferencia psicológica existente producida por esta relajación, advierta también ese estado de atención profunda que le impide «abandonarse al cuerpo». No se distraiga, mantenga la atención en sus tejidos. Ponga en práctica el ejercicio mencionado en el capítulo 7 sobre la exploración del efecto gravitatorio.

Otras diferenciaciones: Profundice en su respiración

Para mujeres: Estos ejercicios han ayudado a muchas mujeres que padecían toda clase de enfermedades «femeninas», entre ellas el síndrome premenstrual, calambres menstruales, útero caído, infecciones urinarias crónicas, incontinencia, endometriosis, fibromas, infertilidad e, igualmente, puede facilitar el embarazo y el parto.

El mejor lugar para iniciar la respiración es la zona que los taoístas denominan «palacio del ovario». Para situar esta zona forme un triángulo con las manos, uniendo pulgares e índices. Coloque el punto en el que los pulgares se encuentran sobre el ombligo y extienda los meñiques. Inicie la espiración en el punto en el que se apoyan los meñiques (en la zona pelviana) y deje que el flujo de la energía se mueva hacia el centro o la línea media vertical, desde los ovarios hacia el útero y, después, recorriendo toda la zona pelviana.

Para hombres: Estos ejercicios benefician la glándula prostática, incrementando su circulación sanguínea. Muchos hombres que padecían de hipertrofia de la próstata utilizaron estos simples ejercicios respiratorios para recuperar el total funcionamiento y desarrollo de la próstata.

Al respirar sienta el movimiento de toda su zona diafragmática pelviana, tanto delantera como trasera, desde el cóccix hasta el hueso púbico. A medida que sienta el movimiento que se produce en profundidad en su zona pelviana, sienta también cómo esa onda respiratoria abraza la zona del escroto y del pene, y cómo va ascendiendo todo a lo largo de su organismo, desde la próstata hasta la cabeza.

Para todos: Imagínese que la energía liberada desde la base de la columna vertebral con el movimiento de la zona diafragmática pelviana y del anclaje del sacro forma una bola de luz que se va alzando a lo largo de toda la columna hasta llegar a la parte superior (coronilla) de su cabeza. Al mismo tiempo, la energía se va vertiendo a lo largo de todo el canal central de la parte delantera del cuerpo, desde la coronilla hasta la glándula pineal (zona del «tercer ojo»). Manteniendo la lengua pegada al paladar superior reciba esa energía que desciende fluyendo a través del cuello, corazón, plexo solar y centros pelvianos, y que continúa fluyendo en su recorrido descendente hasta los pies y ascendente a lo largo de toda la columna. Mientras disfruta de esta corriente energética, profundice su sensación de bienestar interno sintiendo cómo va diluyendo y caldeando todos los tejidos a medida que los va abriendo, bañando todo su interior de luz y amor.

Cuidar la energía sexual para la autorrenovación

Sienta el movimiento benefactor de cada respiración en sus genitales, como si estos brillaran como ascuas. Este cuidado de la energía sexual incrementará su placer sexual, y es algo que puede constatarse por un incremento de la capacidad restauradora y regeneradora que experimenta todo su organismo.

Percibir el flujo omnidireccional de la energía

Al mismo tiempo que usted percibe el flujo de la energía que se mueve desde la base de su columna hasta la coronilla, también puede percibir la energía que fluye descendiendo desde aquella, a lo largo de todo su organismo, a través de la glándula pineal, el cuello, corazón, pulmones, abdomen, genitales y hasta las extremidades inferiores que se enraízan en la tierra. Puede percibir la energía que desciende hasta la tierra y asciende hasta el cielo, al igual que la que envuelve y orbita entorno a su estructura... a través de los chakras, a lo largo de la columna y en su descenso por el canal central. Ponga la punta de la lengua contra su paladar superior mientras hace estos ejercicios que apoyarán el flujo de la energía desde la glándula pineal (tercer ojo) a lo largo de su entrada torácica. Algunas personas encuentran útil visualizar esta energía como un haz luminoso, ya que eso le recuerda que este tipo de movimiento no necesita de ningún tipo de esfuerzo muscular.

Fortalecer los órganos

Experimente los beneficios obtenidos mediante la respiración iniciando la espiración desde los diferentes órganos. El espirar desde los riñones para fortalecer el *ki*, especialmente cuando haya padecido fatiga suprarrenal, estrés o agotamiento, le ayudará a restaurar rápidamente la salud y la vitalidad.

Notas

1. Para los practicantes de yoga: Aquellos de ustedes que practiquen la postura de la rueda (inclinación del torso hacia adelante en posición supina) encontrarán una forma de calentamiento muy adecuado en el alargamiento de la espalda, lo cual se puede hacer sin esforzarse. Les recomiendo que se aten un cinturón un poco por encima de las rodillas antes de iniciar el alargamiento, y proceder después a hacer el ejercicio de doblarse hacia adelante.

Deje descansar la cabeza y el cuello sobre el suelo antes de iniciar el siguiente ejercicio.
2. Este tipo de alargamiento es un ejercicio de inversión. Y, a diferencia de la mayoría de los ejercicios de esta índole, puede realizarse sin problemas en el embarazo y durante la menstruación.

Sentarse doblándose hacia adelante (Uttanasana)

Duración: De tres a cinco minutos.

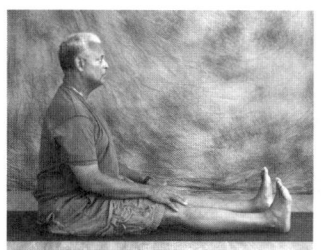 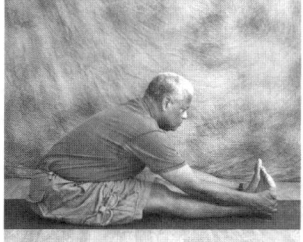 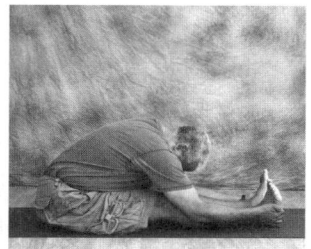

Sentarse doblándose hacia adelante.

Si le resulta posible tocarse los dedos de los pies sin forzar la columna o los hombros, trate de enlazar los dedos de las manos con los de los pies, empezando con el dedo meñique del pie entrelazado con el cuarto dedo, de forma que las puntas de los dedos de la mano puedan presionar sobre el talón; también puede rodear los pies con las manos, tal como muestra la fotografía.

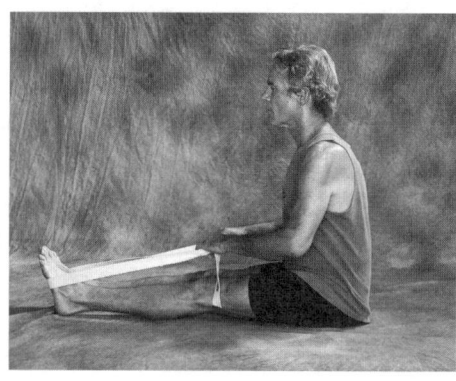

Sentado hacia delante utilizando el cinturón.

Si de momento no le resulta posible hacer esto, utilice un cinturón de yoga (envolviendo con él el talón del pie) para conseguir la extensión necesaria.

La idea es que no trate de sostenerse apoyándose en las manos, lo cual contraería el movimiento de la columna vertebral, sino más bien de extender su presencia a lo largo de los brazos de forma que pueda completarse el circuito energético, conectando pies y brazos. Este ejercicio de doblamiento hacia adelante tiene dos partes. En la primera extendemos la columna a fin de sentarnos más verticalmente, sin necesidad de tener que echarnos hacia adelante.

Parte I

El alargamiento se ha de iniciar con la exhalación del aire desde la zona diafragmática de la pelvis, las rodillas, la planta de los pies y la base del cráneo. Al tiempo que se experimenta el movimiento de las zonas diafragmáticas, se ha de buscar una relajación de la zona ósea, como si los huesos resbalaran o se deslizaran sobre los tendones. Aunque la musculatura superficial respondiera a esta sensación no se ha iniciar inmediatamente el movimiento, porque si se movilizaran los músculos el movimiento resultaría superficial y muy limitado. Ha de sentirse la onda omnidireccional a lo largo de toda la columna, que va desde el sacro y se extiende hacia las rodillas, de estas a los tobillos y de los tobillos y talones hasta los dedos de los pies. A consecuencia de este alargamiento o extensión se elevarán las rótulas y se flexionarán los pies. Cuide de no hacer este ejercicio de forma superficial. Desde el sacro, la onda energética se va haciendo más ligera, a medida que usted deja de contraer la zona superior del torso y la cabeza. No contraiga tampoco los brazos ni los hombros. Estos han de mantenerse relajados, pero no flácidos; siempre extendidos y conectados con los pies, ya sea de forma directa o a través del cinturón. La onda energética ha de recorrer el cuerpo desde la coronilla hasta las plantas de los pies y las manos, sin que en ningún momento se pierda la energía. Cuando la onda ascienda a través de la zona torácica de la columna, los hombros descenderán de forma natural. Esa onda va ascendiendo por la columna y abre un espacio «de la anchura de un cabello» entre las escápulas (las puntas de las aletas) y la espalda. Perciba este «soplo de viento» que parece ir flotando hasta las yemas de los dedos.

Siga percibiendo la onda energética más allá de los límites de su estructura física, extendiendo su presencia y superando las limitaciones del cuerpo. Al inhalar, relaje toda tensión residual que pueda sentir en cualquier zona sin permitir, por otro lado, que su cuerpo se colapse. Dicho de oro modo, no pierda la extensión corporal lograda durante la espiración, sino que, por el contrario mantenga su presencia relajando cualquier tipo de tensión que pueda haber surgido entorno a los huesos. Incluso estos se volverán más «líquidos», redistribuyendo su masa, a medida que usted respira. No haga nada. Se trata de un ejercicio del «no-hacer». Deberá repetir toda la secuencia respiratoria al menos cinco veces, lentamente; iniciándolas siempre en un estado de profunda relajación y libertad interior.

Parte 2

Ahora, al finalizar cada espiración, en el espacio existente antes de que se inicie la nueva aspiración, con los huesos de las posaderas y el sacro bien anclados en el suelo, sienta cómo se hunde la articulación de la cadera. En cuanto perciba esta especie de «caída libre», extienda la columna hacia la cabeza. No se doble hacia adelante desde la zona torácica, ni doble o incline la cabeza.

Para que se pueda reconocer fácilmente el espacio existente entre ambas caderas, es necesario que se produzcan dos cosas:

1. Ha de extender más el espacio existente entre las rodillas y los tobillos.
2. Su columna debe sentirse aligerada. La onda energética debe pasar por la cabeza para aligerar la columna.

Al inhalar, puede echar hacia delante la cabeza, permitiendo que tanto el peso de aquella como el de los hombros estiren los tejidos blandos de forma pasiva, sin que se produzcan forzamientos por su parte. Esto es importante. Para activar el reflejo de alargamiento de forma fisiológica, ha de resistirse a la tentación de estirar la musculatura esquelética, mediante manipulaciones violentas; con ello solo conseguiría alterar un estado físico con afán de crear otro.

Mientras que el alargamiento se produce durante la espiración y empieza afirmando bien la base de la columna, el cráneo, las rodillas y los talones, en la inspiración experimentamos el vertido energético que parte de la coronilla y los hombros. Relaje todas las tensiones que pueda sentir, para que ese vertido pueda recorrer toda la columna. En la siguiente espiración despierte el movimiento de la «serpiente» en la base de la columna, que se desenroscará y recorrerá toda la columna suavemente, sin alzarla. Suponga que alguien le coloca una tabla sobre su columna, y que con la exhalación usted no modifica en absoluto la posición de esa tabla, si bien mantiene la columna en perfecto contacto con ella. De todos modos, esta clase de movimiento ha de ser interior, y no superficial. Repita este ciclo respiratorio varias veces. Trate de que cada aspiración parta de las caderas, recorriendo toda la columna. Todos estos movimientos de extensión de la columna realizados con cada inspiración y espiración deben realizarse como si una onda energética estuviese recorriendo su cuerpo.

Planteamiento

Cuando inicie la espiración desde la zona pelviana, utilice su afianzamiento del sacro como una polea para alzar la columna. Esta se desenrollará como si fuera una serpiente, sin necesidad de elevar muscularmente la parte baja de la espalda. Usted ha de fijar la atención en la cabeza y los brazos, de forma que estos se desenrollen con el resto de la columna. Si los deja colgar como un peso muerto, creará mucha resistencia a la onda energética que habrá de recorrer, sin esfuerzo, toda la parte superior del torso.

Meditación sentada

Duración: Diez minutos, o más.

Este es un momento excelente para hacer una meditación sentada, ahora que tanto la mente como el cuerpo se hallan serenos y alerta. Puede utilizar la respiración como elemento de meditación siguiendo el proceso de la espiración y la inspiración sin intentar controlar el movimiento respiratorio, abriéndose a él con la máxima facilidad y libertad. Su inteligencia somática puede aportar a la meditación es la capacidad de sentir la respiración de dentro afuera, en lugar de estar observándola desde la mente. Esto le permitirá participar plenamente en su estado de presencia sumergiéndose amorosamente en la dulzura de lo divino. Y como sucede cuando se une a su amado interior, este abrazo nunca podrá ser tan delicioso como cuando usted vive plenamente ese momento. Vea hasta qué punto puede prolongar su estado de presencia siguiendo las ondas respiratorias que recorren su columna. A mí me gusta dedicar este ejercicio al despertar de todos los seres. También puede ampliar esta meditación con el ejercicio tibetano-budista del *Tonglin*. Inspire en su corazón el sufrimiento de todos los que sufren, transformando ese sentimiento en algo lleno de luz y de amor con su espiración. Cuando desarrolle esta capacidad de transmutación de ese sentimiento, también se reducirá el sufrimiento que pueda surgir en su vida diaria, convirtiéndolo en algo pasajero y sin importancia.

Cuando la mente se disperse, tráigala de nuevo a la atención suavemente, sin establecer juicio alguno. Como si estuviera conduciendo un coche, aprenda también a manejar su mente dándole mayor energía cuando la sienta más lenta y laxa, y desacelerándola o calmándola cuando la aprecie más excitada. Es mejor tener una meditación corta y lúcida que prolongarla de forma inadecuada y con torpes hábitos que oscurecen y nublan la mente. Puede empezar con una meditación de diez minutos e ir ampliando el tiempo, poco a poco, para mejor disfrutarla. (Para más indicaciones véase «Meditación de la atención» en el capítulo 11.)

Sentir la Ola. Introducción a la Cola del Escorpión

Dependiendo del tiempo que usted tenga disponible y de su grado de cansancio, o de interés, puede utilizar esta meditación para completar sus ejercicios matinales, descansando en posición supina; o bien puede emplearla como una transición a la siguiente secuencia.

EJERCICIOS MATINALES

La he incluido como parte de los ejercicios matinales, a fin de que pueda sentir más intensamente la onda energética a lo largo de la columna, con lo que se desarrolla una fluida sensibilidad a lo largo de toda la estructura corporal. Esta clase de movimiento incluye una autoorganización de todo el organismo, al mismo tiempo que los órganos se elevan y el tejido conjuntivo y los músculos se alargan como respuesta al movimiento diafragmático y al espacio que se va abriendo entre los huesos.

Este ejercicio puede constituir una especie de transición entre las posiciones sentada y yacente; sin embargo, la postura tumbada presenta ciertos retos, ya que la gente tiene la tendencia a mover la musculatura como si estuviera adoptando una posición sentada. Esta tendencia surge de la creencia de que hemos de levantar nuestro peso contrarrestando la fuerza de la gravedad, y que necesitamos adquirir la fuerza suficiente para realizar este esfuerzo. No obstante, el dominio de este tipo de meditación somática se consigue mediante su capacidad para saber establecer las diferencias. Por ello, he decidido introducir aquí la primera parte de este ejercicio, de forma que cuando usted llegue al movimiento completo de la Cola de Escorpión, en el capítulo 12, ya haya podido establecer la diferencia necesaria para realizar el ejercicio sin necesidad de tensarse para llevarlo a cabo.

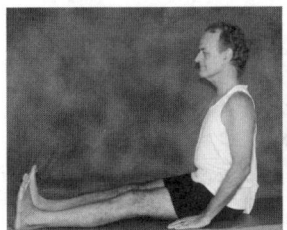 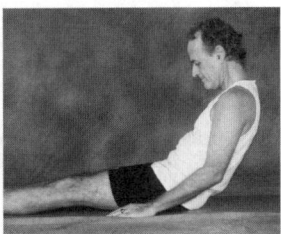 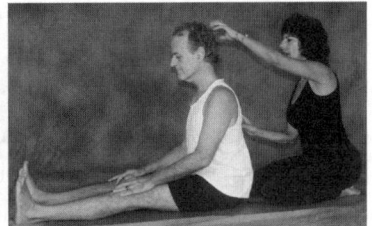

Sienta la ola mientras relaja la columna hacia atrás y extiende desde la base de la columna hacia arriba por de la cabeza.

Balanceo descendente

Realice este movimiento mientras procede a la exhalación del aire. El ejercicio resulta más fácil si lo realiza, arriba y abajo, durante la misma exhalación, sobre todo cuando empieza a practicarlo.

Mientras está expulsando el aire suelte lentamente la pelvis de modo que la columna empiece a descender hacia el suelo desde las caderas, hasta que llegue a formar como una luna creciente. Entregándose a la gravedad, déjese ir hacia el suelo. Ahora invierta la onda mientras continua exhalando, extendiéndola por el suelo desde la base de la columna y el cóccix, y sintiendo cómo la ola va ascendiendo a lo largo de la columna hasta llegar a la cabeza.

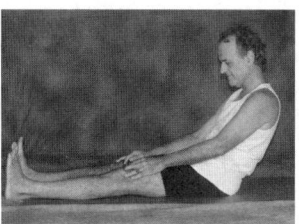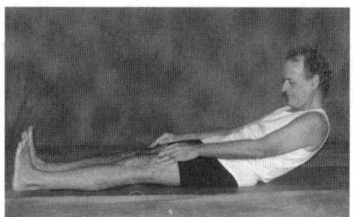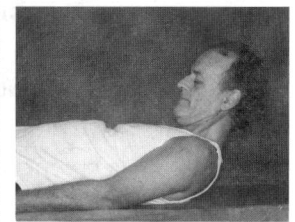

El balanceo hacia abajo constituye la primera parte de un movimiento más amplio denominado «Cola del escorpión» (detallado en el capítulo 12).

Sienta cómo la curvatura de la columna cambia a medida que la onda pasa por ella. Repita esto varias veces, advirtiendo también cómo los huesos «se deslizan» por la envoltura de los tejidos blandos de las piernas, tanto cuando se inclina hacia abajo como cuando se eleva. En cada movimiento haga una espiración completa, especialmente desde la zona de los riñones, que engloba el diafragma del peritoneo. Después, libere lentamente el diafragma y sienta cómo la respiración va llenando fácilmente la parte baja de los pulmones y asciende por la columna. Suelte cualquier tensión residual que advierta en su estructura, de forma que pueda empezar de nuevo en la siguiente espiración. Esto activará el flujo y la fortaleza, o energía *chi*, de los riñones. Acostúmbrese a iniciar este movimiento desde el flujo del *chi* de sus órganos, en lugar de tratar de controlar el movimiento desde la musculatura esquelética más superficial.

De forma gradual vaya profundizando en la onda energética, permitiendo que su columna descanse sobre el suelo, vértebra a vértebra, y dejando que la gravedad se haga notar en su cuerpo. No se tumbe más de lo que pueda posteriormente alzarse sin esfuerzo, cuando llegue el momento de invertir el proceso. Continúe descansando plenamente mientras aspira.

Rote las aletas y la cabeza

En la siguiente espiración intensifique la onda hacia abajo, hasta que la zona media de las «aletas» de sus escápulas toquen el suelo. Descanse en esta posición sin hacer subir la onda energética.

En cuanto haya tocado el suelo con la zona media de sus aletas, rote sobre el suelo la escápula, los hombros y brazos hacia los lados. Al mismo tiempo rote el cuello y la cabeza. También puede rotar los hombros, el cuello y la cabeza suavemente, como si estuviera alisando una masa con un rodillo de cocina, en lugar de hacerlo con un esfuerzo muscular.

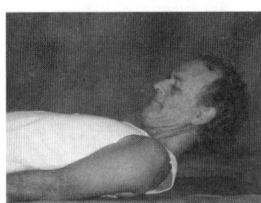 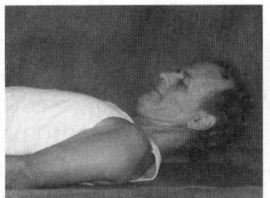 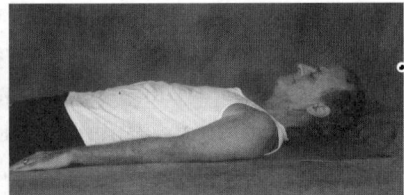

Las «aletas» son los bordes internos de los omóplatos.

Descanso

Distienda su osamenta corporal sobre el suelo, percibiendo cómo los tejidos blandos se entregan a un estado de fluidez mientras descansa. Así podrá apreciar cómo la relajación se hace más profunda con cada respiración, y cómo su mente se vuelve más relajada, alerta y expansiva. Si comprueba el efecto de la gravedad sobre su cuerpo podrá percibir los cambios que se han producido desde que empezó a descansar.

Sirva de recordatorio el comprobar cómo el hecho de hacer los ejercicios necesita del debido descanso que permita adecuarse al nuevo orden; es decir, observar cómo la estructura corporal necesita autoorganizarse para poder integrarse al nuevo espacio que usted mismo acaba de descubrir. Es algo parecido a lo que sucede con la preparación de la tierra en la que se siembran las semillas, esperando que fructifiquen para cuando llegue la cosecha. Si no se tiene esa precaución, es muy probable que pierda cuanto ha ganado y no logre llegar a una nueva integración corporal. Sea prudente a la hora de cuidar ese estado de transición en sus actividades diarias. Asiéntese. Concédase un momento para poder apreciar cómo un rato de descanso le hace sentirse distinto.

La postura del niño

Teniendo en cuenta que la postura que adoptan los niños es una de las más versátiles, y que la mayoría de la gente puede adoptar sin mayor esfuerzo, le animo a que no deje de integrarla en sus ejercicios diarios. Considérela como una postura de descanso. Como para ello no es necesario ningún tipo de precalentamiento ni de accesorio, la puede practicar como una postura estimulante a lo largo de su jornada diaria, cuando se sienta cansado o necesite relajar el estrés acumulado.

Además, y puesto que también aporta oxígeno a la columna, esta postura constituye un magnífico precalentamiento para hacer otros ejercicios más complejos. Al despertar la columna al surf de la gravedad con las ondas de su respiración, es probable que de esta manera usted se canse menos al iniciar otros ejercicios, que si los empezara en frío. Con esta postura la gravedad ayuda especialmente al afianzamiento del sacro.

Instrucciones

Arrodíllese sobre la esterilla o la alfombra, apoyando la espalda sobre los talones y doblándose hacia adelante. Ponga los brazos estirados sobre el suelo por encima de la cabeza.

Nota: Si sintiera algún dolor procure adecuar la posición utilizando una manta enrollada o una almohadilla bajo las rodillas, o entre la pelvis y los talones, o debajo de los pies, o entre los muslos y el bajo abdomen; es decir, en aquella zona corporal en la que sienta mayor molestia. Si el dolor se produce en los tobillos o en los pies, puede hacer esta postura colocando los pies fuera de la cama (o del elemento que haya utilizado para hacer el ejercicio). Asegúrese de que está bien firme sobre los tobillos para no caerse hacia atrás cuando se levante. Tampoco ha de preocuparse si no encuentra una posición que le resulte cómoda; haga otro tipo de ejercicios de alargamiento durante unos cuantos días, y vuelva a intentarlo. Se quedará sorprendido al comprobar cuán rápidamente puede cambiar su cuerpo.

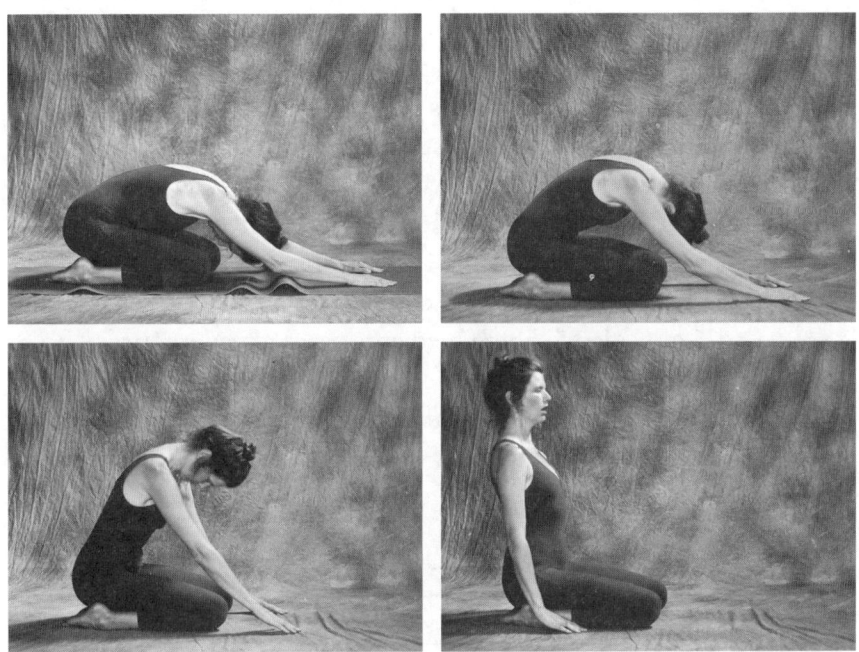

Postura del niño y elevación del cuerpo tras la postura.

Percibir los órganos pelvianos

La postura del niño es una posición excelente para poder diferenciar el movimiento de la zona pelviana. Haga unas cuantas respiraciones para percibir el movimiento de su diafragma pelviano en relación con los diversos órganos de esa zona, como la vejiga. El recto y los órganos sexuales. Preste particular atención a los esfínteres anal y urinario. Trate de tensarlos y, después, ir relajando esa tensión hasta conseguir una relajación total. Para las mujeres esta es una excelente posición para practicar los ejercicios Kegel. Perciba cómo el movimiento cambia usted va relajando estos órganos secuencialmente.

En cuanto inicie su exhalación desde el diafragma de la zona pelviana, observe cómo se va despegando del sacro y del cóccix, como si un río se escindiese en dos. Observe la forma en que sus órganos y tejidos pelvianos flotan en la corriente de esos dos ríos.

Sienta los remolinos que ha producido el intenso movimiento fluido alrededor de sus huesos. Este tipo de remolinos limpiarán cualquier tipo de congestión existente en la pelvis, del mismo modo que la corriente de agua de un río limpia los residuos que se hayan podido formar en las riberas. Perciba cómo estos pequeños remolinos de energía van abriendo un espacio en las articulaciones de las caderas y deshacen la densificación de la pelvis.

Déjese llevar por la onda energética a medida que ella va recorriendo su estructura corporal y ábrase a ese estado de presencia. Permita que la fuerza de la gravedad le libere mediante esa onda energética, y no se esfuerce en modificar su efecto. Perciba cómo, al espirar, los huesos se mueven en un mar de tejidos blandos, antes de que ese efecto de fluidez desaparezca con la inspiración.

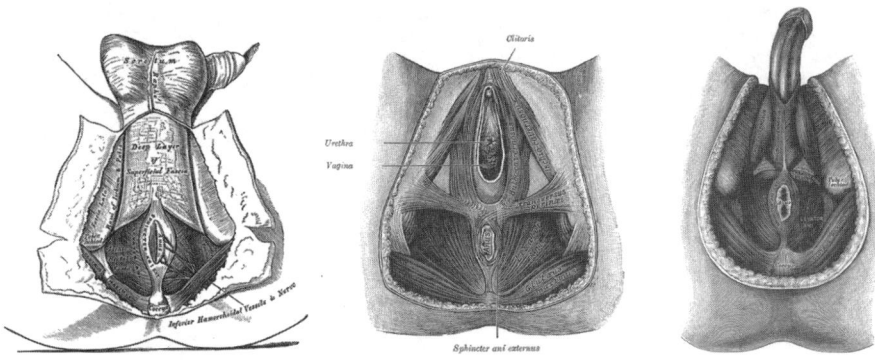

Vista de la zona pelviana, masculina y femenina.

Utilice el afianzamiento del calcáneo, del sacro y del occipucio como si fuera una estaca clavada en el suelo, o como un poste magnético que repolariza el campo. Imagínese que usted es como una frecuencia vibratoria que está resonando. En lugar de considerarse un objeto corporal, trate de imaginarse que es una serie de delicados bits vibratorios rodeados por un espacio vacío. Deje que la dinámica de la atención le reconstituya, como las raspaduras de metal se dejan atraer por el imán.

Siga las instrucciones establecidas en el apartado «Planteamiento» para la posición de doblarse hacia adelante (véase la página 225). Disfrute de unas cuantas respiraciones mientras descansa comprobando cómo actúa la gravedad en esa posición, antes de hacer un movimiento giratorio o ponerse de pie.

Consecuencias

La postura del niño es muy útil como posición de referencia para otras, como pueden ser la posición de cabeza, la bacasana y la postura de escorpión, puesto que sirve para relajar cualquier tensión que haya en el cuello o en la cabeza. Para adoptar la postura del niño basta con que sitúe la pelvis sobre los talones y afiance el sacro mientras alarga la parte superior de la columna y los brazos, Recuerde siempre afianzar la onda energética en los brazos, especialmente en hombros y muñecas, como también en la base del cráneo.

Secuencia LUV

Si va a iniciar sus ejercicios aquí, haga una revisión del estado gravitatorio de su cuerpo, descansando en posición supina. De no ser así, puede continuar.

Formar la «L»

Dedique un momento a percibir el inicio de la respiración desde la zona ovárica o desde la parte posterior de la zona pelviana (tal como se describe en el alargamiento de lo posición pelviana, en el primer ejercicio de este capítulo). Cuando usted inicia desde aquí el movimiento del diafragma de la zona pelviana, en lugar de hacerlo de la parte superficial de esta misma zona, obtendrá mucho mayor soporte del diafragma. Esto liberará el sacro y los pies y afianzará el diafragma pelviano. También le permitirá alargar los últimos huesos de la columna, desde el sacro, para aumentar la corriente de energía que parte desde la base de la columna. Haga unas cuantas respiraciones hasta que sus órganos reproductores se sientan avivados, como sucede cuando alguien sopla sobre unos rescoldos para reanimar el fuego. El encontrar esta profunda iniciación respiratoria le permite acceder a una fuente de poder que está mucho más allá de lo que puede significar la fuerza muscular, como si estuviera accediendo a la imaginación de todas las especies de vertebrados... sacando ahora todo el poder de sus antepasados... Y todo ese poder y esa fuerza llegarán a usted, porque en este momento es usted quien constituye la única razón de que hayan existido esos antepasados.

Doble las rodillas y ponga rectos los pies, profundizando en esa concavidad que es la parte inferior de su espalda. Al espirar eleve los pies partiendo de la pelvis como si quisiera hacerlos resbalar por una pared, hasta que descanse las piernas en posición perpendicular al suelo.

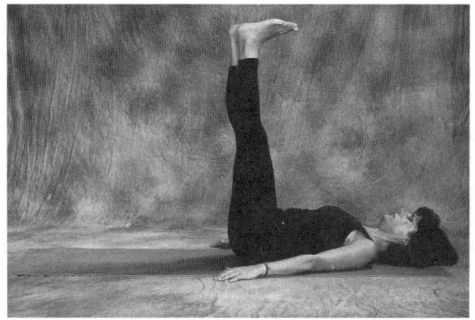 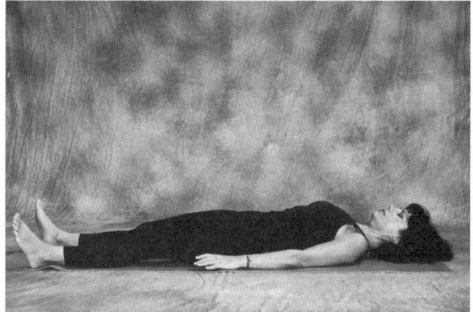

Partiendo de la observación gravitatoria, realice la posición de la «L».

Extienda el fémur desde la articulación de la cadera, extienda también la tibia y el peroné desde la articulación de la rodilla y alargue los huesos del pie de forma que parezca que las piernas se han vuelto ingrávidas y no necesitan de ninguna tensión para sostenerse. Disfrute haciendo unas cuantas respiraciones. Relájese por completo en las espiraciones mientras sigue manteniendo toda la extensión de su estructura corporal. En cada espiración empiece a alargar la columna, dejando que la recorra las oleadas respiratorias. Puede presionar las piernas contra una pared invisible hasta dónde se lo permitan sus caderas y su columna.

Alce los brazos formando un arco y descanse sobre el suelo con los hombros bien pegados a él, mientras va sintiendo cómo el eje vertical de la onda energética va recorriendo su estructura (alargando la columna).

Perciba también como la onda fluye a lo largo de su eje horizontal, extendiéndose por sus hombros y brazos. Deje que la cristalina sustancia matriz de sus huesos se vierta por sus hombros, codos y palmas de las manos, como si fueran los granos cristalinos de un reloj de arena.

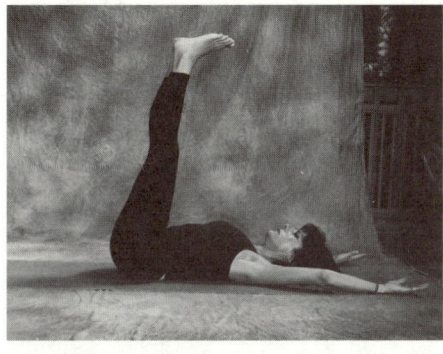

Posición «L» extendida.

Formar la «U»

Mientras sigue relajando la parte inferior de la espalda y los hombros muy pegados al suelo, eleve los brazos desde los hombros como si fueran los radios de una rueda, de modo que las yemas de los dedos se encuentren señalando el cielo raso con los brazos bien extendidos perpendiculares al suelo y paralelos a las piernas. Mediante varias respiraciones alargue la columna manteniendo esta posición, de modo que usted sienta cómo las ondas verticales y horizontales recorren tanto la columna como las extremidades.

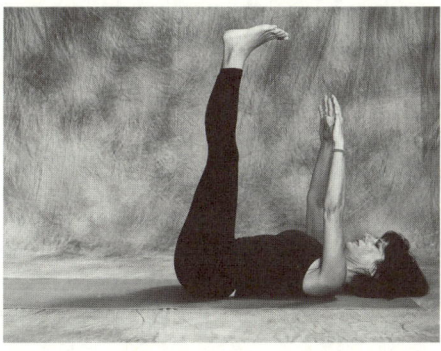

La posición «U».

Formar la «V»

Junte las piernas y mantenga extendidas las rodillas y los codos, cogiendo suavemente con las manos los dedos de los pies. Si no le es posible alcanzar los dedos de los pies sin esforzarse puede coger la parte trasera de los tobillos o de las piernas (en cualquiera de estas partes excepto las rodillas, para que no se doblen). Es sumamente importante no elevar los hombros; por el contrario, manténgalos pegados al suelo.

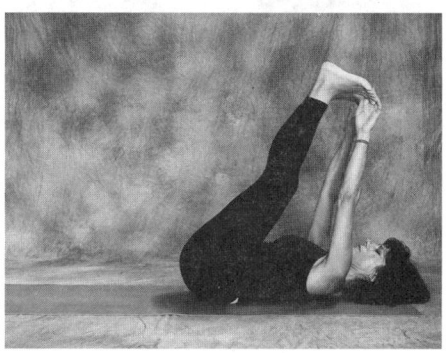

Cogerse los pies.

Tanto los brazos como las piernas han de mantenerse tensos, creando entre ellos una mutua resistencia. Las piernas proporcionan la resistencia necesaria para que los hombros no rueden hacia adelante ni hacia atrás; por su parte los brazos facilitan el afianzamiento del cóccix al suelo.

Lentamente abra las piernas hasta que formen una «V», extendiéndolas hacia arriba y hacia los lados de las articulaciones de las caderas, cuidando que nunca se caigan las piernas ni se colapsen las articulaciones de las caderas. Procure no estirar la musculatura esquelética.

Si sintiera que está estirando demasiado el cuerpo debido a la tensión de los brazos relaje los músculos y alargue la columna extendiendo todas sus articulaciones. Este movimiento también eliminará cualquier temblor que puede producirse cuando los músculos se encuentran exageradamente estirados. La postura activará el reflejo fisiológico de alargamiento, en lugar de producir el efecto contrario. De este modo sus fibras musculares se alargarán sin necesidad de tirar de ellas.

EJERCICIOS MATINALES   235

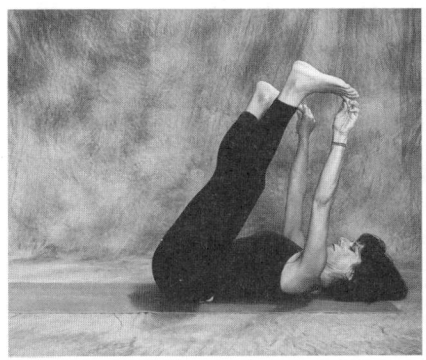 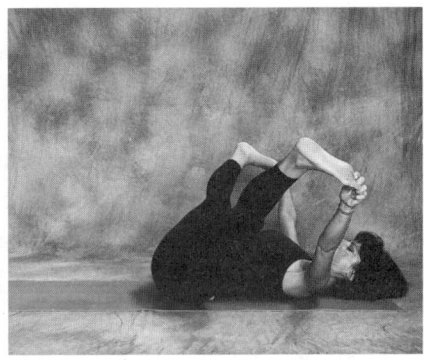

Abriendo la «V».

Vuelva a juntar las piernas, iniciando la respiración desde la zona ovárica o, en el caso de los hombres, desde la zona que ya se ha descrito anteriormente. Todos estos movimientos deberán realizarse con la espiración. La inspiración le servirá para relajarse y ampliar en el espacio su presencia corporal.

Deje libres las manos, y con los brazos y piernas extendidos forme la posición «U». Haga unas cuantas respiraciones tranquilas. Lentamente vuelva a colocar los brazos en la posición «L», dejando que el líquido matriz de los huesos baje hacia el suelo. En esta posición haga unos pocos alargamientos, y observe todo lo que ha cambiado en su estructura corporal desde que empezó estos ejercicios.

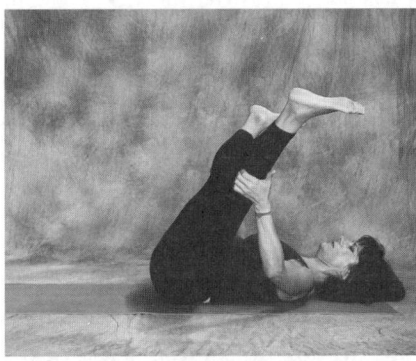 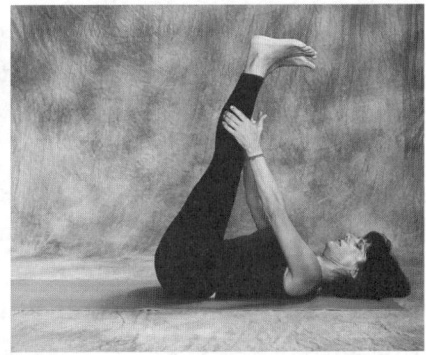

Postura alternativa. Es más importante no forzarse que intentar cogerse los dedos de los pies.

Bajar las piernas

Doble las rodillas sobre el pecho. Continúe después profundizando en esa concavidad de la espalda inferior a medida que va bajando los pies hacia el suelo de modo que sea primero la parte inferior de los talones lo que lo toquen, y después, extendiendo el pie, lo toque todo el talón. Disfrute haciendo unos cuantos alargamientos en esta posición antes de extender las piernas, una tras otra, sobre el suelo para mantener la posición pelviana ya descrita.

Variaciones de la postura LUV

Mejorar el tono, la curación y las funciones inmunológicas: Vibraciones suaves del vientre

Desde la posición «U»

Si la movilidad y la motilidad de los órganos se encuentran constreñidas, el tono de los tejidos blandos reflejará la falta de vitalidad de esos órganos. Podrá trabajar duramente esos músculos pero no logrará revitalizar su tono, es decir, la energía que parte de la misma esencia del organismo; porque para ello es necesario adecuar la respiración y el flujo de energía que surge de esos mismos órganos.

En un estado saludable de funcionamiento, los órganos se mueven libremente, tanto para metabolizar la nutrición y eliminar los residuos, como para todo lo referente a la respiración y al movimiento espacial. Desde el momento en que la energía fluye libremente a través de estos movimientos ella confiere vitalidad a todo el organismo. En un estado enfermizo se pueden producir alteraciones, debido a las cuales se pierde tono y se crean zonas de tensión. Dada nuestra conformación física, cuando uno o más esfínteres se encuentran cerrados, se constriñe el movimiento y el fluido no puede movilizarse. De este modo, cualquier succión efectuada oralmente, o cualquier tensión crónica del ano, de la uretra o de cualquier otra musculatura de los esfínteres inhibe los movimientos de peristaltismo, respiración, fluidez de la circulación o, incluso, calidad de la voz, etc. Necesitamos liberar el movimiento en nuestro núcleo para reavivar el tono en la superficie.

Si usted está dispuesto a empezar estos ejercicios en la secuencia LUV le recomiendo que los añada cuando haya conseguido hacer la primera posición U..., para aflojar cualquier tensión residual existente en la musculatura de la espalda, del cuello o de los miembros. También puede utilizarlos inmediatamente después de realizar cualquier otra inversión, a fin de aflojar cualquier residuo tensional y poder ayudar así a que el organismo integre cualquier cambio estructural o fisiológico que se produzca durante las prácticas. No obstante, también puede resultarle útil utilizar estas «vibraciones suaves del vientre» como elemento de precalentamiento antes de proceder a otros ejercicios, pues le servirán como preparación para moverse con facilidad y no tener que realizarlos con tensión.

Práctica

Imagine que está acariciando el suave vientre de un gatito, echado plácidamente sobre su regazo. Ahora imagínese que usted es ese gatito. Con los brazos y las piernas suavemente extendidas relaje sus miembros, dejando sueltas las rodillas y los codos. Realice unas suaves vibraciones en el vientre manteniéndolo blando y relajado y respirando libremente. Trate de no hiperventilarse ni jadear. Tal vez encuentre esto un poco cansino al principio, pero trate de seguir con el ejercicio entre uno y tres minutos, observando el grado de relajación que le producen esas vibraciones.

Este ejercicio estimulará su sistema linfático. Ampliará las funciones inmunológica, digestiva y endocrina, y le aportará nueva vitalidad y tono, al tiempo que reducirá las tensiones crónicas y el nivel de las contracciones tónicas. Este tipo de movimiento libera también el proceso respiratorio de los patrones habituales que están afianzados en la superficie de la musculatura esquelética.

Otras diferenciaciones

Alzamiento recto de las piernas

Cuando ya le resulte fácil poner las piernas en la posición «L», después de la postura de rodillas dobladas, le será posible mantener las piernas alzadas como si fueran los radios de una rueda, partiendo del centro de su pelvis. A medida que inicie la secuencia LUV, acostado en posición supina, hunda más y más en el suelo la energía de la parte inferior de su espalda, sin tensar la musculatura esquelética al elevar la pierna. Al proceder a la espiración ponga las piernas en posición vertical con respecto al suelo, hundiendo lo más posible en él la parte inferior de la espalda.

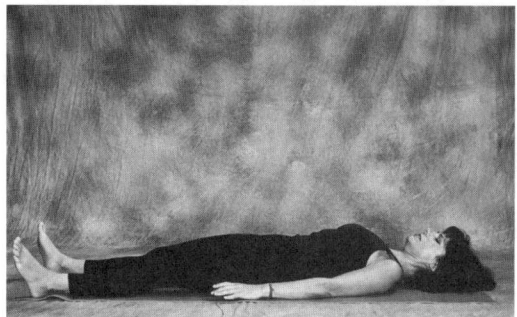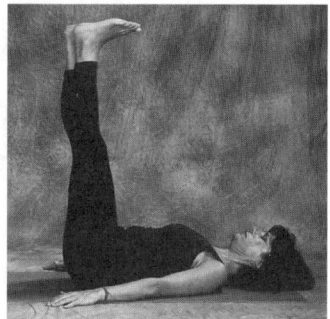

Completando la secuencia LUV.

Regreso del alzamiento recto de las piernas

Al finalizar la secuencia LUV, descienda lentamente las piernas de la posición «L», reorganizando posteriormente toda su estructura corporal mediante un afianzamiento profundo en el suelo de la parte inferior de la espalda. De este modo volverá a adecuarse a la posición que tenía antes de la secuencia, sin necesidad de tensionar ni constreñir la musculatura esquelética.

El objetivo principal de esta meditación somática es la de autoorganizarse a través de la propia estructura corporal y de utilizarla como una forma de moverse espacialmente, invitando al espacio y a la gravedad a que reorganicen nuestro cuerpo. Este tipo de ejercicio es muy distinto, por ejemplo, al que se realiza moviendo las piernas como si fueran «objetos en el espacio». En el método Pilates y en otros similares se utilizan ejercicios que pueden parecer similares ya que tratan de desarrollar la fortaleza interna. En estos casos el movimiento de las piernas se controla contrayendo la musculatura abdominal. Aunque estos métodos resultan válidos para reducir el dolor de espalda, también reducen la capacidad del organismo para autoorganizarse de una manera fluida.

Descanso y exploración gravitatoria

Mientras descansa no se abandone a sí mismo, olvidándose del cuerpo y dejando que la mente vague a su antojo. Con cada respiración amplíe su presencia para poder saborear el placer de ese espacio infinito que penetra en usted y le permite abrirse a él. Vuélvase amorosamente hacia lo más profundo que hay en usted y expanda su presencia con cada espiración. Nada se conseguirá si no existe una interpenetración. Tampoco se conseguirá un enriquecimiento físico sin esa misma interpenetración. Todo converge en todo. Cada respiración es como un regalo.

Cuando usted se vea bañado por ese bienestar interior, habiéndose sumergido en la sustancia infinita y después de haberse disuelto plenamente en ella, ya se puede levantar. Pero no lo haga como si fuera un simple «objeto» que retorna al mundo porque ya se siente «curado», sino como ese ser ilimitado del que ha vuelto a tener conciencia. Deje que ese ser infinito se alce para recibir el mundo que le entorna.

Mediante estos ejercicios ha logrado penetrar en el mundo fluido, dejando a un lado sus identificaciones y recuperando su naturaleza cósmica; desencadenándose de su «imagen-forma», para reconocerse como un movimiento que se despliega, y que sabe abrazar una libertad y una vitalidad cada vez más grandes. Puede retornar al mundo y a su «curación» como un ser fluido, que se alza, que camina por la tierra, que retiene la energía del agua, que aprende a vivir en el mundo sin identificarse con esa realidad consensual del objeto-imagen.

Consecuencias

El haber descubierto una forma de moverse fluida y no mecánica le permitirá darse cuenta de lo importante que es este nuevo modo de ser. Observe cuándo vuelve a apoderarse de usted nuevamente el hábito del «cuerpo objeto». Esta mutación puede suceder de forma muy rápida. Para volver a encontrarse cuando se haya perdido, necesitará saber en qué momento se ha «salido del camino»; algo parecido a lo que le sucede cuando ha estado leyendo un buen rato, y de pronto no logra recordar lo que ha leído en la página anterior. Para recuperarse a sí mismo de la actividad mecánica, lo primero que tiene que hacer es darse cuenta de que se ha salido del camino, de que se ha disociado.

A medida que inicie su jornada con los ejercicios matinales se dará cuenta de cuándo ha perdido ese nivel de conciencia, de autopercepción, y ha vuelto a caer en la fragmentación del «yo» como simple objeto. En el mundo de las relaciones personales, por ejemplo, cuando nos atenemos básicamente a ese sentido fragmentado del yo, nos escuchamos solo a través de las imágenes que nos damos unos a otros. Si aprendemos a advertir esto, podremos ampliar nuestra presencia. Y a través de esa ampliación de la presencia redescubriremos y redefiniremos lo que tomamos como personal —que es aquello que sentimos de forma más inmediata y profunda—, lo cual, paradójicamente, es lo que más nos une unos a otros.

Seguidamente, le ofrezco algunos ejemplos de cómo tener presente esta percepción interior en las actividades diarias más corrientes.

Cepillarse los dientes

Cuando se cepilla los dientes ¿hasta qué punto tensa los hombros, el cuello y los músculos faciales? ¿Qué siente cuando relaja ese esfuerzo? ¿Cuánto esfuerzo necesita para ese cepillado? ¿Quiere conocerlo?

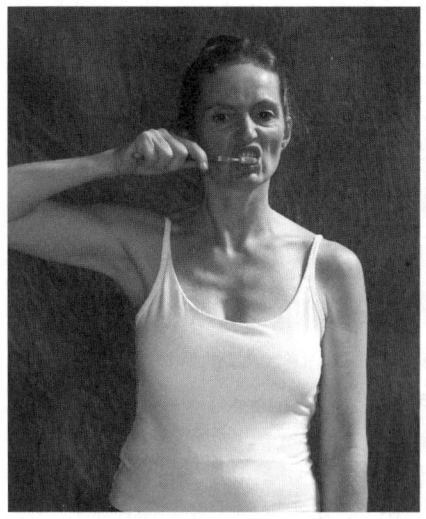
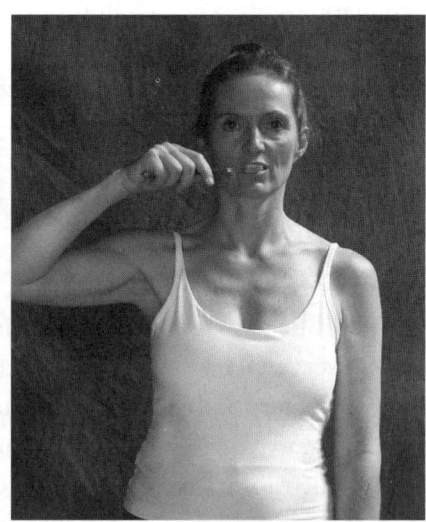

Con tensión innecesaria.   *Con una mínima tensión.*

Véase en el espejo

Observe si sus músculos faciales se tensan o se ajustan cuando se ve por primera vez en el espejo. Cierre los ojos, vacíe por completo su respiración, y a medida que relaja los diafragmas con la espiración, y el aire penetra en sus pulmones sin esfuerzo, relaje también cualquier tensión que observe en su rostro. No se trata de que haga una sonrisa fotográfica de afuera adentro, sino de una relajación que va de adentro afuera. Deje que la sonrisa suavice sus hombros y relaje brazos y espalda, permitiendo que le invada una sensación de calidez y de satisfacción. Abra lentamente los ojos y deje que la luz que ahora le llega a través de sus párpados abiertos le permita ver la imagen de su rostro sin apegarse a ella. Sienta cómo su presencia llena la imagen que se aprecia en el espejo. ¿Puede observar la imagen sin hacerse consciente de ella? Permítase abrir y cerrar los ojos cuantas veces lo desee para experimentar esa conexión con el aquí-ahora, viviendo esa sensación de presencia somática sin identificarse con la imagen que está viendo.

Relajación de esfínteres

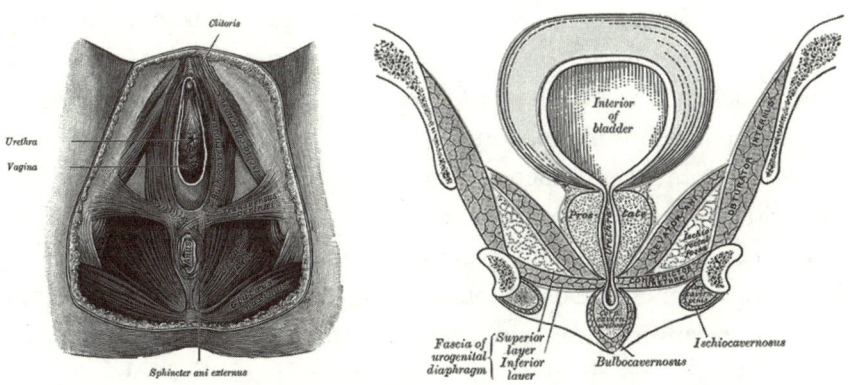

Los esfínteres pelvianos, femenino y masculino.

Esfínter urinario: Cuando usted orina ¿hace algún tipo de presión para expulsar la orina? ¿Qué sucede si deja de hacerlo? ¿Puede orinar relajando simplemente el músculo de su esfínter urinario? ¿Cuánto tiempo necesita relajarse para iniciar la micción? ¿Qué sucede cuando vacía por completo su vejiga? ¿Permanece relajado el músculo del esfínter? Le invito a que compruebe este mecanismo a lo largo del día, y observe hasta qué punto puede dejar relajado el músculo de su esfínter.

Esfínter oral: Observe cuándo se produce una ligera succión en su boca. Del mismo modo que si absorbe agua por medio una paja y cierra la apertura con el dedo el agua se mantendrá dentro de la paja, así sucede si cierra el paladar superior («el cielo de la boca») con la lengua, formando el mismo tipo de succión. Bastará una pequeña presión sobre el paladar para impedir que se produzcan los suaves movimientos del peristaltismo o de la respiración. Las consecuencias de semejante obstrucción pueden ser muy intensas y afectan a todos los sistemas —nervioso, digestivo, inmunológico, circulatorio, endocrino, etc.— por no mencionar el notable efecto sobre su psicología. Cuanto más constriña la movilidad y motilidad de sus órganos, menos podrá sentir a través de ellos.

Esfínter anal: Dado que la organización de nuestro organismo físico está en gran parte compuesta por una serie de tubos y canales, el crear una succión en los esfínteres, ya sea en su tramo medio o final, puede afectar a todo el sistema. Una de las primeras cosas que aprendemos de niños es a evitar situaciones vergonzosas. Podemos crearnos un mundo muy personal y privado con el simple hecho de impedir que se nos abra la boza o el ano. Y si mantenemos tensas ambas terminaciones corporales nos sentiremos muy incómodos hasta que podamos relajarlas. De este modo vamos aprendiendo a controlar nuestras necesidades, para evitar situaciones enojosas. Pero ¿cuál es el coste de todo ello?

Advierta cuanto más transparente y diáfano es usted al evitar todas esas constricciones. ¿Se da cuenta de las veces que cae en ellas? ¿Es más saludable permitir expresar sus necesidades fisiológicas, siempre que sea posible, sin preocuparse demasiado por los juicios ajenos?

Hablar por teléfono

¿Con cuánta fuerza coge usted el auricular cuando habla por teléfono? ¿Qué músculos tensiona cuando lo coge? ¿Cómo siente su cuello, sus hombros, su brazo y su mano? ¿Puede relajar esa presión? Si le resulta difícil relajarse, puede hacer el ejercicio contrario, es decir, exagerar la tensión, incrementarla para comprobar después la comodidad de la relajación. Eso constituirá un buen sistema para aprender a controlar sus músculos.

Llevar un bebé (o un objeto pesado).
La gravedad como adversaria, la gravedad como aliada

¿Cuánto se esfuerza usted al llevar a su niño en brazos? ¿Le resulta posible relajarse al sostenerlo, y dejar que ese peso descienda por toda su estructura corporal, de igual forma a como se hunde una piedra en el agua? Deje que la gravedad haga su trabajo, permitiendo que su estructura corporal deje fluir ese peso a lo largo del organismo hasta el suelo. Deje que sea la gravedad la que lo libere de toda tensión. Acepte que sea la tierra la que lleve el peso, y no sus músculos. Si deja de transportar a su bebé en los brazos como si fuera un «peso muerto», empezará a sentir su interrelación como una «convergencia de ríos». ¿No le parece que llevar de este modo a su pequeño estimula el placer de hacerlo?

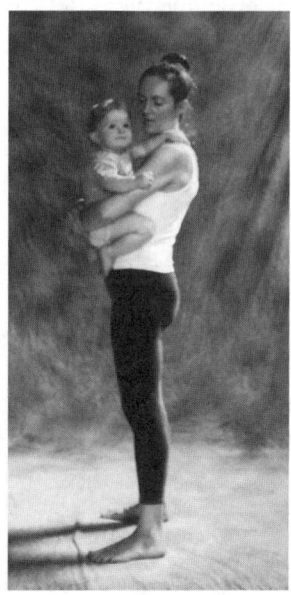
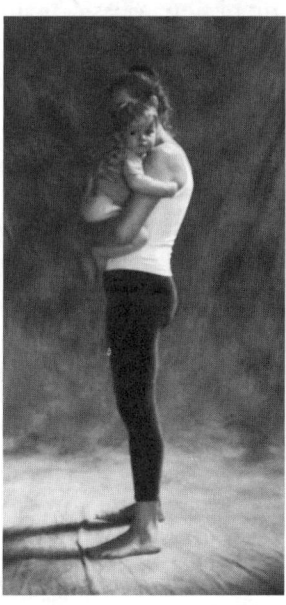

Con tensión.   *Sosteniendo el niño de forma relajada.*

Conducción de un vehículo

¿Hasta qué punto va «empujando» a su coche, calle adelante, cuando conduce? ¿Es capaz de disfrutar de esa conducción, aunque llegue tarde? ¿Le sirve de algo pensar en que ya debería estar adonde va, en lugar de disfrutar del presente en el que ahora se encuentra? ¿Le conviene tensarse para ir más deprisa? Ya que tiene que seguir sentado, ¿por qué no permite que la gravedad haga su trabajo mientras usted conduce? Respire relajando toda la tensión que pueda sentir, y haga esas respiraciones lo más profundas posible. Cuando espire, deje que esa onda omnidireccional recorra toda su estructura corporal. ¿Qué siente cuando deja de tensionarse por llegar cuanto antes, y permite que sea la carretera la que vaya viniendo a usted? ¿Se ha vuelto más suave su conducción? ¿Se siente usted más presente cuando llega a su destino? [2]

Coquelicot, una de los asistentes a mi programa de preparación, tenía que conducir muchas horas cada vez que venía al taller. Al principio la conducción constituía para ella un auténtico esfuerzo, y llegaba cansada y estresada. Cuando se dio cuenta de que podía tomarse el viaje como una buena ocasión para profundizar en el ejercicio del Aprendizaje Somático, no quiso perderse la oportunidad. Empezó a llegar mucho más descansada, casi feliz.

Historia de Tatiana: Transformar las limitaciones y el dolor poniendo coto al «intentar»

Una hermosa e inteligente artista y diseñadora de modas había estado sufriendo durante años de una fatiga crónica que la agotaba notablemente. Sus dolores y debilidad llegaron hasta el punto de que apenas podía caminar. Ella recuerda que cuando a los treinta y tantos años de edad vino a los Estados Unidos tenía que utilizar silla de ruedas en los aeropuertos.

Llevaba enferma durante bastante tiempo sin experimentar mejoría alguna. No se trataba de que el Aprendizaje Somático mejorase mi cuerpo físico, sino más bien que me condujera a una identificación directa con mi espíritu, con la fuente, el origen no visible que existe en mi interior. Aprendí mucho más de lo que nunca me imaginé. Me di cuenta de que los problemas proceden de identificarse en exceso con el cuerpo físico y su historia, y que la respuesta a mis problemas no estaba fuera de mí.

Algunas de las ventajas que empecé a experimentar incluyeron una incrementada capacidad para relajarme y conectarme internamente. Gracias a los ejercicios de atención, de los micro movimientos y de los movimientos no-espaciales, logré transformar mis limitaciones y dolores dejando a un lado el «intentar» y el «hacer». Empecé a aprender el dejarse ir y el relajarse. Desarrollé una adecuada y amorosa relación con la gravedad, con la belleza y con la gracia física. Dejé de estar golpeando el cuerpo contra el mundo físico, y de arrastrarlo como si fuera una pesada carga. Recuperé estatura y la correcta postura corporal; mi columna creció varios centímetros en los dos primeros años de ejercicios (a pesar de que ya tenía más de cuarenta). También mejoró mi actitud psicológica, como consecuencia de la descompresión de las vertebras, que casi se habían soldado por la calcificación producida por la compresión anterior.

Lo que me produjo gran alivio fue la confianza obtenida gracias a la creación de un espacio físico que nunca creí que podría conseguir; y la capacidad de liberarme de aquel estrés y de aquel dolor que me habían durado tantos años. Pude renunciar finalmente a los dramas, a las competiciones, los esfuerzos y ambiciones.

Debido a que era capaz de disolver el dolor, me sentía más cómoda en mi cuerpo físico y, por consiguiente, menos agresiva con los demás. Se hizo más intensa mi capacidad para relacionarme amablemente con el prójimo. Pude quedarme embarazada (tras cinco abortos) y superar y transformar mi antiguo miedo y sensación de vergüenza.

El cambio más importante me sucedió gracias al ejercicio diario del Aprendizaje Somático. Eso fue lo que me sirvió de apoyo en todas estas transformaciones, sin necesidad de tener necesidad de un profesor.

El hacer mis ejercicios resulta más divertido que mi vieja costumbre de tratar de hacerlos perfectamente. En este sentido me doy cuenta que el mayor obstáculo para beneficiarse de los ejercicios puede ser simplemente la ambición.

También descubrí la importancia que tiene el hueso sacro, pues no solo es la clave de todo sino también la puerta que permite entrar en lo desconocido; algo parecido a los cambios que le sucedieron a Alicia al traspasar la puerta del País de las Maravillas. Con frecuencia eso es más sencillo de lo que yo me esperaba. Por ejemplo, el sacro tiene casi la forma de una flecha, que está señalando la dirección a la que quiere llevarme. Si sigo esa dirección, todo lo demás se resuelve por sí solo. Qué diferente es ahora esto del hecho de tratar de conseguir posturas perfectas con el cuerpo y, después, enseñar a que las hicieran los demás. Tanto como estudiante como profesora me doy cuenta de lo equivocada que estaba.

Lo que más me impresionó en mi vida fue desarrollar la capacidad para saber pasar por lo que sea y encontrar una paz inefable. Constantemente me dedico a escoger la paz en lugar del dramatismo, de la competitividad y el miedo. He comenzado a ver el mundo como un estado mental, en lugar de verlo como un lugar. Cada vez que me doy cuenta de ello, también me doy cuenta de que tengo la fuerza necesaria para cambiarlo.

Parte III

El arte y la práctica del Aprendizaje Somático: Ejercicios para cualquier momento y cualquier lugar

Capítulo 9

Ejercicios para cualquier momento y para cualquier lugar: De pie

>Por el mar de blandos tejidos que llamo mi cuerpo,
>pulso paisajes líquidos
>y siento el latido
>de este planeta azul.
>Ese intenso verde
>que busca anhelante
>alzarse hacia la luz.
>Aquí en donde las aguas se agitan
>y se encrespan entre sí.
>En este lugar al que llamo hogar.
>
>Risa Kaparo, del poema, «Vivir en una isla» [1]

Estos ejercicios para hacer en cualquier momento y en cualquier parte constituyen una oportunidad para llevarlos a la práctica «más allá de la colchoneta», y para integrar y despertar su inteligencia somática a lo largo del día.

Si empieza la mañana con los ejercicios matinales iniciará su día desde una presencia más amplia. Sin embargo, especialmente al principio, es más que probable que esta presencia, extensa y distendida, vaya disminuyendo poco a poco a lo largo de la jornada; o que desaparezca cuando un suceso repentino dispare las viejas programaciones mentales.

El grado de atención que usted haya puesto anteriormente en el funcionamiento de su organismo será el mejor indicador para los síntomas que puedan surgir. Es posible que, a medida que aparezcan las tensiones, de nuevo se comporte de una forma más mecánica o menos eficiente; incluso pueden surgir nuevamente los dolores crónicos.

Al igual que sucede con su automóvil, ¿está usted pendiente del indicador de la gasolina cuando enciende la luz de aviso... o espera a que finalmente el motor se pare? Si investiga sobre los dolores crónicos se dará cuenta de la influencia que tiene la información previa. Esto me hace recordar un estudio que leí hace muchos años, y que voy a incluir en estas líneas para incentivar la importancia que tiene la información previa, aunque en él no se haga una explícita referencia a ella.

En el citado estudio a los participantes que padecían dolores crónicos de espalda se les ponían unos cinturones unidos a sensores situados sobre la piel de los músculos de la espalda. Cuando esos músculos empezaban a contraerse se encendía una luz amarilla en el cinturón. Los investigadores pretendían que los participantes pudieran ser monitorizados durante un periodo de tres meses para comprobar cómo la información obtenida afectaba a los dolores crónicos; sin embargo, el estudio concluyó antes de lo que se pensaba, porque al cabo de tres semanas ya no había más dolores crónicos que pudieran monitorizarse.

Del mismo modo que señala la meditación budista tibetana, uno puede atrapar el pensamiento cuando todavía se está moviendo en la cabeza... o ser dominado enteramente por él si no se le presta atención.

Como podíamos ver en el cuento artúrico de lady Ragnell (capítulo 4), no importa lo agradable que pueda resultar la transformación inicial y lo que ella nos pueda hacer vivir, porque ese cambio no se va a mantener indefinidamente bajo en las circunstancias. Es muy probable que sigamos transformándonos de hermosa doncella en vieja bruja. Esta es precisamente la razón para continuar haciendo los ejercicios: reactivarnos, y cada vez de modo más rápido, cuando volvamos a caer en nuestros viejos errores. Sin la debida atención usted no podrá abandonar las viejas programaciones que actúan a nivel subconsciente y que le hacen pasar tantos malos momentos.

Cuando se da cuenta de que ha perdido su conexión con la fuente, se producen los momentos más críticos. O bien se deja llevar por el viejo sentimiento de que usted no es lo bastante bueno; o, por el contrario, sigue trabajando y tratando de volver a conectarse con lo que realmente le enriquece y sostiene. Yo me siento profundamente agradecida a mis ejercicios porque en cualquier ocasión, incluso cuando se apoderan de mí pensamientos negativos, me basta con una profunda respiración para recuperar la conexión. Esa respiración es para mí el abrazo que destruye la maldición… y que hace retornar al momento la belleza y la renovación.

Los ejercicios son el elemento que elimina la maldición. Considere como un don que algo dispare inevitablemente los viejos programas y creencias. En ese momento la infraestructura de su sistema mental se revelará por sí sola; y podrá ver entonces cómo, en ciertas circunstancias, las viejas programaciones siguen manteniéndose vigentes.

Otro principio de los ejercicios budistas es el KIKI, traducido frecuentemente por «crisis». La palabra «crisis» (*kiki* en japonés) tiene el mismo kanji (signo gráfico) que «peligro» y que «oportunidad». Cuando reconocemos que lo que nos está sucediendo es una oportunidad y la aceptamos plenamente, nos estamos dando cuenta del peligro sin que este nos paralice por el miedo; en resumen, estamos maduros para un aprendizaje transformador y para el cambio. El sentir tanto la urgencia como la gravedad de la situación nos proporciona la doble necesidad de la maduración. Como solía decir Krishnamurti: «Ha de sentir cómo si su casa estuviera ardiendo». Si no experimenta esa sensación de urgencia no encontrará la energía necesaria para cambiar su vida. Al mismo tiempo, si reacciona a esa sensación de urgencia sin modificar su estado corporal (la percepción gravitatoria que existe en usted) seguirá perpetuando el problema, porque reaccionará desde el mismo plano en que ese problema se produjo.

Hemos de sentir la urgencia, pero no debemos reaccionar ante ella con nuestros viejos hábitos. Cuando dejamos que la gravedad de una situación se mueva a través de nosotros, lo que se produce en nosotros es una nueva y despierta responsabilidad.

Por ejemplo, cuando en Aprendizaje Somático enseño a los estudiantes las distintas formas de tacto, empiezo con una meditación en que se practica el tocamiento a objetos relativamente inanimados. Cuando el toque realizado por el estudiante puede interpenetrarse con esos «objetos» (maderos, piedras, etc.) como si se tratara de ríos convergentes, ya están preparados para trabajar con seres humanos. Uno de estos ejercicios es el que hacemos manteniendo una piedra en la mano. El soportar su peso nos revela finalmente nuestros patrones tensionales; es decir, cómo nos mantenemos habitualmente en una relación adversa respecto a la fuerza gravitatoria. Si dejamos de resistirnos a la gravedad y empezamos a sentir cómo el peso de esa piedra tiende a llevarla hacia el suelo, pero, al mismo tiempo, somos capaces de liberarnos de las viejas tensiones, permitiremos que la gravedad sirva como un elemento de liberación.

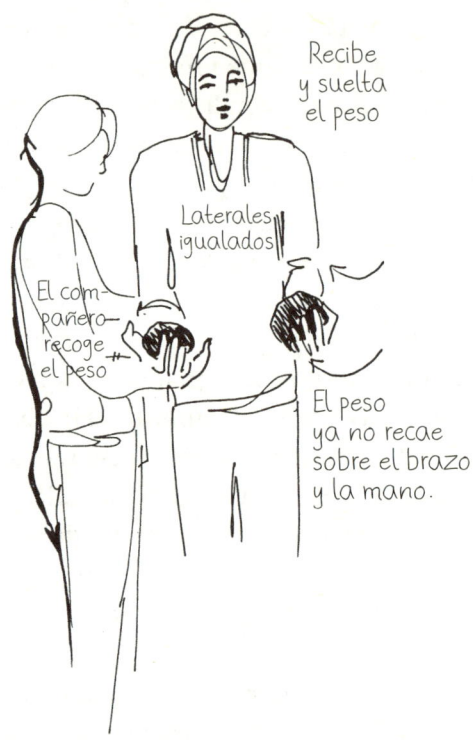

Igualando el peso de las piedras en la mano.
(Dibujo hecho por Nancy Margulies.)

Transformar su relación con la gravedad

Cuando dejamos de luchar contra ella, cuando la recibimos como un regalo, la gravedad nos libera. Es esa recepción, es ese abrazo el que elimina la maldición y produce la transformación.

La esencia del Aprendizaje Somático es precisamente ese abrazo, esa disposición para recibir *lo que es* un regalo. La práctica lleva a la confianza.

Esta confianza hace crecer la fe, un sentimiento generalizado de agradecimiento. Como ya se dijo anteriormente, la naturaleza se nos revela según cómo nosotros mismos nos exploremos. La mecánica cuántica ha denominado a esto el principio de no-determinación. Recordemos el ejemplo de la luz que se muestra como una onda o como una partícula, según la investiguemos. Mediante el agradecimiento —esta orientación para recibir lo que es un regalo— estamos dispuestos a inventar o descubrir un regalo en todo cuanto nos sucede. Cuando usted se mueve por la vida básicamente con espíritu de agradecimiento, el mundo se le revelará como un don.

Historia de Ellen:
Convertirse en ligereza, facilidad y comodidad

Ellen, una periodista de treinta y tantos años, vino al taller padeciendo una escoliosis tan severa que había convertido su columna en una especie de sacacorchos. El grado al que su columna volvió a alinearse gracias a sus ejercicios con el Aprendizaje Somático y otros métodos relacionados con él, la dejó completamente atónita. Ha continuado ganando ligereza, libre de dolores y con una facilidad y comodidad de movimientos desde que empezó los ejercicios, hace casi un cuarto de siglo.

Hace poco tuve un sueño sobre cómo me encontraba hace unos veinticinco años. La joven, que era yo entonces, estaba sentada en una clase en forma de anfiteatro. Lo que resultaba más sorprendente es que mi imagen corporal estaba retorcida desde la cabeza hasta los dedos de los pies, el torso y los hombros estaban invertidos, y la torsión corporal no partía de la columna sino que, sorprendentemente, formaba parte de un cuerpo pesado y denso. Sentí que se me había ofrecido una visión del pasado, para marcar la diferencia con lo que me había convertido ahora, en lo que se refiere a ligereza, elasticidad y comodidad.

Mi trabajo con la doctora Kaparo empezó hace muchos años con su primera clase de yoga, tras regresar ella de un trabajo intenso que había llevado a cabo con su maestra Vanda Scaravelli. El yoga ha sido algo que

> yo siempre he sentido como muy íntimo y personal. Pero las clases de Aprendizaje Somático eran algo muy diferente, ya que se referían a ideas universales y a una elevada capacidad de experimentar la vida en función de la atención. Las meditaciones somáticas han constituido literalmente como una forma de introducir vida en mi ser, mediante una atención inmediata. Esta capacidad me hace pensar en la que tienen ciertas cantantes de jazz, que pueden empezar a cantar sin el menor asomo de duda o de premeditación. Tras un instante en el que parece que no existe sonido alguno nos vemos arrojados de lleno a una plenitud de música. Este trabajo es una forma de salvación.

Exploración de la consulta-gravedad (De pie)

Como sucede con los ejercicios matinales, el realizar una exploración de la gravedad (esta vez en posición de pie) proporciona una buena oportunidad para aceptar «lo que es», para recordar quien realmente es usted: una conciencia infinita encarnada en una forma de energía. Usted tiene que empezar desde esta plena aceptación, desde este abrazo, desde la belleza (como decía Vanda), en lugar de hacerlo con el propósito de tratar de arreglar algo. «Tratar» es algo que pertenece al mundo de lo operativo, porque haga lo que haga para adecuarse de forma mecánica solamente servirá para crear más patrones complejos de compensación, que le conducirán a la pérdida de tiempo del «hacer». Y antes de que pueda darse cuenta, se encontrará con que ha estado intentando cazar una simple imagen.

La exploración de la consulta-gravitatoria le proporciona una referencia física (un inicial punto de partida), para que pueda darse cuenta, de forma más fácil y precisa, de cualquier cambio que pueda haber acaecido gracias a sus ejercicios.

Duración: Un minuto, o algo más.

Instrucciones

Manténgase de pie en una posición relajada sin preocuparse demasiado por mantener la postura. Lo que pretendemos descubrir es qué músculos siguen «trabajando» cuando estamos en una posición descansada. Tampoco hay que preocuparse por dar una respuesta correcta.

Preguntas sobre el tema

- Observe posibles zonas de dolor o de incomodidad.
- Sienta la distribución de su peso corporal. Observe qué porcentaje de su peso recae sobre la parte izquierda y no sobre la pierna derecha.
- ¿Qué cantidad de peso recae sobre la base del pie y no sobre el talón?
- ¿Mantiene curvados o agarrotados los dedos de los pies?
- ¿Cuánto peso corporal recae sobre el borde exterior del pie y no sobre el borde interior?
- ¿Está un hombro más alto que el otro?
- ¿Cuál es el ángulo que tiene su cabeza? Por ejemplo, ¿está su cabeza inclinada hacia adelante, o está su mentón inclinado hacia adelante, hacia arriba o hacia abajo?
- ¿Qué grado de curvatura tiene su columna? ¿Es exagerada la curvatura de la parte superior de su espalda y le hace inclinarse hacia adelante (kyposis)? ¿O es exagerada la curvatura de la parte inferior (lordosis)?
- ¿Cuáles son las partes de su cuerpo que le resultan más pesadas?
- ¿Cuáles son las partes de su cuerpo que le resultan más ligeras?
- ¿Qué partes de su cuerpo siente con mayor intensidad (por ejemplo, sus brazos)?
- ¿Cuáles son las partes que siente relativamente más fijas y cuáles las más «flotantes»?
- ¿Con qué zona corporal siente usted que se afirma más al suelo? ¿Con los pies, las piernas, la pelvis, la parte inferior de la espalda, la parte superior de la espalda, el cuello o la cabeza?
- ¿Qué zona está soportando su cabeza?

- ¿Puede sentir el apoyo del suelo a lo largo de su musculatura esquelética, o descansa en los músculos del cuello para mantener recta la cabeza?
- ¿En dónde siente más tensos los músculos para mantenerse de pie? ¿En el cuello, en la parte superior o inferior de la espalda, en las nalgas, las pantorrillas, las articulaciones o en los hombros?
- ¿Cuáles son las estructuras musculares que mueve cuando respira? ¿El vientre? ¿Qué costillas? ¿La parte delantera o trasera? ¿Siente algún movimiento en las piernas, en los brazos o en la cabeza?
- Mientras está observando estos puntos, ¿cómo funciona su atención?
- ¿Actúa su atención como si fuera una linterna que va iluminando zona por zona?
- ¿La atención prestada modifica la forma en que se encuentra?
- Haga ahora un cuadro mental de su postura (por ejemplo, la forma en que se encuentra alineada su estructura corporal) y vea lo que descubre para que, posteriormente pueda apreciar los cambios ocurridos.

Consecuencias

Todas estas observaciones son puntos de referencias que sirven para conocer los cambios que pueden llegar a producirse con los próximos ejercicios.

La diferenciación es uno de los procesos capitales que le sirven de información en su Aprendizaje Somático. De nuevo queremos insistir en que entendemos por «diferenciación» la capacidad de percibir, de forma progresiva, los sutiles cambios y movimientos que se produzcan. Cuanto más sepamos establecer estas diferencias, más sensibles nos mostraremos y más eficientes se harán nuestros movimientos. Cuando evitamos añadir tensiones adicionales, nos volvemos más sensibles.

Usted podrá darse cuenta de que ciertas cosas empiezan a cambiar por el mero hecho de observarlas. Es algo que resulta muy interesante.

Situación neutral (Posición parada)

Observación del cambio del peso corporal

Eje lado a lado

1. Empiece por cargar el peso corporal en el lado izquierdo, como lo podría hacer habitualmente (cargando más peso en una pierna y en los bordes de los pies). Regrese al centro y repita el movimiento varias veces.
2. Ahora haga lo mismo con el lado derecho (cargando más peso en una pierna) y regrese al centro. Repita el ejercicio.

Eje delante-atrás

1. Descargue su peso corporal hacia adelante (haciéndolo recaer sobre las partes blandas de la planta del pie). Observe si los dedos de los pies empiezan a agarrarse al suelo, o si las piernas se agarrotan. Regrese a la postura central y repita el ejercicio varias veces para observar qué sucede en su estructura cuando se mueve.
2. Ahora descargue el peso hacia atrás (poniendo más peso en los talones). Vuelva a la posición central y repita el ejercicio.

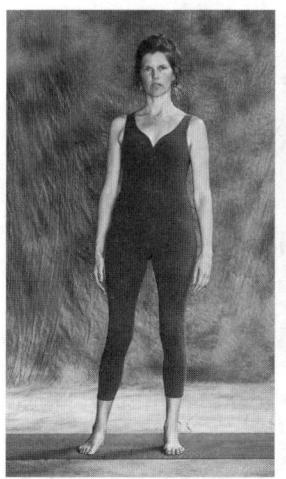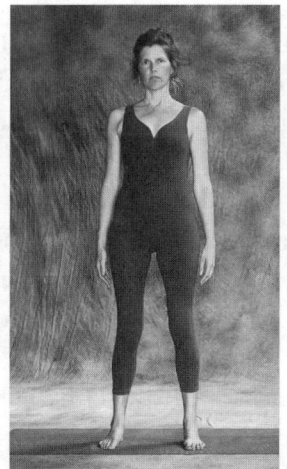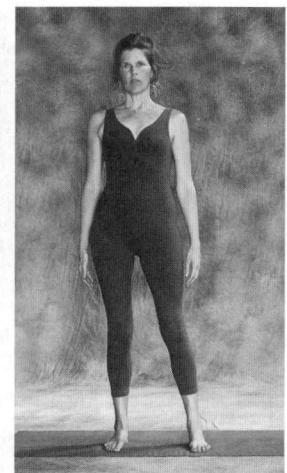

Cambiando el peso para determinar la posición neutral.

Observaciones

Cuando descargó el peso sobre la derecha o la izquierda, ¿observó si su cadera también se movía hacia un lado, y su torso compensaba el movimiento inclinándose hacia el lado contrario? Del mismo modo, cuando cargó el peso hacia adelante o hacia atrás ¿observó si la musculatura oprimía el esqueleto y se apretaba contra el suelo (con los dedos de los pies? A esto es a lo que me refiero como «ajuste compensatorio». El «cuerpo objeto» se mueve de forma mecánica para compensar las modificaciones que usted hace con respecto al campo gravitatorio, como si las zonas de su cuerpo se movieran como los miembros de una muñeca.

Ahora experimentemos con una forma no mecánica de sentir e iniciar los movimientos.

Aprendizaje Somático de cambio de peso

Eje lado a lado

1. Reciba el suelo a través del lado izquierdo, absorbiéndolo como si usted fuera un árbol que estuviera absorbiendo por las raíces la humedad del suelo, elevándola a lo largo de ese tronco arbóreo que son sus piernas y su torso, y llevándolo hacia las ramas, que son su cabeza y sus brazos, a fin de alimentar las hojas de ese árbol.
2. Ahora haga el mismo ejercicio con el lado derecho. Realice la misma imaginaria absorción que hizo con el lado izquierdo, tratando de no mover el cuerpo. Procure que su peso corporal se mantenga enraizado en el suelo (al que pertenece) mientras se apoya en la pierna izquierda.
3. Observe con cuánta fluidez y facilidad puede realizar estos cambios su estructura, aunque los haga repetidamente. Vuelva a su posición neutral, relajando todos los músculos. Observe cómo su peso recae ahora sobre el suelo.
4. Advierta la diferencia que existe entre el hacer el cambio de peso de una forma mecánica (primer ejercicio), y cómo lo siente ahora al hacerlo con la atención somática (no mecánica), adecuando relajadamente su organismo al suelo.

Eje delante-atrás

1. Reciba ahora el apoyo del suelo a través de las partes blandas de las plantas de los pies, sin cambiar el peso que viene de arriba. Cuando la modificación del apoyo procede de la parte inferior del cuerpo no se producirá rigidez de la musculatura, ni tampoco se agarrarán los dedos de los pies al suelo. Realice el movimiento lentamente, a fin de poder sentir las sutiles modificaciones que se producen en toda su estructura corporal, no solamente en los pies y en los tobillos.
2. Ahora reciba el apoyo del suelo a través de los talones, sintiendo cómo su estructura se modifica al recibir el apoyo del suelo que asciende a lo largo de su torso, cabeza y brazos.
3. Repita este proceso varias veces para comprobar lo suave y gradualmente que puede moverse hacia adelante y hacia atrás. Relaje toda su musculatura y compruebe si el peso de su cuerpo se apoya en el suelo.

Observaciones

Podrá advertir que cuando el peso de su cuerpo se asienta «sobre el suelo» su equilibrio es mucho más precario. Sin embargo, cuando ese mismo peso se asienta «desde dentro», como si usted fuera un árbol que se enraizara en el suelo, no pierde el equilibrio, porque, precisamente, se encuentra «enraizado».

Encontrará apoyo sin necesidad de una tensión muscular que ciña su estructura para mantenerla erguida. Cuando el apoyo procede del suelo hacia arriba, tampoco necesita hacer pequeños ajustes para mantener el equilibrio, porque ya no es usted quien se esfuerza en mantenerse erguido.

Ha transformado su relación con la gravedad, y esta se convierte en su aliada en lugar de ser su adversaria.

A diferencia de un objeto fijo e inanimado, como puede ser la muñeca a la que antes hacíamos mención, todas las «partes» de su cuerpo se encuentran intrínsecamente relacionadas con la totalidad, y son capaces de cambiar de forma. En lugar de ajustarse de forma mecánica para compensar el cambio de relación con el campo gravitatorio, el cambio que usted realiza se hace de manera fluida. En este caso su relación no procede del exterior (que mantendría la orientación a un nivel superficial de imagen/objeto), sino que su inteligencia somática es autoperceptora, autoorganizadora y autorenovadora.

Sean cuales fueren los aspectos de esta transformación que haya podido experimentar, el ejercicio constituirá para usted una entrada al reino de la libertad y de la vitalidad. Tampoco tendrá que preocuparse si no ha logrado incorporar por completo estas observaciones. A medida que siga practicando, irá desarrollando progresivamente niveles más sutiles de diferenciación, aprendiendo a extender su presencia más allá de las limitaciones de lo conocido, y abriéndose al infinito. Conceda importancia a cuanto pueda sucederle, incluso si se trata de efectos diferentes a los que yo le he descrito. Estamos penetrando en el reino de las posibilidades infinitas al abrazar «lo que es», aquí y ahora; lo que mantendrá nuestra disposición de cambio a cada respiración.

> La gente va de acá para allá a través de ese umbral
> en el que se tocan los dos mundos.
> La puerta es amplia y siempre está abierta
> ¡No vuelvas a dormirte!
>
> RUMI

Inevitablemente, también usted irá de acá para allá a través de ese umbral en el que se tocan los dos mundos (es decir, del reino consensuado de «nivel-objeto» al de la inteligencia somática). En esto consiste la práctica del autodominio. Descúbrase, pues, una y otra vez, ampliando su presencia por medio de la conciencia somática.

Consecuencias

Puesto que la forma mecánica de mover el «cuerpo como objeto» se basa en una imagen o en un modo deductivo de conocerse a uno mismo, se necesita un prolongado esfuerzo, y una infinita serie de compensaciones, para mantener la postura erguida.

Al depender de la percepción visual (la observación desde «el ojo de la mente» que trata de buscar el suelo; un largo esfuerzo se haga donde se haga), desde un punto de observación mental, no hay una correcta relación con el suelo. Y esto no solamente se muestra inadecuado, al depender de la percepción visual allí en donde se necesitaría la propriocepción, sino que esta sinestesia[2] (el reemplazar o confundir una percepción sensible por otra) perpetúa su disociación del suelo y del campo gravitatorio. Al partir de este estado de conciencia disociado usted se vive a sí mismo como un elemento separado que necesita luchar una batalla eterna con la gravedad para poder mantener su posición erguida. Algunos investigadores han estimado que el ochenta por ciento de nuestra actividad cerebral se emplea en esta batalla por mantenernos erguidos, sin mencionar el innecesario esfuerzo muscular y el desgaste que ello comporta para nuestra libertad y vitalidad.

La conciencia somática, el «todo en el momento, en la percepción del aquí y ahora», elimina la maldición de esta identificación como un yo disociado, vivido como un objeto separado que se mueve de forma mecánica.

Tenga presente que no debe acelerar esta investigación, tensionándose para conseguir resultados. No existe un «allí» adonde haya que llegar. Nuestra ambición debe basarse en poner nuestra imagen, o ambición, en «lo que es». Como Vanda Scaravelli recordaba a sus estudiantes: «Tiempo infinito y ninguna ambición. Ninguna ambición y tiempo infinito». Si pretendemos conseguir resultados rápidos tratando de llegar a no se sabe dónde, perderemos la implicación del trabajo bien hecho. Como dice el Hermano David Steindl-Rast: «El ocio no es el privilegio de aquellos que se pueden permitir tomarse su tiempo; es la virtud de quienes conceden a todo cuanto hacen el tiempo que ello necesita». Los ejercicios no están pensados para el logro, sino para el despertar personal.

Acercarse al horizonte desde la posición de pie

Percibir a través de los ojos

Duración: Dos minutos.

Intención

Experimentar una mayor libertad y vitalidad incrementando un mayor espacio en nuestra estructura corporal.

Instrucciones

Contemple a través de la ventana una amplia panorámica del horizonte. O bien, imagínese el horizonte hasta donde pueda alcanzar su vista. Imagínese que el horizonte viene a usted, a través de sus ojos y a través de la parte posterior de la cabeza. Deje que el horizonte que tiene delante conecte con el que se encuentra detrás de usted. Mantenga la vista relajada, sin intentar focalizar los ojos en nada. Los ojos han de actuar como una lente, pero la visión ha de elaborarse en el córtex visual, en la parte posterior de la cabeza.

Si considera que esto constituye todo un reto para usted, trate de hacerlo con los ojos cerrados. Después, ábralos lentamente, como si estuviera abriendo el obturador de una cámara fotográfica, y deje entrar la luz.

¿Cómo puede valorar este ejercicio? Si calcula cómo vería la imagen desde fuera, se dará cuenta de que siempre se produciría una disociación entre lo que piensa y lo que ve. Esto le demuestra claramente lo valioso que es percibir las cosas desde el interior.

¿Siente de este modo una mayor libertad; es decir, siente que la cabeza está menos fija, menos constreñida? ¿Percibe una mayor vitalidad, más energía, más fluidez, más conexión? Quizá sienta también como si su cabeza estuviera flotando, como si fuera la cabeza bamboleante de una muñeca. Incluso puede apreciar un cambio en la posición de su cabeza, sin necesidad de ajustes musculares.

Percibir a través del ombligo

Atraiga el horizonte al centro de su cuerpo, a un punto justo por debajo del ombligo, pero por el lado de la espalda.

Ahueque las manos en forma de cuenco y sitúelas en la parte baja de la espalda. Sienta cómo la energía llena esas manos. Ahora retire las manos, pero siga manteniendo la sensación de que la energía fluye a lo largo de su cuerpo (puede imaginarse que tiene un compañero que le ayuda a hacer este ejercicio, y esa ayuda puede ser tan real como lo quiera su imaginación). Otra forma de hacer este ejercicio es imaginar que tiene un océano delante de sí y que lo está aspirando a través del ombligo, como si lo bebiera con una pajita.

Valore el ejercicio

¿Ha sentido una mayor libertad? Por ejemplo, ¿ha sentido que el sacro se relaja suavemente cuando atrae el horizonte a su centro? ¿Percibe una mayor vitalidad? Quizá siente como si su pelvis flotara sobre sus piernas.

Incluso puede apreciar un cambio en la curvatura de su columna, o menor tensión en las piernas, en la espalda, cuello y hombros.

Percibir a través del corazón

Absorba el horizonte desde tan lejos como pueda imaginarse desde su espalda, de forma que penetre por su columna a la altura del tórax (a nivel de las costillas) e inunde con él su corazón y pulmones, desbordándolo por todo su pecho y bendiciendo el infinito. Disfrute del espacio que ha creado su presencia al sentir la convergencia en todas las direcciones de ese vacío inagotable y de esa luminosidad que se ha incorporado a su mente.

Restablecer la respiración natural (De pie)

(Para una revisión completa de la respiración según el Aprendizaje Somático, remítase al capítulo 6.)

Duración: Dos minutos.

Intención

Puesto que la única manera de profundizar en la respiración es movilizando los diafragmas en la espiración, cuanto más vaciemos los pulmones mejor podremos llenarlos. Este ejercicio restablece nuestra natural y profunda respiración.

¿Ha observado cómo respira un bebé? Podrá ver entonces cómo se mueven todas las zonas de su cuerpo con los movimientos respiratorios. Por desgracia, este movimiento natural se va reduciendo a medida que crecemos, y habitualmente hacemos que todo el proceso respiratorio recaiga sobre nuestros músculos.

Sugerencia práctica

Empiece con la Posición Neutra (Posición de pie) y realice los ejercicios del horizonte.

Instrucciones

Mantenga la boca cerrada con las mandíbulas relajadas. Imagínese por un momento que tiene un fuelle que se extiende desde la zona de la pelvis hasta la base del cráneo.

Espiración: Vacíe el fuelle sin tensar los músculos de la espalda, activando especialmente el diafragma pelviano en la parte baja de la pelvis. No expulse todo el aire utilizando presión; por el contrario, deje que el fuelle se vacíe todo lo más posible sin realizar esfuerzo.

Inspiración: Relájese y perciba cómo lentamente el fuelle se va llenando de aire, sin esforzarse por aspirarlo por la nariz. Poco a poco vaya relajando los diafragmas y cualquier tensión muscular que pueda descubrir y que impida una aspiración más plena. Repita el ejercicio varias veces, vaciando el fuelle y dejando que la respiración lo vuelva a llenar sin el menor esfuerzo.

Ponga las manos sobre los riñones en la parte posterior de la espalda. A medida que espira el aire siga el movimiento del fuelle cerrándolo con las manos, y vaciando todo el aire al nivel de ambos riñones. Cuando sienta que se ha vaciado por completo, relájese y deje que el aire vaya entrando de nuevo lentamente en usted. Haga este ejercicio varias veces, hasta que sienta que los pulmones se han ido vaciando suavemente desde su base hasta su parte superior.

Advierta ahora cómo tanto el flujo horizontal como el vertical se vacían de forma rítmica, al tiempo que los diafragmas abrazan y sueltan suavemente su centro corporal, llenándolo en todas direcciones sin el menor esfuerzo. Deje que la espiración sea más activa y la inspiración más pasiva.

Valore el ejercicio

¿Siente ahora mayor libertad y vitalidad; por ejemplo, su respiración es más plena? ¿Se moviliza más su estructura corporal con la respiración? ¿Se siente, al mismo tiempo, más relajado y más atento? ¿Se mantiene serena su mente?

Rápida respiración espinal (De pie)

Esta es una versión del alargamiento vertebral en el que se utiliza la flexión de las rodillas para ampliar la onda que recorre toda la columna. Se trata básicamente del mismo movimiento de relajación espinal rápida en posición echada que vimos en el capítulo 7 («Ejercicios matinales en la cama»). Excepto que esta posición ofrece una relación distinta con relación a la gravedad. También reforzaremos la onda vibratoria en los brazos.

Referencia rápida: Doble suavemente las rodillas como si tratase de afianzarse mejor en el suelo. Como va siendo norma, haga este movimiento sin esforzarse. No exagere. (Hacerlo más intensamente no quiere decir hacerlo mejor).

Nota: ¿En qué parte del pie ha recaído su peso corporal? ¿Cuánto de ese peso ha recaído en las rodillas? ¿Se hunde su cuerpo cuando hunde las rodillas y se eleva cuando las endereza?

Instrucciones

Imagínese que manteniéndose en una posición erguida le atan a la cabeza una cuerda que le impide bajar la cabeza y doblarla en dirección a las rodillas, y que tiene que estirar la columna para poder hacerlo.

Espirar: Inicie el vaciado del aire desde la zona pelviana (vea las instrucciones indicadas en el apartado «Restablecer la respiración natural (De pie)» que se detallan en la página 266). A medida que el sacro se va afianzando, ablande lentamente las rodillas para que puedan doblarse de forma natural, pero haga el ejercicio suavemente.

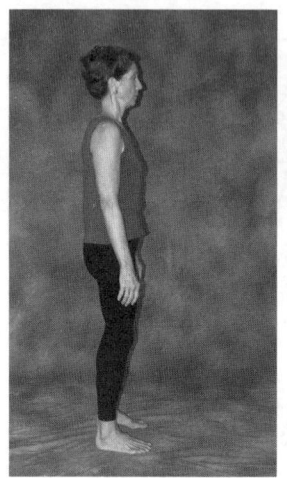 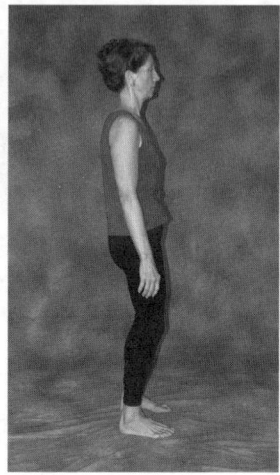 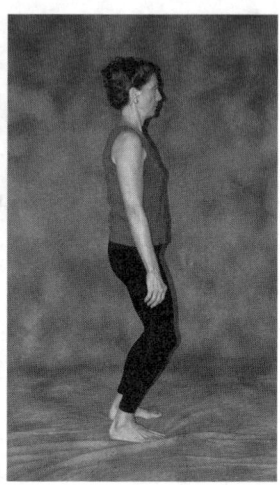

Relajación vertebral en posición de pie.

Con el término «afianzar» quiero decir extender su presencia corporal más allá de su estructura, como si sintiera que la gravedad le atrae hacia el centro de la tierra. Perciba esos «afianzamientos» como una especie de pórticos que le conectan con el cielo y la tierra, y con todo lo que es.

Observe que su peso no recae sobre las rodillas, sino que pasa a través de ellas para llegar a los talones.

Inspiración: Relájese por completo y sienta cómo penetra el aire en usted, mientras mantiene relajados los diafragmas (deje que el «fuelle» se abra a su gusto), y descanse con las rodillas ligeramente dobladas.

Espiración: Vaya enderezando lentamente las rodillas, mientras siente cómo la fuerza de la gravedad le afianza en el suelo. Aunque estas instrucciones se van dando de forma secuencial, usted ha de hacerlas de forma simultánea. Inicialmente puede tratar de hacer una rápida relajación espinal (mediante una secuencia de dos espiraciones y dos inspiraciones, lo que constituye el correspondiente doblamiento de rodillas; ya que usted las dobla y las extiende de acuerdo con las fases respiratorias). Durante el ejercicio, afiáncese bien en el suelo.

Afianzar el sacro y ampliar la onda que recorre la columna: El afianzamiento del sacro tirará de las dos vértebras lumbares inferiores hacia abajo, mientras que las otras dos vértebras lumbares superiores se dejarán llevar por la onda que asciende por la columna. De este modo el centro de la onda energética se centrará en la cintura. Afiance la base de su cráneo (occipucio y mandíbula) para ampliar la onda que recorrerá su cabeza. De este modo, en lugar de tener una cabeza bamboleante sobre la columna habrá establecido un sutil anclaje del cráneo. Así, los veintidós huesos del rostro y del cráneo pueden abrirse suavemente como los pétalos de la flor de loto.

Anclaje sobre los talones, para ampliar la onda a través de las piernas y la base de la columna. Esto nos permite que, como bípedos, podamos disfrutar de una conexión con el suelo a través de la columna, como lo hacen los cuadrúpedos. Los veintiocho huesos de los pies prolongan el cuerpo y lo enraízan en el suelo, como si fuéramos un árbol. Los talones sirven de raíz central, mientras que el resto de los huesos establecen un entramado más delicado de raíces, cada vez más profundo en la tierra.

Inspiración: Relájese por completo y perciba cómo le llega la respiración con la relajación de los diafragmas; deje que el fuelle funcione libremente.

Ahora perciba la onda omnidireccional que recorre la columna en su totalidad, mientras usted repite el ejercicio del relajamiento rápido de la columna. Aunque las primeras ondas se mueven en sentido vertical, desde la parte baja de la cintura hacia abajo y hacia arriba, puede advertir la convergencia de estas ondas que se mueven en todas las direcciones por su cuerpo.

Apertura de la coronilla: En la siguiente respiración vuelva a doblar las rodillas; en esta ocasión, afianzando la mandíbula y la base del cráneo.

Valore el ejercicio

Al llegar a este punto quizá sienta cómo se alarga su columna, tanto al doblar como al extender las rodillas.

¿Percibe una mayor libertad y vitalidad? Por lo general, cuando tenemos las rodillas dobladas, la parte baja de la espalda se relaja y alarga.

Este ejercicio nos sirve de aprendizaje para alargar la columna, de manera que incluso cuando tenemos las rodillas extendidas la parte baja de la espalda sigue distendida.

Nota: Este ejercicio es básicamente el mismo que el de la relajación rápida de la columna, en posición supina, que se describe en los ejercicios para hacer en la cama. La diferencia está en el cambio de su relación con el campo gravitatorio cuando se encuentra acostado o de pie.

Este ejercicio vivifica la recíproca relación entre las rodillas y la parte baja de la espalda. Si esta última permanece abierta y distendida, las rodillas no pueden cerrarla por muy extendidas que las tenga. Al contrario, si usted comprime la parte baja de la espalda, las rodillas se bloquearán o se verán obligadas a cargar con el peso corporal. Por ello resulta tan importante que afiance bien el sacro, pues eso es lo que permite que se abra la parte inferior de la espalda.

Variaciones: Utilización de pesas

Instrucciones

Repita el alargamiento teniendo en cada mano una pesa de 1-1,5 kg. Esta pesa puede estimular el afianzamiento de las manos, permitiéndole percibir el alargamiento de todo el brazo.

Ahora repita el alargamiento sin las pesas, imaginándose que sigue teniéndolas en las manos.

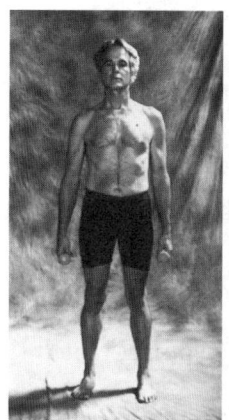
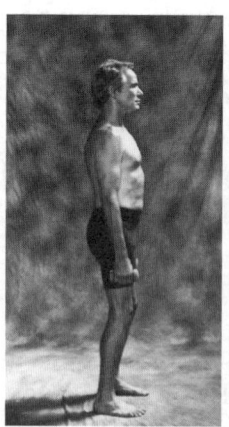
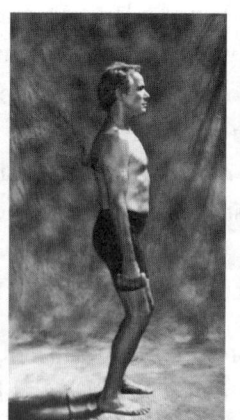
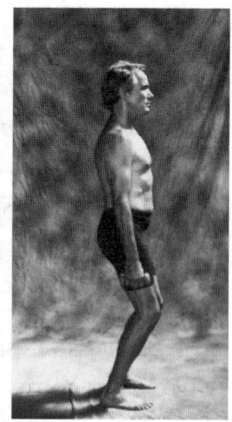

Sintiendo el alargamiento con la utiliación de pesas.

Variación con ayuda de compañero

Si dispone de un compañero/a con quien pueda trabajar, este le puede ayudar a percibir más intensamente la onda energética enviando energía a lo largo de los anclajes que ya se han mencionado.

Si no dispone de esa ayuda, puede hacerlo por su propia cuenta, utilizando los siguientes puntos de toque que ampliarán su sensación de gravedad y la onda del movimiento intrínseco.

1. Sitúe una mano justo debajo del ombligo y la otra a la misma altura en la espalda; sienta cómo la energía fluye a través de las manos que, bien usted o su compañero, ha liberado y enviado al horizonte exterior.
2. Sitúe una mano en la base del cráneo y la otra en la frente, y sienta cómo la cabeza parece flotarle cuando su compañero le libera la energía y la envía al horizonte exterior.
3. Sitúe una mano sobre el sacro y la otra en la zona torácica. Al proceder al alargamiento puede recibir el apoyo de su compañero que le afianza el sacro. De este modo puede recibir también la onda energética que asciende por la columna, al establecerse un mayor espacio entre las vértebras. Si usted practica el ejercicio por su cuenta, siéntase libre para modificar este tocamiento, colocando una mano sobre el esternón y la otra sobre el sacro.

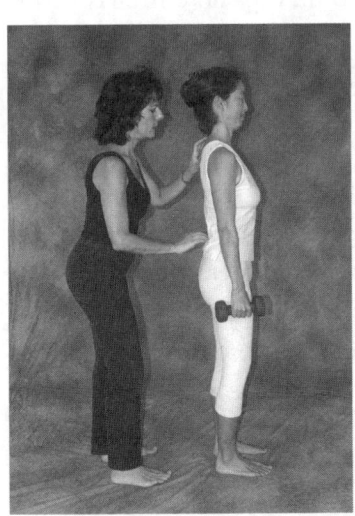

Rápida relajación vertebral con ayuda de un asistente.

Valore el ejercicio

Cualquiera de las siguientes sensaciones le servirán de indicador de la relajación y del alargamiento de su columna:

- Su cuello se alarga a medida que se libera de la presión de la cabeza.
- Su cráneo se expande.
- Se relajan sus mandíbulas.
- Tanto sus oídos como sus ojos se muestran más abiertos y adquieren mayor vitalidad, casi como si alguien los estuviese estimulando con un monitor.

Apertura del corazón

Los brazos sirven como anclajes para mantener abierto el pórtico del corazón, que usted ya abrió cuando se embebió del horizonte exterior. Ahora podrá extender su presencia en una dimensión horizontal, llevando o expresando al mundo (mediante sus brazos) la energía que flota en su corazón y en el canal vertical central (a través de la columna, la cabeza y las piernas).

Se produce una liberación de energía cuando la onda se mueve a lo largo de la columna torácica, estableciendo un espacio entre las vértebras. Cuando usted se embebe de energía a través de los brazos se abre el espacio existente en las axilas, lo que hace que los brazos «floten» libremente en el espacio. A medida que usted canaliza esa energía a lo largo de los codos, muñecas y dedos, la energía flotará sin obstáculos, tanto por el canal horizontal como por el vertical. Los brazos se alargarán, abriéndose las articulaciones y alargándose también los músculos. De este modo los brazos colgarán como si fueran péndulos, en lugar de estar encogidos debido a las tensiones habituales.

Al no quedar obstaculizado ese flujo, el espacio entre las vértebras surgido de la onda de alargamiento dejará de colapsarse por sí mismo. Es precisamente ese colapso de la energía el que hace más densa la estructura. Cuando la energía puede fluir libremente, la estructura corporal pierde su densidad.

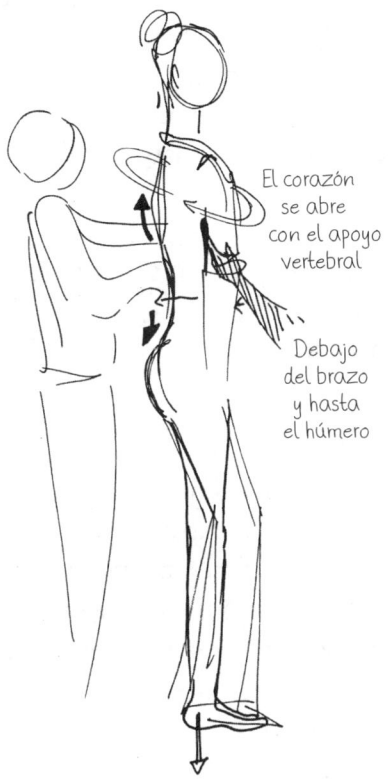

Apertura del corazón a través del portal de los brazos.

Instrucciones

Brazo derecho: Con la onda de su próxima respiración extienda su presencia a lo largo del brazo derecho, tal como se describe en el dibujo. Dado que la extensión o alargamiento hace bajar su brazo, mantenga abierta la axila. Disfrute de esta sensación durante varias respiraciones.

¿Qué experimenta como consecuencia de este ejercicio?

¿Siente su brazo derecho diferente del izquierdo? ¿Qué nota en la garganta? ¿Puede apreciar alguna diferencia entre el lado derecho y el izquierdo? Si emite algún sonido con la boca bien abierta, ¿percibe alguna diferencia de vibración entre un lado y otro? ¿Siente que su ojo y su oído derechos están más despejados que los del lado izquierdo? ¿Se les nota tan despiertos como si se los estuviera monitorizando?

Brazo izquierdo: Repita la misma canalización energética realizada con el brazo derecho. Después, integre ambos brazos.

¿Qué aprecia como resultado de este ejercicio? ¿Siente una mayor apertura en su pecho? ¿Una menor pesadez en la parte superior de su espalda? ¿Más energía fluyendo a lo largo de sus brazos y manos?

Alargamiento espinal (De pie, sin doblar las rodillas)

Duración: Dos minutos.

Intención

Relajar la tensión y la densidad mediante una extensión que va más allá de su estructura corporal y se expande por el entorno. Usted aprenderá a percibir la onda omnidireccional que descomprime su columna. Se sentirá mejor apoyado en su esqueleto y menos dependiente del apoyo de sus músculos a los que dotará de mayor libertad de movimiento.

Sugerencias para el ejercicio

Empiece con los ejercicios de Encontrar Posición Neutra y Acercarse al Horizonte, y también el de Restablecer Respiración Natural (todos desde la posición erguida que se mencionan en este capítulo).

Instrucciones

Cuando usted atrae el horizonte hacia su centro siente cómo el sacro se afianza de modo natural. Espire el aire de la respiración utilizando el método del fuelle, y perciba una mayor libertad en el sacro al afianzarse, al tiempo que se eleva el diafragma de la zona pelviana. Recuerde que cuando empleo el término «afianzar» me estoy refiriendo al modo en el que el peso corporal recae sobre el sacro, y no a un movimiento espacial.

Con cada espiración: Sienta el movimiento interior del sacro, como un ancla que cae en el agua, y que relaja la parte inferior de su espalda. Extienda esta sensación para percibir este peso como si se afianzara en el centro de la Tierra, sin que tenga necesidad de tensar los músculos.

Cuanto más profundo sea este afianzamiento hacia abajo del sacro, más fuerte será la onda que recorrerá hacia arriba su columna. Permita a sus vértebras que floten hacia arriba, sobre esa onda de su espiración, estimulando el espacio existente entre cada vértebra. Sienta cómo esa onda parte de su cabeza y continúa ascendiendo tan lejos cómo usted pueda extender su presencia.

Cuando sienta que su peso corporal recae en los tobillos, extienda su presencia enraizándose en el suelo.

Nota: El afianzamiento del sacro se debe producir sin tensar los músculos de las nalgas ni hundir la pelvis.

De pie y echado hacia adelante

Duración: Dos minutos, o el tiempo en que esté interesado.

Intención

En este ejercicio usted aprende a echarse hacia adelante sin esforzarse, reorganizando toda su estructura mediante la extensión de su columna. En lugar de presionar los músculos, este alargamiento afloja todas las articulaciones activando el reflejo de extensión que alarga las fibras musculares.

El alargamiento se hace posible afianzando el sacro, mientras extiende las rodillas desde la posición erguida que ya mantiene (algo muy parecido a lo que se hace con el ejercicio de liberación espinal rápida; sin embargo, en esta ocasión usted inicia el ejercicio desde las rodillas ya extendidas). Recuerde que el afianzamiento del sacro impedirá que las rodillas se bloqueen, algo que es muy importante.

Al igual que lo que sucede con el ejercicio de liberación espinal rápida, este ejercicio se inicia desde la parte baja de la cintura. El movimiento que va de la cintura a la cabeza es el resultado de su posicionamiento en la parte baja de la cintura.

Sugerencias para el ejercicio

Empiece con el ejercicio de Rápida Liberación espinal (de pie), o con Alargamiento espinal (de pie, sin doblar las rodillas).

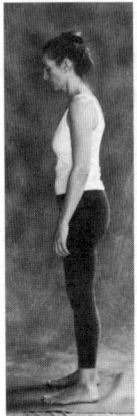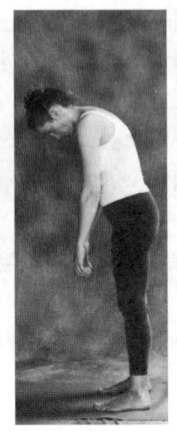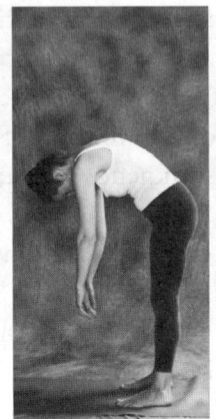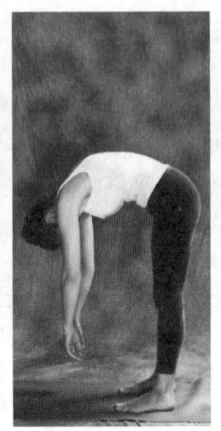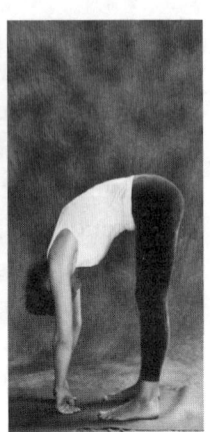

De pie y echado hacia adelante.

Instrucciones

Manténgase de pie con los pies en paralelo y a la distancia de las caderas. Al inspirar relájese y deje que su peso se eche suavemente hacia adelante apoyándose en las partes blandas de los pies.

Cuando espire, extienda de forma simultánea la parte trasera de las rodillas (corvas) mientras afianza el sacro, a fin de ampliar el alargamiento de la columna. Extiéndase, mediante las rodillas, como si fuera una planta que está anhelando la luz. Este «anhelo» ha de producirse sin esfuerzo. La planta crece sencillamente hacia lo que más ama: la ansiada luz del sol. Este crecimiento incluye cada célula de la planta, desde las raíces más profundas, los tallos y las hojas hasta la punta de las flores.

También es muy importante que estos dos movimientos de afianzamiento (extendiendo las rodillas y afianzando el sacro) se realicen al mismo tiempo. De no hacerlo así su cuerpo oscilará, en lugar de modificar su estructura. No se esfuerce por bajar lo más posible y tocar el suelo con las manos. De hecho, es mejor que resista la tentación de llegar al suelo, para mejor sentir la onda que se mueve a lo largo de su estructura corporal, antes de que la gravedad le incline hacia abajo. Este movimiento de echarse hacia adelante es una consecuencia del alargamiento de su columna y de la fuerza gravitatoria, y no del esfuerzo que usted pueda hacer desde la cintura.

Es precisamente al final del alargamiento, cuando la onda energética supera la cabeza, por arriba, y los pies, por abajo, cuando realmente empieza el doblamiento hacia adelante.

Imagínese que la cálida luz solar se está filtrando a través de una ventana abierta, cae sobre su espalda y la derrite como si fuera un bloque de mantequilla que chorrea por su cabeza.

Cuando usted vierte agua de un jarro toda se mueve al mismo tiempo. El agua que se encuentra en mitad del jarro no está esperando a moverse hasta que le llegue su turno. Está moviéndose todo el tiempo. Lo mismo sucede con usted: empiece a echarse hacia adelante desde los tobillos y deje que todo el «chorro» salga por su cabeza, mientras sigue manteniendo bien afianzado el sacro y las rodillas.

Si de alguna manera advierte que se encuentra intrínsecamente conectado con los brazos, sentirá que estos se muestran ingrávidos y relajados. Cuando la parte superior de la columna se vuelca hacia adelante, al final de cada alargamiento, los brazos flotarán moviéndose suavemente como péndulos con cada onda que circule por su columna. Ese movimiento se origina en su columna, no en los brazos. Si no siente que sus brazos se mueven libremente es probable que usted esté tensando la espalda para alargar los brazos. O, tal vez, no esté consciente de sus brazos y de la onda que los recorre y los hace flotar. En cualquiera de ambos casos se habrá perdido esa onda que recorre la columna y llega hasta los brazos, y estos se habrán convertido en un estorbo.

Es importante que siga dejando que el peso corporal se eche suavemente hacia adelante, hacia las partes blandas de los pies, mientras usted se relaja con cada inspiración. De este modo se mantendrá su pelvis afianzada sobre los pies, evitando la tendencia a moverse hacia atrás, lo que impediría el alargamiento. A cada nueva inspiración sienta el recorrido de la onda a lo largo de la columna, extendiendo las rodillas y afianzando el sacro.

Deje de volcarse hacia adelante antes de que experimente la menor tensión. Ha de sentirse siempre cómodo en esta posición, mientras respira relajadamente y observa cómo va aumentando el alargamiento de la columna, sin necesidad de doblarse más. No tiene importancia hasta dónde pueda llegar con las manos, pues lo que se pretende con este ejercicio es alargar la columna en esta relación con la gravedad. De hecho, si usted ha realizado bien su extensión, podrá descansar en esta posición cómodamente, siempre que no se haya plegado de modo que fuerce el estómago y el vientre.

Si sus manos tocan el suelo, no permita que su peso corporal recaiga sobre ellas. Limítese simplemente a dejar descansar las palmas a los lados de los pies y mantener su presencia hacia el suelo a través de las manos y sin necesidad de empujarlas más. También puede cogerse los talones, pero sin intentar doblarse más, porque, de ese modo, estaría presionando su musculatura esquelética. Recuerde que en este ejercicio se trata de alargar, no de forzar. Para ello es necesario que se produzca un alargamiento de las articulaciones y de la columna, de manera que los tejidos blandos se reorganicen de acuerdo con la nueva longitud que ha adquirido su esqueleto. Con ello se activa, fisiológicamente, el reflejo de alargamiento.

Regresar a la posición erguida

Volverá a adoptar la posición erguida con la espiración, iniciando el movimiento mediante un afianzamiento del sacro. Imagínese que está tirando del cordón de la varilla de una cortina para moverla. El afianzamiento del sacro funciona como una polea, enraizando la energía en el suelo a través d las piernas. Esto alzará las vértebras, haciendo como si cada una flotase sobre la siguiente, a medida que usted se va alzando. No tense los músculos de la espalda ni del cuello para elevar su peso corporal. Deje el peso en el suelo, al cual pertenece.

Si usted siente proprioceptivamente su estructura corporal como una totalidad, en lugar de depender de percepción visual para observar y controlar su «cuerpo-objeto», moverá la cabeza de forma natural. Cuando sienta como la onda energética asciende por su columna… la cabeza le resultará ingrávida, como flotando sobre la última de las vértebras. Puede ampliar esa onda afianzando el occipucio en la base del cráneo, lo que también permitirá la apertura de la estructura craneal. Sienta cómo la onda va más allá de su estructura ampliándose en el entorno.

Si siente que sus rodillas se bloquean será muestra de que ha perdido el afianzamiento del sacro, y que la parte inferior de la espalda se ha visto comprimida. Utilice su próxima espiración para afianzar el sacro de nuevo, lo cual relajará su espalda inferior, permitiendo que las rodillas se muestren más extendidas y no bloqueadas. Del mismo modo tampoco es necesario doblar las rodillas para alzarse, mientras el sacro permanezca adecuadamente afianzado, lo cual impedirá la compresión de la parte inferior de la espalda. De hecho, sentirá mucho mejor el alargamiento si no deja que se le doblen las rodillas. Sin embargo, y como siempre, si siente algún tipo de dolor deberá ser lo suficientemente precavido para doblar suavemente las rodillas para alzarse.

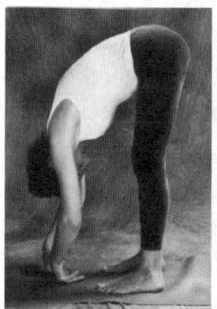 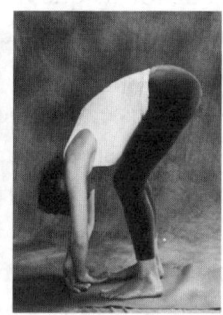 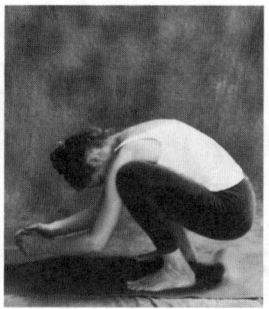 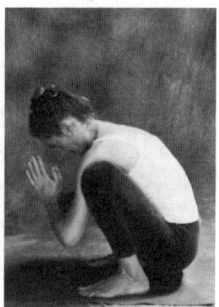

Posición de pie inclinándose hacia adelante, seguida de postura en cuclillas.

Cuando la onda eleva la columna torácica parece como si la curvatura casi se invirtiera, de modo que usted tiene la impresión de que la columna se alzara lo largo de la espalda, pero no por detrás. Los omóplatos descenderán suavemente a medida que se extiende la columna. Los brazos seguirán flotando en la subida, como si fueran un péndulo. Cuando se embeban de la energía liberada desde la columna se producirá una manifestación cordial hacia todo lo exterior. De este modo, los brazos sirven para afianzar la apertura del corazón.

Variación: En cuclillas

También puede añadir una posición en cuclillas cuando tiene la cabeza baja y las nalgas en alto. Tal vez necesite ampliar la postura a fin de poder meter el torso y los brazos entre las piernas. Las primeras veces que realice este ejercicio quizás necesite de un elemento que sirva de soporte a su peso, pero poco a poco aprenderá a abrirse y balancearse en esta posición por sí solo. También puede resultar divertido que realice este contra balanceo con un compañero. Sin embargo, si su pelvis no soporta el ejercicio y usted se cae hacia atrás no tiene por qué preocuparse porque tiene su esterilla a unos pocos centímetros del trasero.

Es importante que mantenga los talones bajos mientras dobla las rodillas, invirtiendo la posición de la columna, de forma que tenga la cabeza alta y las nalgas bajas, casi rozando el suelo. Los brazos pueden ponerse en posición orante, con las palmas juntas. Con esta posición se afianza más el sacro. A medida que va alargando la columna, la parte superior del torso balancea su estructura de forma que no se caerá hacia atrás. La posición en cuclillas también constituye un ejercicio magnífico para las mujeres embarazas, como preparación para el parto.

Tras realizar gratamente algunas extensiones en esta posición, vuelva a la anterior (cabeza baja, nalgas en alto) con su próxima espiración, haciendo presión en los tobillos. La extensión de las piernas deberá ser suave y no forzada.

En esta posición realice unos cuantos alargamientos más, moviendo hacia adelante las plantas de los pies cuando inspire, y extendiendo la parte trasera de las rodillas (corvas) cuando espire. Póngase de pie, como se indicó anteriormente, afianzándose en el sacro.

Si siente alguna molestia en las rodillas cuando adopta la posición de sentado en cuclillas, relegue esa postura y vuelva a ponerse de pie. Unos días después podrá intentar realizar la postura anterior, sin necesidad de ponerse en cuclillas, con lo que continuará extendiendo las articulaciones y estará preparándose para adoptar la postura completa.

Termine el ejercicio con unas cuantas relajaciones espinales rápidas.

Seguimiento de la referencia gravitatoria

¿Qué resultados ha notado con la realización de este ejercicio?

- ¿Siente una mayor expansión y apertura de su estructura corporal?
- ¿Se ha sentido bien plantado en el suelo desde la cintura hacia abajo, y más ligero de la cintura hacia arriba?
- ¿Siente menos pesada la parte superior de la espalda?
- ¿Descansan sus hombros cómodamente cuando se encuentran echados hacia abajo y hacia atrás?

- ¿Siente «flotar» su cabeza sobre la columna?
- ¿Siente que su pelvis está más libre, o tiene la sensación de que flota sobre las piernas?
- ¿Siente su cuello más relajado?
- ¿Siente una mayor energía circulando a lo largo de sus brazos y manos?
- ¿Tiene la sensación de que su vientre está más plano sin necesidad de contenerlo?

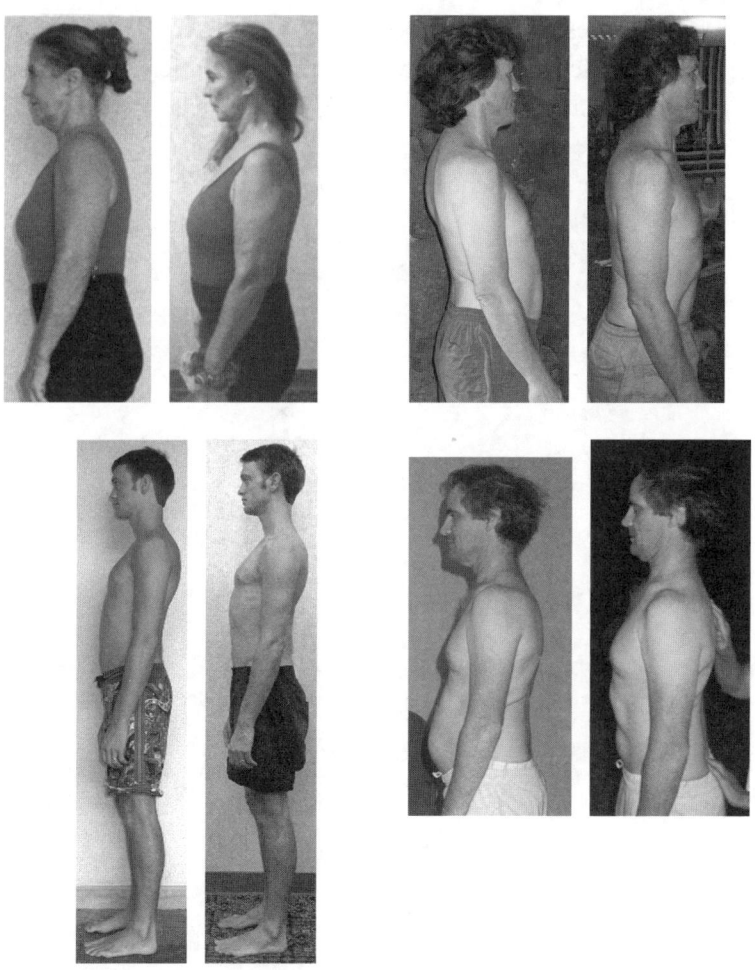

Fotos de antes y después de un taller de Aprendizaje Somático. Apréciese especialmente el espacio creado entre cuello y hombros.

Preguntas para reflexionar sobre la encuesta:

- ¿Se ha dado cuenta de cómo el tensionarse para hacer un movimiento —como, por ejemplo, echarse hacia adelante— inhibe su movimiento?
- ¿Cuándo tiene esa sensación deja de tensionarse?
- Cuando deja de esforzarse, ¿sigue sintiendo el anhelo de hacer el ejercicio?
- ¿Qué se siente cuando usted se muestra abierto a recibir espacio y luz en su estructura corporal?
- Cuando usted muestra esta apertura, ¿se extiende su presencia más allá de su estructura corporal, yendo hacia la «totalidad» del espacio?
- ¿El extender su presencia —el *kissing back*— amplía su bienestar?

La historia de Reka:
Superando las aparentes limitaciones

Nunca anteriormente experimenté en mi vida la circunstancia de que una disciplina me pudiera proporcionar tanta libertad como la que me otorgó esta. Me ha permitido acceder a un tiempo y a un espacio que eran míos. No puedo imaginarme otra forma de sentirme tan plenamente a mí misma. Aunque había seguido por mi cuenta otros métodos, como el hacer *footing* o la natación, nunca me sentí tan vinculada conmigo como cuando practiqué el Aprendizaje Somático.

Recuerdo cuánto tiempo me llevó el realizar los ejercicios cuando empecé. Surgieron muchos retos a la hora de establecer un tiempo y un espacio para realizar los ejercicios con mi compañero. A veces incluso llegué a preguntarme cómo me había sido posible hacerlos antes sola y por mi cuenta. No soy el tipo de persona lo suficientemente diligente como para venir diariamente a un taller, con la dedicación que yo le presté. Los ejercicios te impulsan a seguir; y si los sigues haciendo, cada vez te sientes más abierta. No es algo que tengas que proponerte.

Lo que hace del Aprendizaje Somático algo especial es que te proporciona una sensación de riqueza gracias al conocimiento de cómo la respiración mueve todo mi interior y me conecta con todo cuanto es. Es algo que contrasta con el estado en que me encontraba cuando empecé los ejercicios. Y aunque hay momentos en los que todavía experimento algún retroceso, cuando vuelvo a hacer los ejercicios me pregunto: «¿Cómo es posible que me hubiera olvidado de lo enriquecedores que pueden ser?». Simplemente, el utilizar la mitad de la capacidad pulmonar que podemos emplear me hace sentir como si me estuviera estafando a mí misma. Y los ejercicios me sirven para recordarme ese punto.

Gracias a los ejercicios he hallado una nueva forma de hacer frente a los desafíos y crisis de mi vida. Ahora puedo percibir el significado de todo cuanto sucede en mi vida. Antes de que realmente empezara a practicar en serio el Aprendizaje Somático, me fijaba en aquello que no funcionaba, en aquello en lo que fallaba. Ahora tengo la sensación de que las cosas fluyen y funcionan de una hermosa manera.

Por ejemplo, mientras estoy aquí sentada y hablando me doy perfecta cuenta de que me estoy contrayendo ante la necesidad de hablar en la grabadora. De alguna manera estoy creando una tensión en todo mi sistema, y puedo reconocer cómo percibo esa tensión; por lo cual trato de sentir y de respirar como lo hago durante los ejercicios; es decir, dejando que la respiración fluya a través de mi cuerpo.

También puedo darme cuenta de cuando me abandono. Los momentos de atención pueden durar algunas veces unos diez minutos antes de que me dé cuenta de ellos, y de ese estado de autoabandono. Esto es como un regalo, aunque me lleve cierto tiempo percibirlo. Es un regalo el poseer esta capacidad de autorreferencia, y de darse cuenta de cuando una no está plenamente presente en el aquí y el ahora.

Pondré un ejemplo de algo en lo que he venido trabajando últimamente: mi pie derecho tiene una deformidad congénita. El peso de mi cuerpo recae sobre el arco del pie y lo colapsa: si no presto atención al hecho de cómo puedo sentir la gravedad a través del pie, esa gravedad se convierte en algo gravoso, y el peso de mi cuerpo comprime y congestiona todo mi lado derecho. Pero cuando siento cómo la gravedad se mueve a través de mí, todo se despeja.

Pero no se trata de cómo resolver el problema de mi pie. El pie no es más que una parte de todo el movimiento. Con una atención omnidireccional puedo sentir los movimientos que se generan dentro de otros movimientos, a lo largo de todo el sistema. Cuando percibo las líneas de fuerza que interpenetran la tierra y a mí misma, la estructura de mi pie deja de molestarme. Parece como si desapareciera una muralla cuando me abro a este nivel de diferenciación: es como si casi pudiera atravesar esa muralla. Todo el dolor que sentí en mi lado derecho, en mi pelvis, abdomen, costado derecho, hombros, incluso en el cráneo, se disuelven por completo. Siento cómo se produce simultáneamente una sensación de espacialidad por todas partes.

Capítulo 10

Ejercicios para cualquier momento y para cualquier lugar: Caminando

El cambio de forma de todo su cuerpo se produjo sin pensarlo ni dudarlo.
El agua musculada y erguida que ella es,
moldeada por las rocas bajo sus pies,
recapitula la historia que contienen de vida en este planeta,
el primigenio flujo y reflujo de su pulso ondulante,
el más breve soplo de toque humano
en el avance efusivo de un tiempo vertical.

RISA KAPARO, de su poema «Agua»[1]

LA descripción que figura en el epígrafe de este capítulo hace referencia a mi hija caminando descalza sobre las antiguas rocas del Gran Cañón, y describe de forma muy gráfica cómo podemos movernos por el mundo viviendo el espacio en plena comunión con la naturaleza. Me trasladé a Kaua'i para que, en sus años de desarrollo, pudiera crecer entre los elementos naturales, nutriéndose de manera libre y en plena comunión con el mundo natural. A aquellos de nosotros que, como yo, hemos crecido en un entorno urbano también les resulta posible vivir la misma clase de libertad, de vitalidad y de comunión con toda la naturaleza, mediante los procesos de diferenciación y de presencia. Las Meditaciones Somáticas proporcionan un modo de aprender a través del «cuerpo», comprometiéndose con la inteligencia somática. Esta inteligencia somática incluye todas las formas de percepción, funcionando en el «aquí-ahora, sin distancia».

El sacro afianza el portal que nos alinea con la fuente infinita de energía, proporcionándonos una libertad y una vitalidad cada vez mayores.

Gracias a este alineamiento, podemos sentir nuestra interconexión no solo con la Tierra, sino también con el movimiento de todos los cuerpos celestiales y con la inmensa vastedad del espacio. Del mismo modo la propriocepción sirve como un ancla de la inteligencia somática, alineando todas las formas de percepción (visual, acústica, olfativa, gustativa y táctil), y también como una forma de interpretación (emocional, intelectual, anticipatoria y memorística) que nos sirve para poder funcionar en la inmediatez del presente. De hecho, es lo que nos permite extender nuestra presencia de forma dimensional para incorporar la conciencia en un estado de despertar, en el aquí y ahora.

Sin la ayuda de tal ancla, de tal afianzamiento, el pensamiento no puede superar las incoherencias inherentes a su propia estructura. Y la percepción visual funciona con frecuencia de forma incoherente, tratando de reemplazar nuestra propriocepción. De la misma manera que una lente puede polarizar la luz haciéndola más coherente y asimilable a nuestros ojos, la propriocepción puede polarizar todas las formas de percepción, de modo que puedan funcionar más coherentemente haciéndonos más inteligible todo el campo de los significados. Mediante la propriocepción la inteligencia somática sostiene su «terrenalidad» en el presente.

Como ya han demostrado estos ejercicios, «el cuerpo» no tiene por qué constituir una distracción en la meditación. En realidad nos sirve como el definitivo entorno para la meditación, porque nos proporciona la información más sutil que podamos imaginar. Después de todo, usted no podría aprender a nadar en tierra firme ni caminar por la Luna. Necesita agua y gravedad para proporcionar una información en tiempo real que dé realidad a estos procesos. Del mismo modo, al recibir el don de nuestra herencia, el cuerpo en que hemos nacido, disponemos de las condiciones más favorables para abrir nuestra mente.

Hasta aquí estas meditaciones han explorado básicamente el reino del «movimiento intrínseco». Este capítulo está dedicado a introducirnos en el reino del «movimiento por el espacio», utilizando la atención que hemos ido desarrollando mediante la exploración del movimiento intrínseco.

Recientemente participé en un retiro de meditación y me quedé sorprendida al ver al cabo de una semana que la gente todavía «se observaba a sí misma caminando», durante las meditaciones ambulatorias. Trataban de controlarse, de retrasarse o de equilibrarse, buscando un suelo que se encontraba «en alguna parte bajo sus pies», observando su propia imagen con los ojos de la mente.

Tras haber enseñado meditación ambulante durante décadas, creo poder afirmar que incluso unos pocos minutos de preparación diaria en esta clase de meditación puede constituir para los participantes un cambio significativo en su meditación durante siete días. No necesitan esperar durante años para conseguir este nivel de atención. Les es posible establecer diariamente diferenciaciones para ampliar su estado de presencia.

Uno de los problemas que se presenta con la «concentración» —o al reemplazar la propriocepción por la forma más discutible de percepción visual— es que tan pronto como usted necesite volver a concentrarse en cualquier otra actividad, perderá la atención. La propriocepción no requiere una atención focal, ya que no crea un observador que se concentre en algo, tanto si es interna o externamente. Desde el momento en que la propriocepción puede integrar múltiples formas de inteligencia, no obstaculiza la capacidad que usted pueda tener para centrar su atención en otra cosa. De hecho, amplía su capacidad para hacerlo, ya que afianza y extiende su presencia en profundidades cada vez mayores de su experiencia silenciosa, permitiéndole vivir en una continua investigación.

Cuando estoy enseñando, me gusta ampliar el ejercicio de la meditación ambulante para incluir diálogo, a fin de demostrar y descubrir la libertad que otorga el estado de «estar presente» *(mindfulness)* en las Meditaciones Somáticas.

Mientras dialogo con alguien y extiendo mi presencia en una meditación ambulante se me abren espacios de comprensión cada vez más sutiles. Si estoy demasiado «focalizado» en lo que la otra persona está diciendo, mi trayectoria, puesto que me concreto en un «determinado espacio», puede desviarse hacia niveles puramente verbales del pensamiento (los órdenes más elevados de abstracción). Cuando me quedo atrapada en estas trayectorias mentales caigo en una forma de «hacer», lo que hace que me traslade y me sienta perdida en «el pasado», en «historias» o en una desmesurada charla.

Cuando el silencioso nivel de experiencia ilumina desde el interior, nuestra inteligencia somática se vuelve autoperceptora, autoorganizadora y autorrenovadora. El estar despierto en el nivel silencioso de la experiencia permite nuevas introspecciones que, en sí mismas, revelan la clara entidad de la atención. Estas introspecciones no se ven sometidas a concretos «canales» de pensamiento, dado que todo el campo de los significados se ve continuamente re-nivelado.

El dejar de esforzarse da paso a la apertura... del mismo modo que se nada más libremente si uno se quita antes la ropa que estorba. «Esta «disciplina» no es un acto de voluntad. Las capas se desprenden por sí solas. Es el anhelo por lo que está «más allá» —la vacuidad— la que hace todo el trabajo. Crezco como una planta que va hacia la luz. La piel —sea lo que fuere lo que me sujeta— se desprende, simplemente porque ya no encaja. Se cae sin el menor esfuerzo. Cada nueva capa me lleva a lo más profundo de esta vacuidad; o, paradójicamente, me hace penetrar en la totalidad indiferenciada, en el orden implicado, como solía decir Bohm. Este proceso es a lo que yo me refiero cuando hablo de iluminación proprioceptiva.

Caminata lenta

En este tipo de meditación reducimos la velocidad de nuestra marcha, a fin de percibir un mayor estado de concienciación.

Instrucciones

Empiece el ejercicio con una breve observación de su consulta gravitatoria (de pie). Observe las diferencias existentes de la forma en que su lado derecho e izquierdo reciben el apoyo del suelo. Observe cualquier posible sujeción. Asimismo observe qué es lo que se mueve mientras respira.

Trate de comprobar cómo se lleva a cabo el cambio de su peso corporal. No lo haga de una forma mecánica, como si se tratara de un objeto que pasa de una pierna a otra, sino como si usted estuviera vertiendo el líquido cristalino de la matriz de sus huesos de una pierna a otra, como el paso de los granos de arena en un reloj de arena.

Volviendo a la posición ambulante: Mientras sigue manteniendo su estado de presencia y de enraizamiento en el suelo a través de sus piernas, deje que ellas se muevan en un estado de «vacuidad», percibiendo desde el sacro ese estado de ingravidez. Mantenga de una a otra pierna, más o menos, la distancia existente entre las caderas.

Observe qué sucede cuando se pone en contacto con el suelo. Deje que su pierna contacte con el suelo y, después, sienta cómo el apoyo de este fluye a través de usted. No trate de imponer a su movimiento la idea de caminar, lo que haría que usted se moviera como un mero objeto a través del espacio.

Advierta que si adopta la forma habitual de percepción visual el suelo se mostrará como «algo que está ahí abajo y fuera de mí». Por el contrario, si se integra proprioceptivamente el suelo puede ser percibido de una forma íntegra y simultánea. La gravedad le impulsa hacia el centro de la tierra, y puesto que el suelo impide su caída, surge una fuerza opuesta que se alza y recorre toda su estructura corporal. Sienta cómo el suelo soporta toda su estructura esquelética. Confíe en ese apoyo que le proporciona el suelo, sin tener que asirse o agarrarse a él.

Viva esta sensación con los ojos cerrados. De esta manera no solamente reducirá las distracciones que surgen de la percepción visual, sino que le ayudará a integrar una conciencia proprioceptiva. Cuando usted contacta con el suelo, si su pierna lo toca «en vacío», ¿cómo soportará esa pierna el peso de su cuerpo? Vaya abriendo poco a poco los ojos, pero sin concentrar su mirada en un punto determinado, sin permitir que sus ojos se conviertan en pinzas que quieran coger algo. Deje que el mundo venga a usted, que lo penetre, al tiempo que usted amplía su presencia para encontrarse con él, sintiéndolo en todos sus tejidos corporales. Juegue con la sensación de ver sin identificarse con las imágenes que le rodean.

Con los ojos ya abiertos, regrese a su asiento. Dedique un rato a reflexionar sobre la experiencia que ha vivido, sin dejarse llevar por la forma convencional de pensar. Escriba estas reflexiones para que el nivel de silencio que ha vivido se transforme en palabras y pueda, de este modo, expresar lo que ha surgido desde las profundidades de su inteligencia somática.

Caminata rotatoria con movimiento de brazos

Instrucciones

Inicie esta caminata meditativa utilizando los brazos para dar vida al movimiento, a través de la columna y las piernas.

Parta de una posición de pie. Inicie el ejercicio con una rápida relajación dorsal, manteniéndose de pie (con un suave doblamiento de rodillas). En esta ocasión, y al tiempo que afianza el sacro, eleve los brazos como si flotaran hacia arriba sin elevar los hombros, de manera que los antebrazos se mantengan a la distancia de las caderas, paralelos al suelo y con las palmas de las manos hacia arriba. El movimiento no se ha iniciado por los brazos, sino que se produce como una consecuencia de bajar el centro.

Utilice los brazos para dar vida a ese movimiento de acercamiento al horizonte desde su centro, mientras la energía recorre toda su estructura y se suelta por la espalda. Este movimiento de los brazos se desliza a lo largo de los costados de su cintura y hacia el sacro, que se encuentra bien afianzado. Dicho afianzamiento le concede apoyo a las piernas que se mueven ingrávidas. Una vez que sienta esa ingravidez en la pierna trasera puede moverse libremente hacia adelante, como consecuencia de la relajación del sacro. Es un movimiento que no se inicia por las piernas, sino desde la base de la columna.

A medida que los brazos se elevan en círculo hacia el horizonte, las piernas se mueven de forma natural descansando en toda la extensión del pie, desde el tobillo hasta los dedos. El pie se apoya en el suelo tan suavemente y «en vacío» que la pierna no se elevará sin un movimiento muscular. Mueva la pierna delantera levantándola del suelo con el apoyo que recibe del suelo. Disfrute de esta conexión con el suelo que también recibe su pierna trasera. Es el suelo el que viene a usted, no usted el que va hacia él. Si no percibe esta sensación en los pies, nunca podrá elevar su peso corporal del suelo.

> El mundo se te ofrecerá libremente para que lo desenmascares. No tiene otra opción; siempre estará rodando extasiado a tus pies.
>
> Frank Kafka, en «Senses» [2]

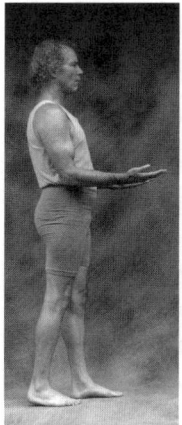 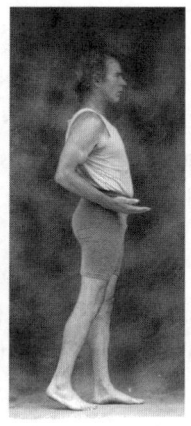 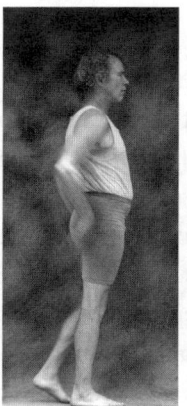 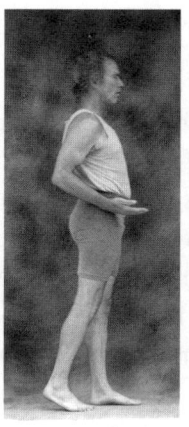 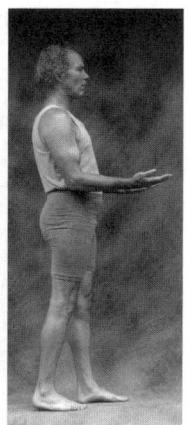

Utilizar los brazos como ayuda para integrarse con el horizonte, desde el centro.

No inicie esta caminata desde las piernas, sino desde su centro. Las piernas se mueven como los radios de una rueda cuya fuerza emana del centro. A diferencia del bípedo que se mueve con pesadez, pierna tras pierna, esta caminata es como si fuera el movimiento de una rueda que gira en continua conexión con el suelo.

Nota: Las rodillas deberán mantenerse relajadas pero no dobladas, Si las dobla puede alterar este movimiento de acercamiento del suelo con cada paso, cargando en las rodillas el peso de su cuerpo. Recuerde que la función de las rodillas es la de transferir el peso corporal por medio de las articulaciones… no la de cargar estas articulaciones con su peso corporal. Por ello resulta peligroso cargar las rodillas con el peso corporal cuando camina, ya que a la larga se puede producir una degeneración de la articulación. Si el peso recae sobre la articulación de la rodilla eso quiere decir que ha perdido el afianzamiento del sacro. Del mismo modo que si se bloquean sus rodillas también habrá perdido ese afianzamiento. Recuerde que existe una relación recíproca entre la rodilla y el sacro: si daña a una, estará dañando al otro (por ejemplo, si su espalda inferior se encuentra tensa, sus rodillas estarán bloqueadas o sobrecargadas).

Termine este ejercicio con una revisión de su referencia gravitatoria.

Consecuencias

Este ejercicio constituye una modificación total de la experiencia usual del caminar. La mayor parte de nuestra forma de andar es degenerativa, ya que el peso corporal cae hacia adelante con cada paso. Cuando pisamos el suelo la estructura corporal absorbe el impacto produciendo una compresión de las articulaciones, desde los tobillos hasta la cabeza. Por el contrario, cuando las piernas tocan el suelo «vacías» a cada paso, se produce una descompresión en las articulaciones, lo que permite un alargamiento de la columna y consecuentemente una extensión de los tejidos blandos. También se produce un cambio en la percepción sensorial. En lugar de moverse a través del espacio, se tiene la impresión de que es el espacio el que se mueve a través de uno, al igual que el horizonte.

Deje que el movimiento giratorio de los brazos sea un reflejo del que realizan las piernas, permitiendo de ese modo que el espacio entre en usted. Relaje el sacro y la pierna delantera. Tras algunos ejercicios con esta forma de caminar podrá relajar los brazos y continuar su caminata meditativa, dejando que los brazos pendan de sus hombros como dos péndulos. Mientras la columna permanezca distendida, siempre habrá un espacio bajo las axilas. Vanda se refería a esta apertura como el «cuenco de la sal», el tipo de salero que es fácil encontrarse en la mayor parte de las mesas italianas. Al igual que lo que sucede con la pierna el balanceo de los brazos no debe iniciarse en los mismos brazos sino en la liberación de energía que

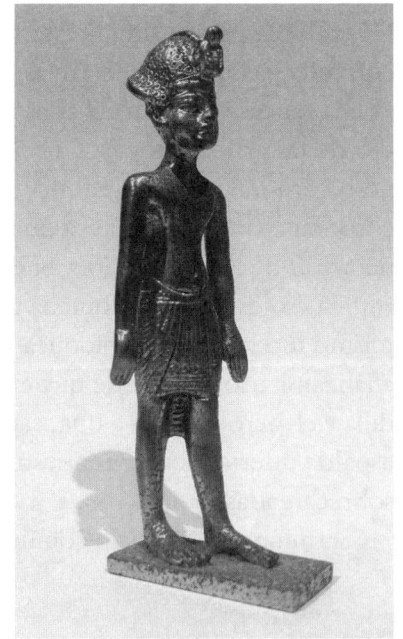

*Estatua representando
la actitud de un antiguo egipcio.
Figura de A. Arthur Altman.
(Fotografía de Andrew Álvarez.)*

parte de la columna, y en el impulso del movimiento de unos brazos que penden libremente de los hombros.

Si los pies tocan el suelo «vacíos», es muy improbable que se produzcan torceduras o dislocaciones. También se reduce la probabilidad de caídas, ya que usted no «está bajando» de arriba. Esta es la razón de que el balanceo resulte beneficioso. En las artes marciales la pierna siempre «aterriza» libre sobre el suelo, sirviéndole así de mejor apoyo y evitando posibles emboscadas del contrario. Esta forma de caminar también evita la pérdida de equilibrio cuando se camina sobre terrenos de suelo desigual. Cuando usted puede recibir todo el apoyo que le proporciona el suelo a través de la pierna, al quedar esta ingrávida, se ve libre para realizar otros movimientos.

Los antiguos egipcios creían ser el espacio sagrado en donde se encontraban cielos y tierra, una especie de incorporación del dios viviente que caminaba sobre la Tierra. Esto es algo que queda reflejado en sus manifestaciones artísticas.

Caminata natural

Instrucciones

Este ejercicio traslada la atención que se emplea en la meditación ambulatoria lenta a otra de paso más natural.

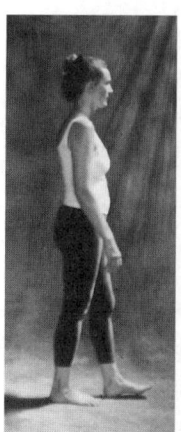
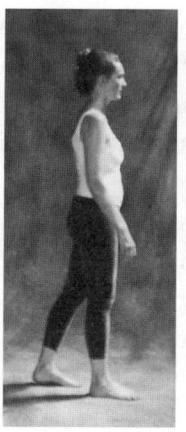
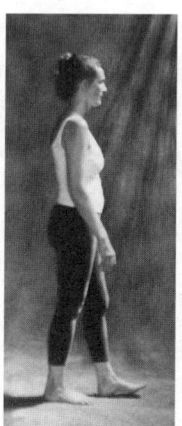
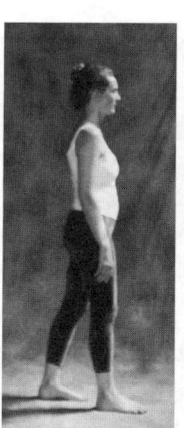
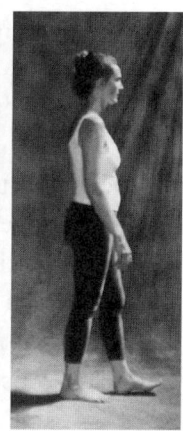

Para aumentar la velocidad de la marcha no es necesario que se esfuerce, porque eso solamente le retrotraería a los viejos patrones de tensión. Simplemente déjese llevar por el mismo movimiento rotatorio ya descrito, aunque ahora realizado más rápidamente, y deje que la tierra siga viniendo hacia usted. Deje también que el espacio lo envuelva, de modo que usted no tenga que moverse. Permita al horizonte que siga entrando por sus ojos e invadiendo su ombligo y otras partes de su cuerpo...

Caminando cuesta arriba

Este ejercicio pone de relieve otra inversión de lo que la gente normalmente experimenta cuando camina cuesta arriba. En esta ocasión se hace más evidente desde dónde se inicia el paso, y si la pierna se desliza o se levanta. Si usted se inclina hacia adelante levantando la pierna, se verá obligado a presionarla hacia abajo para tirar de su cuerpo hacia arriba. Olvídese de que tiene que tirar hacia arriba porque eso será, más o menos, como tener que remar contra corriente. En vez de eso, inclínese un poco hacia atrás, descargando el peso del cuerpo sobre la pierna trasera. Trate de relajar el esfuerzo. Si usted permite que sea el espacio el que venga hacia usted, habrá conseguido más de la mitad del trabajo.

Caminando cuesta abajo

Este ejercicio entraña una peligrosa oportunidad. Si usted no se ajusta a la inclinación del terreno, irá incrementando la molestia de la caminata y produciendo una inflamación de las articulaciones. Para ajustarse al descenso, relaje la columna y doble suavemente las rodillas como si fuera a sentarse.

Imagínese que sus piernas con como las paletas de una vieja noria. La superficie del agua se encuentra bajo el nivel de sus pies. Cuando da un paso, la paleta se llena de agua que después se vacía a medida que usted avanza, haciendo el caminar más suave a medida que la energía del descenso asciende por su cuerpo. Continúe ampliando su presencia a través de las piernas, como si estuviera moviendo las paletas dentro del agua. Esta ampliación de su presencia servirá de apoyo a sus pasos, de modo que no sentirá que le falta la tierra bajo los pies, cual si fuera un barril que rueda cuesta abajo.

El subir y bajar es un ejercicio similar al caminar cuesta arriba y cuesta abajo. Ponga en práctica este ejercicio hasta que llegue a sentir que el suelo está soportando el peso sobre la pierna que está más recta. Al principio haga este ejercicio con lentitud, especialmente si tiene problemas en las articulaciones de la pierna o de la cadera.

Movimiento ideokinético

El movimiento ideokinético hace referencia al movimiento físico que no está inducido por la estimulación de los músculos sino por la imaginación. No es necesario que, en principio, emplee usted la musculatura para realizar la tarea. Deje que la imagen venga libremente a su mente. Su inteligencia somática es capaz de autoorganizarse realizando múltiples cambios sutiles que usted nunca podría hacer mediante la acción muscular.

Un ejemplo gráfico del método de la Ideokinesis [3] sería imaginarse una capucha llena de hormiguitas que van moviéndose dentro de esa caperuza y trepando desde la nuca hasta la coronilla. ¿Puede sentir ese movimiento en su cráneo sin que se haya producido ningún estímulo muscular? ¿Cómo siente el cráneo? De igual modo deje que su imaginación trabaje con las siguientes Meditaciones Somáticas Ambulatorias.

Rueda grande

Imagínese que está caminando dentro de una gran rueda de madera. Las piernas se mueven desde el centro de la rueda. A medida que recibe el soporte del suelo, este empuja la rueda hacia usted de forma que el lugar en donde coloca su pierna delantera quedará detrás de usted con el movimiento.

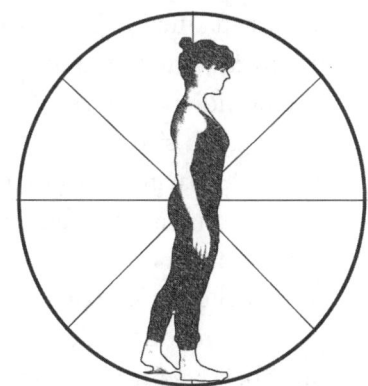

Transformándose en un esqueleto caminante

Imagínese que es usted un esqueleto que camina sin músculos. Disfrute con lo que semejante idea puede hacer con su forma de caminar.

Sintiendo la pelvis como un cuenco

Imagínese que su pelvis es un cuenco lleno de agua. Trate de caminar de forma que no se vierta el agua que hay en ese cuenco.

Correr

No está en el ánimo de este libro enseñarle a correr; sin embargo, quisiera ofrecer a quienes se encuentren interesados en esta actividad, o deporte, una forma de extender los ejercicios de la atención somática que figuran en este libro y que son aplicables al correr. Con frecuencia resulta penoso observar los grandes esfuerzos que realizan los corredores que vemos pasar por las orillas de la carretera, con el único propósito de mantener en buen estado su figura. También siento una parecida compasión por aquellas pobres gentes que realizan mis ejercicios para evitar se problemas en rodillas o caderas, y que se esfuerzan en hacer aquello que consideran lo mejor para mantenerse en forma.

Si se dedica a correr, hágalo dejando que la rueda se mueva más deprisa (véasela ilustración), y no haciendo un mayor esfuerzo. Sienta el rebote alzándose como una ola a lo largo de su columna, de la cabeza, los brazos y todavía más allá, a medida que pone en el suelo su pierna trasera. Si siente compresión en las articulaciones, está pisando con demasiada fuerza. Deje de correr antes de que dañe sus articulaciones. Reduzca su marcha a una simple caminata hasta que sienta que el suelo le está pidiendo más velocidad. Distinga la diferencia existente entre esta marcha sin esfuerzo y la sensación que percibe cuando está «golpeando el pavimento», es decir, «cayéndose hacia adelante» a cada paso.

Sea sumamente cuidadoso relajándose en el rebote, evitando cualquier tensión que pueda producirse en la parte superior de su tronco. Aproveche el soplo de viento que le acaricia desde el omóplato hasta la parte lateral de los dedos. Si sabe mantener ese espacio «del ancho de un cabello» entre la escápula y la espalda, sus brazos flotarán en el aire como si fueran alas. Observe la onda de energía que se libera con el alargamiento de la columna, de forma que no llegue a producirse ningún colapso en ella.

Aun cuando esté corriendo por un sendero «recto», y con mucho mayor motivo si lo está haciendo en un circuito muy pequeño, no deje que se pierdan las sutiles fuerzas centrífuga y centrípeta. Utilice la dinámica de esas fuerzas para realizar su ejercicio sin esfuerzo. Sintonice con el impulso de las ondas de movimiento que recorren su estructura corporal, y adecúe de forma natural y cómoda el ritmo de la respiración.

El ímpetu que proporciona el correr le impulsará a que pise con fuerza con el pie delantero. Lo que estoy diciendo se refiere tanto a si corre calzado como descalzo. La mayoría del calzado deportivo está diseñado para que se pueda estabilizar el pie cuando se corre apoyándose en el talón, pero esto crea una importante compresión de las articulaciones. Actualmente hay varias compañías de calzado que han creado modelos para que se pueda correr con una mayor flexibilidad, rodando bien el pie y evitando, de este modo, todo tipo de compresión. A pesar de ello, a la hora de correr deberá evitar pisos de concreto o de asfalto [4].

Consecuencias

Al correr se notará todavía más la diferencia existente entre la experiencia del espacio que se mueve en su entorno, y usted que se está moviendo a través del espacio. Trate seriamente de despertar de su «sueño mecanicista» cada vez que se encuentre moviendo su cuerpo-objeto por el espacio, y trate de modificar con lucidez su participación para despertarse a «la nueva vida».

> ... y correr
> el suelo se desplaza bajo los pies,
> el pavimento le quema a través de sus zapatos
> y correr
> hacia el centro de la llama.
> Allí, protegidos por el fuego,
> nos paramos.
> Y viéndonos en los ojos del otro
> tratamos de encontrarnos

en la nueva vida.
El sol se eleva en la tarde.

Risa Kaparo, de su poema «Overtones» [5]

Mediante los ejercicios del caminar descubrimos en qué medida se prolonga la columna en relación con el suelo, a medida que nos vamos moviendo espacialmente. Podemos sentir el apoyo del suelo ascendiendo a lo largo de nuestra estructura corporal, siempre que la respiración no se sienta obligada por las tensiones habituales. Simplemente por el hecho de prestarle nuestra atención, sin necesidad de hacer ningún otro esfuerzo muscular, nuestra sola percepción permite que el movimiento se propague por sí solo. A medida que esto sucede, sus órganos se sienten ingrávidos. De hecho, toda su estructura puede sentirse alzada y repartida de forma equilibrada, como si —en palabras de la poetisa Adrienne Rich— su «auténtico hogar fueran las soledades sin dimensiones, la hondonada del Gran Nebula» [6].

Su estructura corporal ya no va a necesitar sentirse limitada por nada. En esto consiste el juego: extender su presencia más allá de las limitaciones usuales de la experiencia a nivel imagen-objeto, hasta el nivel de atención somática, en la cual usted puede sentir moviéndose por el suelo, y el suelo moviéndose por usted.

Para ver las implicaciones que esto tiene en otras actividades, fijémonos por un momento en el tacto. Desde el nivel de experiencia imagen-objeto podemos referirnos a alguien como un objeto agradable, alguien con quien deseamos sentirnos cerca, o con algo que podemos manejar amablemente, algo con lo que usted puede actuar, por ejemplo, para curarlo. Pero desde el nivel de la atención, usted amplía su tacto de manera que actúa profunda y penetrantemente en ambos, en usted y en el otro; del mismo modo que sucede con cada paso que usted da cuando camina conectándose con el suelo. No hay nada ni nadie que deba ser cambiado «ahí afuera». Solamente existe ese embeberse y aceptar plenamente el infinito que se manifiesta mediante la energía y la forma.

De la misma manera, cuando escuchamos o hablamos, funciona un nivel de conciencia muy diferente al que normalmente conocemos. De manera, que usted puede ver este ejercicio como un experimento de «cambio de estado» de la conciencia, al mismo tiempo que observa cómo funciona el organismo.

El astrofísico y filósofo de la ciencia británico, Sir Arthur Eddington, comentaba cómo los físicos y los matemáticos trabajan para desarrollar una descripción del átomo. Construyen modelos mentales de los cuales borran cuidadosamente aquellos detalles que no se muestren precisos. Al final, carecen del material suficiente para construir una imagen, pero poseen un conocimiento más diferenciado de lo que ocurre a nivel atómico. Esto es como una reminiscencia del *neti neti* que figura en el *Sutra del loto* del Buda Sakyamuni, en donde él describe la naturaleza de la realidad como algo que no es esto ni aquello.

Igualmente, a medida que usted borra todos los mecanismos con los que está acostumbrado a conocer las cosas —como la sensación de «Yo estoy aquí, tú estás allí», y de todas las imágenes, historias, sensaciones y tensiones con las que nos hemos familiarizado— se produce un tipo de flujo libre. Es algo personal, pero no en el sentido de pertenencia, de algo que «se refiere a mí». Es personal, en el sentido de que uno lo siente de forma más profunda e inmediata. Por ejemplo, usted siente el apoyo que proporciona el suelo a toda su estructura corporal, aunque lo que esté sucediendo tenga poco que ver con cualquier imagen que tenga sobre usted, o con la relación que usted mantenga con el entorno.

Las meditaciones ambulatorias son como experiencias estéticas carentes de propósito. Surgen de la intención de ampliar la propia presencia en el caminar. Lo animo a que compruebe la diferencia entre la meditación ambulatoria y el caminar con un propósito (un sitio al que quiera ir, por ejemplo). En los retiros he observado que incluso el deseo de coger un jersey para protegerse del fresco que pudiera sentirse en la siguiente meditación sentada de la tarde, cambiaba sutilmente la caminata ambulatoria, aunque el ritmo de la marcha no se hubiera variado en absoluto. Cualquier cosa que tenga un propósito, algo que tenga que ver con el hacer algo, o con el pensar en el sitio al que se va, parece modificar la experiencia estética del nivel de silencio del caminar. Impregna el caminar con una sensación de tiempo y distancia que no estaban presentes en la atención. Esta clase de sensación revela cómo el tiempo y el espacio psicológicos se encuentran organizados en la experiencia. Le invito a que investigue esto y descubra las oportunidades de navegar libremente hacia ese pórtico de la no temporalidad.

La historia de Penny: Curación transformadora de la enfermedad

A sus cincuenta y muchos años, Penny, una autora y conferenciante muy renombrada, tuvo que abandonar el trabajo que tanto le gustaba a causa de los acusados síntomas que presentaba su enfermedad. Poseía una gran experiencia en talleres sobre potencial humano, y siempre se mostró muy activa en diversos tipos de prácticas, especialmente en yoga y danza. El Aprendizaje Somático le proporcionó una manera muy distinta de sentir los ejercicios desde su interior, lo que tuvo un efecto positivo sobre los degenerativos efectos de su enfermedad. Hoy de nuevo puede dirigir seminarios, escribir y atender a sus clientes.

Tenía un problema neurológico que afectaba a mi forma de andar. Mis piernas eran débiles y me balanceaba exageradamente al caminar, pero nadie supo diagnosticar mi problema.

El Aprendizaje Somático ha sido para mí muy curativo y de magníficos efectos. A veces, cuando me he sentido demasiado débil para caminar, me he quedado sorprendida al poder hacerlo, y hacerlo correctamente. También me ha sorprendido la gran diferencia que establece mi atención consciente en la forma que tengo de caminar.

Cuando empecé a sentir proprioceptivamente, recibiendo el apoyo del suelo, de nuevo empecé a andar muy bien. Sigo descubriendo modos de comportarme con mi cuerpo, y esto hace desaparecer los síntomas de la enfermedad. Por ejemplo, a veces tengo temblores. Ahora, cuando los empiezo a sentir sé cómo re-entrar en mí misma haciéndolos desaparecer.

Con frecuencia vengo a los ejercicios rígida y tensa; sin embargo siempre me voy en buena forma. Mi cuerpo-mente-espíritu se siente mucho más feliz cuando me marcho que cuando llego. Recomiendo el Aprendizaje Somático a todo el mundo, puesto que todos se pueden beneficiar de los ejercicios de esta técnica.

Capítulo 11

Ejercicios para cualquier momento y para cualquier lugar: Sentarse

> No necesitas esforzarte para lograr cosas.
> Para cambiar tu vida:
> basta con sentir lo que desea tu amor más profundo.
> Conseguirás lo que anhelas.
> Cuando renuncies a la ambición,
> el tiempo será infinito.
>
> RISA KAPARO, del poema «La invocación» [1]

Los ejercicios que se especifican en este capítulo son particularmente importantes, dada nuestra sedentaria forma de vida. Incluso los niños muestran múltiples problemas estructurales por pasarse mucho tiempo sentados en una postura colapsada, y en un estado de semidisociación con su cuerpo.

Si usted supiera que podría mejorar notablemente tanto su funcionamiento como su estructura corporal con un pequeño cambio de atención, ¿se conformaría con menos? El hecho de que estos ejercicios puedan hacerse de forma que pasen desapercibidos para los demás, ya sea en su oficina, en el coche o en donde esté, los hace irresistibles. Las oportunidades son ilimitadas.

Incluso las reiteradas manifestaciones de estrés, las migrañas y las tensiones crónicas tan habituales en nuestra sociedad pueden evitarse fácilmente con unos pocos minutos de ejercicio que nos proporcionarán un estado de adecuada atención durante todo el día.

Esto apenas dice nada si lo comparamos con lo que significa enriquecer nuestros momentos diarios, en lugar de limitarnos simplemente a sobrevivir esperando un futuro mejor. La pregunta que me sigo haciendo es: ¿Qué merece la pena que sacrifiquemos nuestra vida? El mantener candente esta pregunta sigue beneficiando en mi existencia. ¿Y qué decir si pudiéramos hacer lo que necesitamos hacer, sin tener que sacrificarnos para aprender otras técnicas?

Incluso cuando ya hacemos algo que realmente nos gusta (o precisamente entonces), qué maravilloso es que encontremos algo que pueda darnos mayor placer y que lleve nuestra actuación a un nuevo nivel de desarrollo. Esto es lo que les ha sucedido a muchos brillantes profesionales con los que he tenido el privilegio de trabajar.

Un pianista de primer orden quedó profundamente impresionado tras aprender a sentarse adecuadamente y comprobar cómo sus manos volaban sobre el teclado como pájaros. Esto proporcionó nuevos matices a su forma de interpretar, ampliando su capacidad de tocar durante muchas horas sin sentirse cansado. Otra profesional de la enseñanza se sintió liberada cuando notó que sus migrañas diarias, que había estado padeciendo durante décadas, habían desaparecido como por ensalmo. Lo único que había hecho era incorporar pequeños cambios en su grado de atención. Otro profesor dejó de padecer de espondilosis —un deterioro de la columna— simplemente practicando unas cuantas veces al día el ejercicio de la rápida relajación vertebral.

Sentarse en una silla

Accesorios

Busque una silla que esté firme, preferiblemente de respaldo recto o, como mucho, que tenga una pequeña inclinación en el respaldo. Es mejor que la silla esté apoyada sobre patas que sobre ruedas. Si fuera de esta última clase, bloquee las ruedas para mantenerla fija. La altura del asiento ha de permitir que sus nalgas estén apoyadas de forma que haya un pequeño ángulo de descenso de las caderas a las rodillas o, cuando menos, que las piernas se mantengan, como mínimo, perpendiculares al suelo. Si la silla es demasiado baja o se inclina hacia atrás, coloque un cojín o una manta doblada bajo las nalgas para mantener la postura, tal como se muestra en la foto.

Posición

Siéntese recto en la silla, de modo que pueda percibir el apoyo del coxis en el asiento, manteniendo los pies en posición paralela, a la distancia de las caderas, y bien apoyados en el suelo.

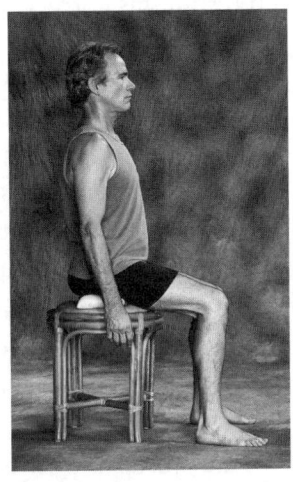

No se incline hacia atrás, ni conviene utilizar los reposabrazos.

La revisión de la referencia gravitatoria es similar a la que se realiza en la posición de pie. La importante diferencia es que, en este caso, el apoyo procede de la silla a través del coxis y también y de forma directa del suelo, a través de pies y piernas.

Si ha estado practicando la observación gravitatoria de la postura de pie, podrá adoptar las indicaciones que ya conoce. En todo caso, y sabiendo ya cómo ha de mantener la posición de su estructura corporal, podrá aplicar las directrices a cualquier postura que adopte. Así pues, adopte una actitud creativa siempre que siga las indicaciones ya conocidas.

Consulta gravitatoria (sentado)

La observación de la consulta gravitatoria le proporciona una referencia física (un punto de partida) para que usted pueda constatar, de forma más fácil y precisa, cualquier cambio que se produzca en sus ejercicios.

Duración: Un minuto, o más.

Sugerencias para el ejercicio

Observe «lo que es» en su estado normal, sin pretender ajustar su posición en ese momento.

Instrucciones

Siéntese en una posición relajada sin intentar dar la imagen de haber adoptado una buena postura. Necesitamos descubrir cuáles son los músculos que siguen «trabajando», cuando estamos en reposo. No existen respuestas correctas ni incorrectas.

Variantes: Sentado con piernas cruzadas (estilo hindú)

Posición y accesorios

Todos estos ejercicios se pueden hacer sentados directamente sobre el suelo. Empiece poniendo por delante la pierna que le resulte más cómoda. Sin embargo, y a medida que va adquiriendo más práctica con la postura, cambie de pierna.

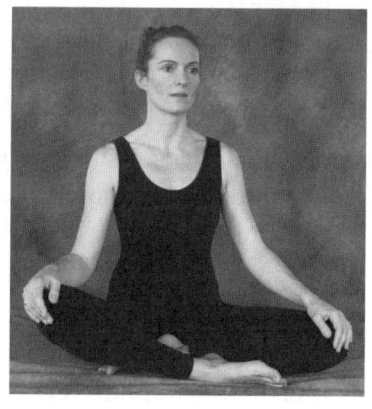

Para ajustar la postura puede colocar bajo las nalgas un soporte firme, como puede ser una manta doblada o un cojín, de modo que se eleve la pelvis y se cambie el ángulo de las rodillas. También puede ayudarse con el apoyo de las piernas, si sintiera tirones en la ingle. Sin embargo, si sintiera molestias en la ingle o en las caderas, en las rodillas o en las articulaciones, no adopte esta postura de momento. Intente hacerlo de nuevo tras practicar repetidamente el ejercicio sentado en la silla, a fin de ir ganando mayor flexibilidad para adoptar otras posturas.

Preguntas y observaciones a tener en cuenta

- Observe cuáles son las zonas que presentan dolor o molestias.
- Observe la distribución de su peso corporal, ¿qué porcentaje recae sobre la pierna izquierda y cuál sobre la derecha?
- ¿Cuánto peso recae sobre el cóccix y cuánto va a recaer sobre sus pies?
- ¿Se inclina más hacia su lado derecho o hacia el izquierdo?
- ¿Cuál es el ángulo que mantiene su cabeza? Por ejemplo, ¿inclina la cabeza hacia adelante, o mantiene la barbilla alta, baja, hundida o saliente?
- ¿Es muy pronunciada la curvatura de su espalda? ¿Se dobla su espalda superior de forma exagerada hacia adelante (quiposis)?

- ¿O, por el contrario, es la parte baja de la columna la que se muestra muy saliente (lordosis)?
- ¿Cuáles son las partes de su estructura corporal que siente más pesadas, duras o erguidas?
- ¿Cuáles las que siente más ligeras?
- ¿Qué zonas de su cuerpo le pasan desapercibidas (por ejemplo, los brazos)?
- ¿Qué partes le resultan relativamente más fijas y qué otras más fluidas?
- ¿En dónde siente mayor apoyo sobre el suelo? ¿En los pies o en las piernas? ¿En la pelvis (a través del cóccix), en la parte inferior de la espalda, en la parte superior, en el cuello o en la cabeza? ¿Cómo apoya la cabeza? ¿Puede sentir el apoyo del suelo a través de su esqueleto, o descansa en la musculatura del cuello para mantener erguida la cabeza?
- ¿En dónde siente más tensos sus músculos? ¿En el cuello? ¿En la parte superior, o en la inferior de la espalda? ¿En los muslos, en las pantorrillas o en las articulaciones? ¿O es en los hombros?
- ¿Qué parte de su estructura corporal mueve cuando respira? ¿Es el vientre? ¿Son las costillas? ¿Cuáles? ¿Percibe algún movimiento en las piernas, en los brazos o en la cabeza?
- Analice su forma de observar ¿cómo funciona su atención? ¿Lo hace como una linterna que va inspeccionando punto por punto? ¿Esta observación modifica su forma de percibir y sentir?
- Trace ahora un cuadro mental de su postura (por ejemplo, la alineación de su estructura corporal) para comprobar lo que observa, y poder así verificar más tarde los cambios que se hayan producido.

Consecuencias

Todas las observaciones que realice servirán para conocer mejor lo que ha cambiado en su cuerpo cuando haga los próximos ejercicios.

Encontrar posición neutra (Sentado)

Duración: Un minuto.

Intención

Descubrir una forma de sentarse que reduzca la tensión habitual y maximice el apoyo que pueda recibir del suelo.

Instrucciones

Eje adelante-atrás: Rote ligeramente su pelvis hacia adelante, de forma que su hueso púbico apunte hacia el asiento. Relaje ahora la pelvis. Repita este movimiento para poder percibir el movimiento desde su cóccix hasta los pies, y hacia arriba hasta la cabeza. Note cómo la columna se vuelve un poco más cóncava cuando la punta del sacro apunta hacia adelante, y más convexa cuando el sacro apunta hacia atrás. Vea cómo puede cambiar sin esfuerzo su relación con la gravedad. Descanse con su columna plenamente extendida hacia arriba y con sus músculos relajados.

Valore su ejercicio

¿Siente ahora una mayor libertad y vitalidad?

¿Se mueve su cabeza al mover la pelvis o la siente relativamente fija? Si está fija pruebe a hacer esto: Deje de observar el movimiento desde un modo perceptual e intente hacerlo sintiéndolo proprioceptivamente. De esta forma resolverá la disociación existente entre su cabeza y el resto de su estructura. En cuanto deje a un lado la forma convencional de identificarse con la imagen exterior y, por el contrario, lo haga desde su propio interior, la cabeza reflejará de forma natural el movimiento de la pelvis.

Eje lado-a-lado. Distribuyendo su peso como si fuera un globo lleno de agua: Distribuya su peso corporal hacia cada lado como si fuera un globo lleno de agua, llenando las piernas secuencialmente, y después volviendo al centro.

Observaciones

Cuando usted lleva el peso hacia un lado, ¿nota que su tronco se compensa inclinándose hacia el lado opuesto? Esto representa un «ajuste compensatorio».

Aunque esto ya constituye una forma fluida de moverse, es posible experimentar un movimiento más diferenciado, intrínsecamente. Esto produce una autoorganización más sutil, ya que cambia su centro de gravedad.

Eje lado-a-lado. Movimiento dentro del movimiento: Sin mover el «cuerpo como objeto» hacia un lado, imagine que puede abrir un grifo en su cadera derecha y verter el líquido cristalino de sus huesos desde la cabeza, y por la columna, hasta que ese líquido matriz llegue al cóccix y a la pierna derecha, en el suelo.

De la misma manera que usted vertió la sal cristalina de sus huesos, como si fuera un reloj de arena, desde los hombros, manteniéndose echado en posición supina, también puede verter esa misma sal cristalina a lo largo de la pelvis y los huesos de las piernas. ¿Qué pasaría si dejara que la gravedad se moviera con usted? ¿Ampliaría su bienestar momentáneo esta íntima danza con el infinito, en la que usted se empapa del apoyo que recorre toda su estructura corporal, y en la que el suelo le sirve de medio para conectar con el espacio que le rodea? A medida que siente sus tejidos blandos reorganizándose en torno a un nuevo centro de gravedad sin necesidad de ninguna tensión muscular ni esfuerzo, disfrute de esa sensación de que sus huesos flotan libremente dentro de un guante de tejidos blandos.

Variante del sentarse con piernas cruzadas (estilo hindú)

Es probable que no sea capaz de pasar de un lado a otro su peso corporal cuando se encuentra sentado en una silla.

¿Qué nota al realizar este ejercicio? Si sintiera dolor o tensión corporal, observe qué es lo que se ha relajado y qué es lo que ha cambiado. ¿Qué parte de su cuerpo se mueve cuando respira?

Consecuencias

La diferencia básica entre estas dos formas de transferir el peso corporal, descritas más arriba, estriba en que en la última el cambio de estructura es mucho más sutil, ya que su propriocepción sabe diferenciar los movimientos que se producen dentro de otros movimientos. Puede percibir esto como una espiral descendente del líquido cristalino de los huesos que activa la correspondiente reorganización de los tejidos blandos que rodean el esqueleto (las fibras musculares se alargan, las vainas miofasciales se elongan, etc., capa a capa, a lo largo de toda su estructura corporal).

Por el contrario, cuando usted vuelca su peso corporal como un globo de agua, el cambio de peso es mucho más flagrante ya que la estructura corporal ha de compensar el cambio habido. De esta forma, su peso sigue manteniéndose «sobre el suelo». Cuando usted se percibe como un movimiento dentro de otro movimiento, ese movimiento no es compensatorio. Usted cambia de forma, en vez de seguir de un modo relativamente fijo, lo cual le genera una mayor tensión para mantenerse erguido.

Acercarse al horizonte (desde la posición sentada)

Recibir por los ojos

Duración: Un minuto.

Intención

Sentir una mayor libertad y vitalidad, creando mayor espacio en su estructura corporal.

Instrucciones

Imagínese un horizonte lo más lejano posible. Reciba ese horizonte que viene hacia usted, y le llega a través de los ojos y de la nuca. Deje que ese horizonte que se encuentra delante de usted conecte con el que está detrás de usted. Mantenga relajada su mirada, sin intentar centrarla en algo concreto. Los ojos actúan como unas lentes, pero el mirar procede del córtex visual, en la parte posterior de la cabeza.

Si cree que esto le resulta muy difícil, intente hacerlo con los ojos cerrados. Ahora ábralos lentamente, como si estuviera abriendo el obturador de una cámara fotográfica, y deje que entre la luz.

Valore su ejercicio

Quizá le parezca que su cabeza está flotando, como si fuera la cabeza oscilante de una muñeca. Incluso es posible que perciba un cambio en la posición de su cabeza en relación con la columna, sin necesidad de ajustarla mecánicamente. El empleo de la musculatura esquelética para adecuar o mantener la postura solo servirá para complicar los problemas que ya puedan existir.

Recibir a través del ombligo

Atraiga el horizonte hacia su centro, justo por debajo del ombligo. Imagínese que tiene delante un océano y que lo puede aspirar por el ombligo, como si lo estuviera sorbiendo con una paja.

Recibir a través del corazón

Absorba el horizonte más lejano que pueda imaginarse, situado a su espalda, y haga que penetre en usted a través de la caja torácica (a nivel de las costillas) para que se desborde por el corazón y los pulmones, y tras derramarse por su pecho se entrega amorosamente a la vastedad. Disfrute de la amplitud de su propia presencia, sintiendo la convergencia omnidireccional del inagotable vacío y la luminosidad que le procura su atención presente.

Evalúe su ejercicio

Cuando atrae el horizonte hacia su centro:

- ¿Siente una mayor libertad; por ejemplo, siente más ligera la parte superior de la espalda?
- ¿Se siente menos denso?

- ¿Siente un mayor apoyo procedente del suelo, a través de los pies y del cóccix?
- ¿Siente menos tensión al mantenerse sentado y erguido, sin tener que esforzarse muscularmente?
- ¿Siente una mayor libertad y vitalidad, y más energía fluyendo a lo largo de su estructura corporal? Incluso puede apreciar un menor decaimiento de la columna (menos quiposis, lordosis o escoliosis).
- ¿Siente la cabeza menos pesada o inclinada hacia adelante?

Variante de la postura sentada con piernas cruzadas (al estilo hindú)

Practique esta postura sentado en una silla. Cuando atrae el horizonte hacia usted, sentado en esta posición de piernas cruzadas ¿siente su columna más centrada sobre su pelvis?

Consecuencias

Cuando a lo largo de su jornada diaria pierda esta suave focalización y esa visión periférica expandida, puede recuperarla nuevamente cerrando los ojos y volviendo a traer hacia sí la visión del horizonte. Cuando de nuevo abra los párpados no debe centrar la mirada en algo fijo y concreto, sino que ha de mantener relajada sin focalizarla en un determinado punto.

Elongación espinal (Sentado)

Duración: Dos minutos.

Intención

Relajar la tensión física y mental, situándose más allá de la estructura corporal, y yendo hacia un entorno más amplio. Aprenderá de este modo a sentir la onda energética que elimina la compresión espinal, transfiriendo lo que aprendió inicialmente en la posición de pie a la de sentado. Sentirá una sensación de mayor comodidad en todas las actividades que realice sentado, ya sea al escribir o al comer, ya que ahora se apoya en el esqueleto en lugar de hacerlo en los músculos. Estos ejercicios se han mostrado muy beneficiosos para modificar la tensión que pueda existir en los ojos, brazos, cuello y espalda.

En el plano masculino esta posición sentada es muy importante para aumentar la circulación en la próstata. El aumento del flujo del *chi* en el segundo chakra y en los órganos genitales es algo fundamental, tanto en hombres como en mujeres, a la hora de mejorar la vitalidad y la salud; y muy especialmente en casos de infertilidad o en el embarazo.

Si imagináramos que los órganos sexuales son brasas, con el paso de los años esas brasas van reduciendo su fulgor. Así pues, si llevamos el flujo de la respiración hacia tales brasas lograremos reanimarlas, fortaleciendo nuestra pasión y nuestra vitalidad...

Sugerencias para el ejercicio

Empiece estos ejercicios con los ya mencionados de posición neutra (sentado), de acercamiento al horizonte y el de restablecimiento de la respiración natural. Si necesita una descripción más completa revise las instrucciones que se dan en el capítulo 9 para la posición de pie, o bien el capítulo 6, en el que se habla de la respiración del Aprendizaje Somático.

Instrucciones

Cuando usted atraiga el horizonte a su centro corporal probablemente sentirá que su sacro se relaja y tiende a inclinarse hacia abajo. Si pone toda su atención en esa onda energética que le recorre ampliará este movimiento natural en lo que yo denomino «afianzamiento» (o «anclaje»). En la posición sentada, este afianzamiento fluye simultáneamente hacia el suelo a través de cuatro canales. Los canales traseros, derecho e izquierdo, afianzan el cuerpo mediante el cóccix, y continúan fluyendo a lo largo de las patas delanteras de la silla, mientras que los canales delanteros, derecho e izquierdo, fluyen a lo largo de sus piernas.

Como en todos los ejercicios de extensión o alargamiento, afiance el sacro tan pronto como inicie la espiración desde la zona de la pelvis, dejando que la onda energética recorra las piernas y pase a lo largo de la silla hasta el suelo. Tenga presente que no debe inclinar hacia adelante la zona pelviana, y que en este ejercicio tampoco se deben tensar los músculos de las nalgas. Deje que la fuerza de la gravedad le afiance y le «ancle» al centro de la Tierra, sin necesidad de tensar los músculos. Cuanto más intenso sea el afianzamiento del sacro, más intenso será el recorrido de la ola energética a lo largo de su columna.

Continúe exhalando, como si lo hiciera desde los riñones, pero expulsando el aire desde los lóbulos bajos de los pulmones, a su espalda. Como el ejercicio hace mover el peritoneo hacia adentro, las vértebras se sienten libres para flotar hacia arriba, activando la onda de la espiración. Trate de ampliar el espacio existente entre las vértebras. Dado que la columna en la zona torácica se vuelve más ligera permite que los brazos se empapen de la energía que parte de la columna, como si fueran las ramas de un árbol que recibe la humedad del suelo para llevarla hasta las hojas.

Sienta cómo este movimiento energético va ascendiendo por su espalda, a lo largo del tórax hasta llegar al cuello. Siéntalo también en sus axilas, a ambos lados del cuello, en el paladar de la boca, en la base del cráneo y en la coronilla.

Apertura de la coronilla

Repita el alargamiento en su próxima respiración, esta vez afianzando su mandíbula y la base del cráneo. Sienta cómo florece la energía a través de los veintidós huesos del cráneo, cual si fueran los pétalos de una flor que se abren al espacio.

A medida que esta onda de alargamiento recorre su cuerpo, viva plenamente ese sentimiento de plegarse y desplegarse simultáneamente dentro de aquello que no tiene forma; aquello que el físico David Bohm calificaba como el orden de la «totalidad indiferenciada».

Cuando usted llega al final de la espiración deje que esta totalidad que respira vida vuelva de nuevo a usted. Permita que el inspirar se produzca en el terreno de una presencia distendida, sin necesidad de obrar en ello.

En el movimiento ondular de cada respiración, sienta cuán lejos puede extender su presencia en el espacio.

Exploración de la consulta gravitatoria

- ¿Siente usted que se apoya en su esqueleto?
- ¿Se sienten sus músculos libres para moverse, o se mantienen fijos tratando de mantener su cuerpo erguido?
- Cuando respira ¿siente la libertad con la que los huesos se mueven en su estructura corporal?
- ¿Flota libremente su esqueleto en el mar de los tejidos blandos?

Evalúe su ejercicio

Siente usted que:

- ¿Se alarga su cuello cuando queda liberado de la presión de la cabeza?
- ¿Se expande su cráneo?
- ¿Su mandíbula cuelga libremente?
- ¿Sus oídos y ojos se iluminan o reviven, casi como si alguien estuviera encendiendo un monitor ante ellos?
- ¿Se mueven sus órganos de acuerdo con la respiración?
- ¿Se incrementan su circulación sanguínea, su energía, o el flujo del *chi*?

Preguntas para reflexionar

- Cuando usted saborea este emerger de su presencia en el espacio ¿empieza a sentirlo como algo íntimo... como si fuera una comunicación con «el amado»?
- ¿Crece ese sentimiento de gozo al ser saboreado?

Sentado hacia adelante

Duración: De tres a cinco minutos.

Intención

Al igual que en la posición erguida e inclinada hacia adelante, este ejercicio, que se debe realizar sin esfuerzo, reorganiza toda su estructura corporal mediante el alargamiento de la columna. En lugar de apretar la musculatura, el alargamiento abre todas las articulaciones activando el movimiento reflejo que produce una extensión de las fibras musculares.

Sugerencia práctica

Inicie el ejercicio con un Alargamiento Espinal (sentado).

Instrucciones

Siéntese en una silla o en un taburete (sin descansar la espalda en el respaldo), con las piernas separadas a la distancia de las caderas, los pies paralelos y bien apoyados en el suelo. Cuando inspire, relájese y deje que el peso corporal recaiga sobre la parte blanda del pie.

Al espirar, y mientras afianza el sacro, deje que la onda energética recorra todo su cuerpo partiendo desde la cintura, tanto hacia abajo —piernas y suelo— como hacia arriba —torso, cabeza y brazos—. Una vez que la onda se extienda por todo el cuerpo, arriba y abajo, y todo a su alrededor, cuide de que ella parta siempre desde las caderas. No ponga rígida la espalda. Deje que esa onda energética ascienda hasta la cabeza y salga de ella como si fuera un surtidor. Este ejercicio respiratorio permite la apertura de la zona de la cadera sin comprimir la articulación.

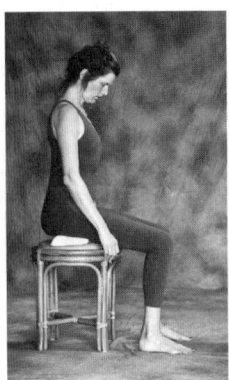 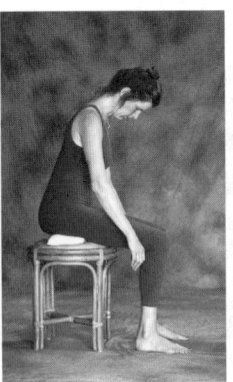 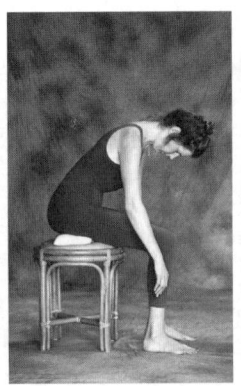 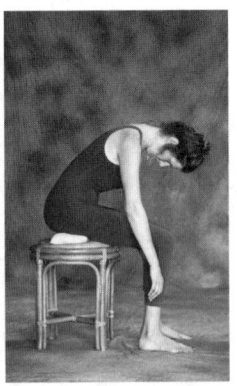

Sentado e inclinándose hacia adelante.

Al inspirar, relaje el diafragma y cualquier tensión que pueda quedar en los músculos. Deje que toda su estructura se mueva con la onda y respire serenamente.

Al igual que sucede en la posición erguida, no se esfuerce en querer doblarse mucho hacia abajo. De hecho, el ejercicio será más eficaz si usted se «resiste» a inclinarse mucho, permitiendo que la onda recorra toda su estructura y dé paso libre a la fuerza de la gravedad. El volcarse hacia adelante es una consecuencia del alargamiento de la columna y de la fuerza de la gravedad, no del esfuerzo que pueda hacer usted desde la cintura.

Si consigue que este ejercicio llegue a conectar interiormente con sus brazos, estos se sentirán ingrávidos y relajados. Puesto que la parte superior de la columna se vuelca hacia abajo al final de cada alargamiento, los brazos colgarán suavemente como si fueran péndulos, a consecuencia de esa onda energética que recorre su columna. Es un movimiento que se origina en la columna, no en los brazos. Si no siente que estos penden de ese modo será debido a que se ha producido alguna tensión en su espalda o en sus brazos, al querer forzarlos hacia adelante; o, también, a que no ha puesto la debida atención en los brazos. Si así fuera, se habría perdido la onda energética que parte de la columna, y los brazos se convertirían en un auténtico peso.

Enderezándose en la posición sentada

Con la espiración volverá a enderezar la espalda, iniciando el movimiento mediante el afianzamiento del sacro. Al igual que sucedía cuando estaba de pie y se inclinaba hacia adelante, el afianzamiento del sacro funciona como una polea, enraizando la energía en el suelo a través de las piernas. Esto hace que las vértebras se mantengan libremente, una encima de otra, cuando usted se incorpora. No tense los músculos de la espalda o del cuello para incorporarse. Deje que el peso corporal recaiga sobre el suelo, ¡que es al que pertenece!

Si usted siente que su estructura se mueve proprioceptivamente como un todo, en lugar de depender de una percepción visual con la que trata de controlar su «cuerpo objeto», su cabeza se moverá de forma natural a la par que su columna. Cuando permite que la onda recorra toda su columna en sentido ascendente, la cabeza se convertirá en algo ingrávido, casi flotando sobre la primera vértebra. La parte superior de la espalda y el cuello, que ya no se ven recargados con el peso de la cabeza, sienten un gran alivio. La energía fluye libremente, incrementándose la circulación a lo largo de la columna y la cabeza.

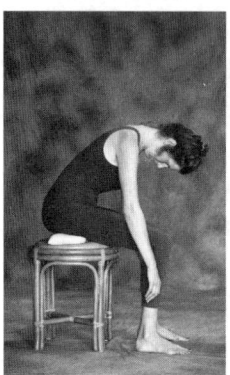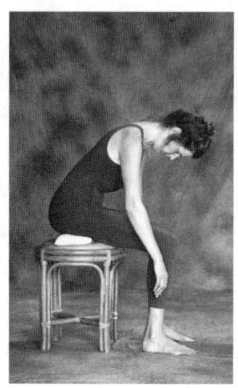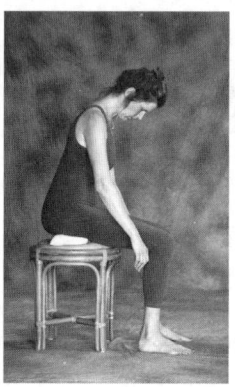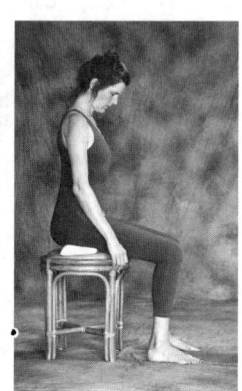

Retornando desde la posición inclinada a la posición erguida.

Una vez más, al extenderse la onda por su tórax, parece como si la curvatura de la columna se invirtiera, de modo que usted siente que la columna se alza a lo largo de la espalda; los omóplatos descenderán suavemente al tiempo que la columna se alarga. Embébase de la energía que se libera con este alargamiento y que llega hasta la punta de los dedos, sintiendo esta dimensión horizontal que ya no se queda colapsada en su espalda. Los brazos seguirán colgando en su oscilación pendular, como alas mecidas por la brisa. Cuando los brazos se empapan de esta energía, que se libera en la columna, el centro cardíaco se abre y expresa su energía a todo el entorno. De este modo los brazos sirven para afianzar y mantener esa sensación de apertura del corazón.

Usted puede ampliar de nuevo esta onda energética afianzando también el occipucio en la base del cráneo y en la mandíbula, lo que permitirá también una mayor apertura craneal. Sienta cómo la energía sobrepasa su estructura corporal y se hace presente en el entorno.

Concluya con una revisión de su estado gravitatorio.

Evalúe su ejercicio

- ¿Siente usted que su estructura corporal está más abierta?
- ¿Se nota afianzado en el suelo a partir de la cintura?
- ¿Se siente más ligero desde la cintura hacia arriba?
- ¿Siente que la parte superior de la espalda está menos densa, menos cargada?
- ¿Descansan sus hombros cómodamente, hacia atrás y hacia abajo?
- ¿Siente como si la cabeza flotara sobre la columna?
- ¿Siente mayor ligereza en la pelvis?
- ¿Se encuentra su cuello más relajado?
- ¿Siente más energía en los brazos y en las manos?

Rápida relajación espinal (Sentado)

Este ejercicio es una prolongación del alargamiento espinal en el que se utiliza el balanceo de la pelvis para estimular el recorrido de la onda a lo largo de la columna. Este ejercicio puede incorporarse sutilmente a cualquier actividad que se realice sentado, como puede ser la conducción de un vehículo, el trabajar frente al ordenador, tocar un instrumento de teclado, o cualquier otra actividad que requiera permanecer sentado. En este caso trataremos de llevar la onda energética a lo largo de los brazos para atenuar el estrés que pueda producirse en la parte superior del torso.

Disposición

Para hacer este ejercicio deberemos sentarnos sobre un balón (véase imagen). No obstante, también puede realizarlo en cualquier posición en que esté sentado con la espalda recta, observando siempre las instrucciones que se dan para estos casos.

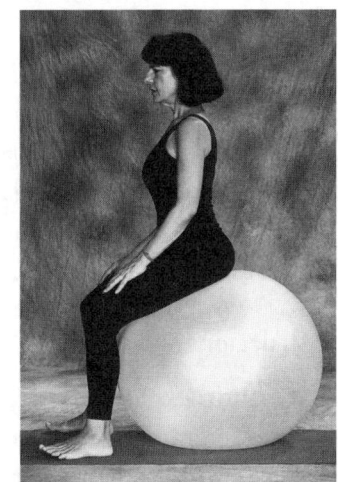

Un balón es un apoyo versátil para los ejercicios sentados.

No forma parte del propósito de este libro ofrecer toda una gama de las posibilidades que se pueden realizar con este ejercicio, especialmente si se cuenta con la ayuda de un compañero. Sin embargo, he considerado que valdría la pena incluir el balón como una variante más de los ejercicios sentados. Puede resultarle muy agradable utilizar este elemento en lugar de la clásica silla. Por lo general, el balón le obligará a mantener una mayor atención cuando esté sentado en él.

Apoyo

Elija un balón grande (del tipo que se utiliza en gimnasia) que se adapte a su estatura, de forma que cuando esté completamente hinchado sus piernas mantengan un ángulo de inclinación algo superior a los noventa grados, desde la pelvis a las rodillas. Esta clase de balones se suelen vender en tres formatos (pequeño, medio y grande) y se puede conseguir fácilmente en la mayoría de las tiendas de deporte y gimnasia.

Es aconsejable colocar una esterilla no deslizable bajo el balón para que pueda tener los pies bien afianzados en el suelo. A fin de que usted se encuentre adecuadamente apoyado, es conveniente que se siente en el centro del balón. (La mayoría de estos balones tienen una especie de anillo para indicar el centro, aunque, si careciesen de él, usted puede utilizar cualquier marca para situarlo.)

Exploración de la consulta gravitatoria

Empiece el ejercicio comprobando cuál es su centro de gravedad a fin de encontrar una posición neutra sobre el balón, del mismo modo que lo haría si estuviese sentado sobre cualquier otro elemento. No voy a revisar nuevamente aquí las instrucciones oportunas de este ejercicio, para ofrecerle la oportunidad de que sea usted el que invente o descubra el método de su propio ejercicio, y ponga de este modo su atención en lo que ya aprendió de memoria en anteriores capítulos.

Instrucciones

Cuando explore el eje entre los lados, inicie el movimiento balanceando ligeramente el balón desde el centro a la derecha y, después, desde el centro a la izquierda, varias veces.

Ahora experimente el cambio de gravedad desde el centro, sin mover el balón y comprobando cómo se mueve el contenido cristalino de sus huesos, cual si fuera un reloj de arena, desde la cavidad de la cadera y a través de una pierna hasta llegar al suelo, percibiendo el apoyo que surge de este que recorre toda su estructura corporal. Después haga lo mismo con la otra pierna, sin mover el «objeto-cuerpo». ¿Puede sentir el cambio interiormente?

Cuando haya explorado el eje pecho-espalda haga rodar lentamente el balón hacia adelante y hacia atrás para iniciar el movimiento.

Experimente ahora el cambio de su centro de gravedad, sin mover el balón, dejando tan solo que la onda energética recorra su estructura corporal.

Nota: Si está sentado en una banqueta o en el suelo, con la imaginación puede hacer rodar un balón imaginario obteniendo los mismos resultados.

Valore su ejercicio

Observe cuál es su reacción al cambiar su relación con el campo de gravedad:

- ¿Se ha tenido que agarrar?
- ¿Se ha tenido que inclinar hacia adelante o hacia atrás para compensar el ajuste corporal?
- ¿Ha visto comprometido su equilibrio?

Si le ha sucedido alguna de estas cosas trate de reducir el movimiento o de hacerlo más lentamente. Tenga presente que cuando nos abrimos al movimiento espacial, también lo estamos haciendo a otro movimiento más íntimo, al de la autoorganización, lo cual estimula su grado de atención. Con este ejercicio podrá analizar lo que es el movimiento dentro del movimiento (cómo se mueve internamente el contenido cristalino de sus huesos), y cómo todo ello afecta a los tejidos blandos, etc.

Atrayendo el horizonte a través de los ojos y el ombligo

Al igual que ha hecho con las otras posiciones sedentes, realice el ejercicio de atraer el horizonte a través de los ojos. Abra lentamente los párpados dejando que la luz penetre en su cabeza e inunde su cráneo, cómo si fuese la ventana de una villa italiana en la que se han descorrido las persianas.

Observaciones

- ¿Empieza a sentir la parte superior de su cuerpo menos densa o pesada?
- ¿Ve usted sin concentrar la mirada en un determinado punto?
- ¿Se ha ampliado su visión periférica?

Otras diferenciaciones

Flotar desde sus alas

Cuando usted hace rodar el balón hacia atrás y su columna se alarga, ¿puede apreciar ese espacio «del ancho de un cabello» entre los huesos de sus dos escápulas (a los que me gusta llamar «alas») y su espalda? Incluso cuando rueda el balón hacia adelante, se produce ese espacio. La apertura de ese «ancho de un cabello» hace sentirle como si flotaran sus hombros y brazos.

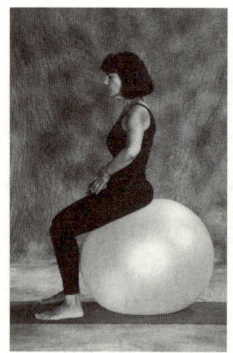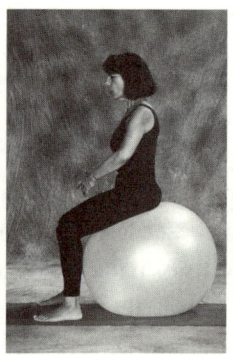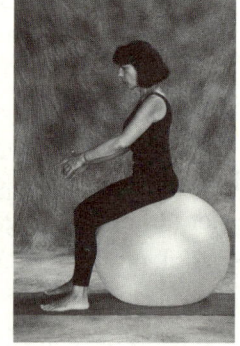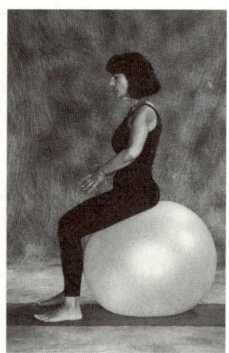

Encontrando el espacio en hombros y brazos.

Ahora puede extender su presencia más allá de los brazos, de forma que estos flotan al compás de su respiración. Empiece colocando las manos a unos pocos centímetros de su centro corporal o *hara*. A medida que rueda su balón ya sea real o imaginario hacia atrás, sienta como las manos se deslizan hacia adelante alejándose de su centro; y cuando rueda el balón hacia adelante sus brazos se repliegan como las olas de una marea, acercándose y alejándose del centro y compensando la posición de su columna.

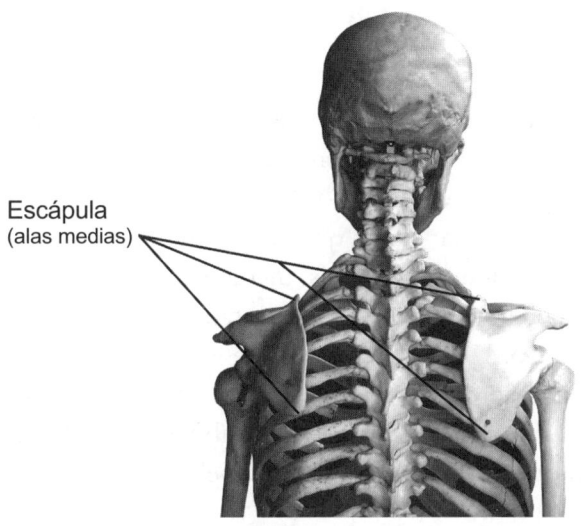

Escápula
(alas medias)

Consecuencias

Aunque el balón constituye el lugar más cómodo para percibir esta ampliación de la presencia en el plano horizontal, en sus «alas» y en sus brazos, también puede experimentar la misma sensación sentado en cualquier otro tipo de asiento. Y puesto que el hacer este ejercicio lleva muy poco tiempo —incluso en una respiración puede experimentar esa sensación de ampliar su presencia en todas las direcciones— puede incorporarlo en sus actividades diarias, incluso en aquellas para las que no dispone de mucho tiempo. De este modo evitará las contracciones corporales que se producen cuando uno dispone de poco tiempo.

Preguntas para reflexionar

- Observe si su presencia se ve más ampliada, sin limitarse al «cuerpo objeto», hacia adelante, atrás, arriba y abajo.
- ¿Percibe usted esta sensación de forma inmediata, de su interior al exterior?

- ¿Crea esta forma de conocer una «imagen/objeto?
- ¿Incluye esta atención una realidad más amplia que la que percibía antes?

Meditación de la atención

Empiece con los ejercicios respiratorios y de alargamiento para fijar el cuerpo, de modo que pueda sentarse sin ruido, de forma kinestésica. El reducir el «ruido mental» favorece la profundización en la meditación. El tensar la musculatura, que se manifiesta como un ruido en el cerebro y en los tejidos corporales, mediatiza y distorsiona nuestra capacidad para percibir la sutileza de los estados más profundos, y el gran vacío del entorno.

Esta meditación carece de objetivo; es una meditación o atención en sí misma. Como nos enseña Padmasambhava, el gran maestro hindú del siglo VIII, que instauró el budismo en el Tíbet:

> Adentra firmemente la mirada en el espacio que tienes delante de ti, sin meditar en nada, concentrándote en tu conciencia, sin dejarte llevar por las distracciones. Aumenta la estabilidad de la atención y vuelve a relajarte. De vez en cuando inquiere: «¿Qué es esta conciencia que se concentra?». Vuelve a concentrarte firmemente, y de nuevo hazte esa pregunta. Hazlo así de forma alternativa. Incluso si se produjera laxitud y letargo, este proceder los disipará.
>
> Mantén baja la mirada, relaja suavemente tu mente, y sin tener cosa alguna en la cual meditar, relaja tu cuerpo y tu mente para que se hallen en su estado natural. Sin tener nada en qué meditar, y sin modificar ni alterar tu mente, deja descansar simplemente tu atención en ese estado natural, en su natural limpidez, que constituye su propia naturaleza. Permanece en este estado luminoso y deja descansar tu mente para que ella se encuentre libre. De modo alternativo observa eso en lo que te concentras interiormente y eso otro que se libera. Si piensas que eso es la mente, pregúntate: «Qué es lo que se concentra en la mente y qué es lo que se libera?». Obsérvate firmemente y vuelve a relajarte. Haciendo esto surgirá una delicada estabilidad, e incluso podrás identificarte con la pura atención...

Si vuelves a sentirte confuso y desatento, caerás nuevamente en la laxitud y en la confusión. Para evitarlo, estimula la atención y cuida la mirada. Si te sientes distraído y excitado, es importante que bajes la mirada y des paso a la atención. Si surgiera ese estado de samadhi en el que no te dices «Esto es meditación» o «Esto es conceptualización», irás cayendo en el estupor; por ello es necesario que medites alternando la concentración y la relajación, y reconociendo quién es el que medita.[2]

Entre en ese inmenso océano de la vaciedad. Y cuando sienta bañado su corazón por el gozo, ¿qué cosas podrán surgir y hacerle regresar a la mundanidad? ¿Vive en usted la atención de ese océano de lo vacío, mientras se mueve por el mundo sin «secarse»?

Las meditaciones que seguidamente se exponen son experimentos que le permitirán abrirse a ese vasto océano de la vaciedad en medio de sus actividades diarias. Cada una de ellas puede servirle de cita para recibir lo infinito como el ser amado.

Integrar sus ejercicios en la vida diaria

El comer

¡Qué magnífica oportunidad tenemos todos los días para experimentar la magnificencia del mundo mientras nos empapamos en él! Un querido amigo y maestro, Anam Thubten, un Rimpoche tibetano, contaba, al regresar de Francia, lo que sintió cuando por primera vez comió un delicioso cruasán que habían cocinado expresamente para él. Dijo entonces: «Hoy no estoy preparado para morir».

Con frecuencia nos perdemos los múltiples sabores que capta nuestra lengua. En nuestra civilización nos encontramos tan agobiados por la prisa que simplemente nos limitamos a «llenar el tanque» cuando comemos. O bien nos sentimos tan preocupados por algo o por alguien (ya sea el diálogo social, nuestros propios pensamientos y, para algunas personas, muchas horas de televisión) que no estamos conscientes de la comida. Esta es una de las razones por las que tanto la adicción a la comida como otros desórdenes ponen a prueba nuestra salud: el empleo constante de la voluntad, en estos casos, nos lleva finalmente a una sensación de vergüenza y de fracaso. Dado que es el ahora el único momento que puede producir el cambio, hemos de estar presentes en el ahora para que nos sirva de aprendizaje transformador y en él se produzca el cambio. No puedo estar anticipándome a un «futuro mejor» y tensionarme por ello.

Meditación en la comida

Aunque nuestra relación con los alimentos se vea frecuentemente confundida o distorsionada en nuestra sociedad por programaciones y guiones equivocados, o también por traumas personales, podemos reivindicarla por el mero hecho de «degustar» nuestra propia experiencia, sintiendo que se trata de una vivencia que no solo se centra en la boca sino que es algo que concierne a todo nuestro cuerpo. ¿Qué sucede si «degusta» todos los aspectos del comer cuando:

- Siente apetito.
- Espera la comida.
- Tiene un capricho.
- Satisface un capricho.
- No satisface o pospone un capricho.
- Ve la comida.
- Lleva la comida a la boca.
- Experimenta los sabores.
- Mastica.
- Saborea.
- Traga.
- Siente el vacío en la boca tras tragar.
- Siente la saciedad cuando ya no tiene hambre.

Cuando saboreamos un delicado manjar, en cuya preparación el cocinero empleó horas seleccionando y elaborando los ingredientes para conseguir el mejor resultado, estamos degustando también una mezcla viva de matices. Si sabemos degustar ese plato plenamente, ninguno de esos matices se habrá perdido para nosotros. Nuestra lengua percibirá la textura, la fragancia, el sabor de ese manjar, y toda su consistencia se va diluyendo en nuestro ser. De esta manera estaremos ampliando nuestra percepción del sabor, y con ello ampliaremos también la dimensión de la conciencia y de nuestro propio ser físico. Y todo esto ha sucedido sin esforzarnos, sin dedicarle tiempo, sin esas condiciones que establecemos al tensarnos para conseguir un resultado. Este degustar es un proceso de diferenciación en el aquí y ahora, sin necesidad de crear para ello un tiempo psicológico.

Vea lo que sucede cuando empieza su comida en silencio. Incluso puede jugar a cerrar los ojos para hacer más intenso su «degustación» (en el sentido que acabamos de describir). Después, viva esa experiencia con los ojos abiertos; vea qué se siente cuando uno está sentado a la mesa con buena disposición. ¿Puede hacerlo sin perder la degustación? Cuando la pierda, siéntase libre para volver a cerrar los ojos, una y otra vez, a fin de ampliar su presencia en ese momento, de una forma proprioceptiva. Una vez que haya practicado este ejercicio ya puede estar presente en lo que hace sin necesidad de cerrar los ojos. Simplemente fundiéndose plenamente con el entorno.

Observe cómo este cambio de actitud de la percepción visual afecta a ese momento placentero de la comida, a todo cuanto le rodea e incluso al placer de la relación social, si está comiendo en compañía de otros.

Cuando comparta una comida en compañía de otras personas, puede animarles a que vivan esa misma experiencia con usted. Una vez que ha vivido esa degustación íntimamente, puede verbalizarla haciendo referencia a lo que siente en el momento presente. Vea si puede hacer esto sin que ello interfiera en su respiración, o en el abandono del «degustar». Cuando sienta que ha perdido la atención trate de volver a vivir la experiencia en silencio, practicando el desapego con respecto a lo que estaba contando, o a su deseo de comunicarse. Hágalo del mismo modo que lo hizo con sus ojos, vivenciando el hecho de hablar y de atender sin necesidad de tensionarse [3].

El escribir

Puede hacer el mismo ejercicio de profundizar en «el diálogo consigo mismo» cuando se siente a su mesa de trabajo para escribir. Antes de que piense lo que va a escribir ese día, concédase veinte o veinticinco minutos de meditación como método de «calentamiento». Primero, amplíe su estado de presencia silenciosa como ya se ha descrito. Inicie su escritura dando paso al flujo de su experiencia... sea lo que fuere que aparece conscientemente, sin censurarlo o corregirlo.

A diferencia de lo que sucede cuando está aprendiendo un idioma y necesita esforzarse para encontrar la palabra adecuada, cuando habla una lengua con fluidez no tiene que buscar los términos precisos, porque ellos surgirán fácilmente en el flujo del pensamiento. Del mismo modo, cuando escriba, deje que las palabras se «muestren» [4], sin necesidad de «agarrarse» a ellas. Advierta cuando empieza a tensionarse para comunicar algo. Vea también lo que sucede cuando relaja la tensión y permite que fluyan las palabras sin dificultad.

En vez de intentar trasladar una idea de su mundo íntimo al espacio público, trate de estar presente en un modo no dual de «escucha». Deje que esa forma de escuchar encuentre la expresión adecuada, como si estuviera fundiéndose con lo más personal de usted mismo a la hora de expresarlo [5].

Ante el ordenador y ante un teclado

Tener la vista fija durante horas ante la pantalla del ordenador o ante el teclado de un piano, puede hacer que la cabeza se incline hacia adelante y fije los delicados músculos del ojo, lo que produce un impacto en la columna, en los hombros, el cuello, la cara y la cabeza. Recuerde simplemente que ha de mirar al horizonte de vez en cuando para restablecer una conveniente relación con el entorno.

Le sugiero que, cuando se siente ante el ordenador, trate de alargar la columna y practicar lo que yo denomino «protocolo de guardar/enviar». Dado que el alargamiento de la columna se produce con cada respiración, ¿por qué no intenta sacar el mejor partido y relajarse, cada vez que guarda un documento en el archivo del ordenador o envía un correo? Y cuando, por ejemplo, esté al piano, también puede hacer lo mismo, cada vez que concluye de tocar una pieza. Este ejercicio le afianzará en la idea de que está siempre a un paso de lograr una mayor libertad y vitalidad haciendo lo que sea.

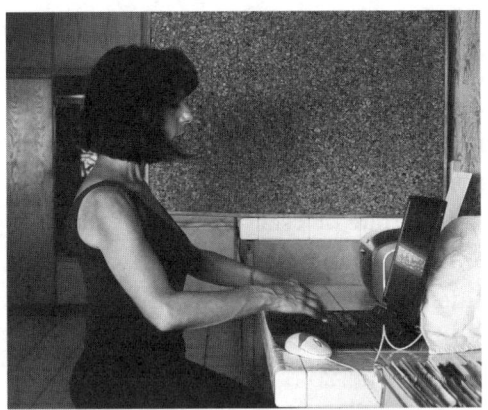

La ergonomía y la postura adecuada son «claves» cuando se trabaja ante un teclado.

Nota: Cuando se encuentre sentado ante una mesa de escritorio o ante un piano, la posición corporal puede interferir en la forma en que reciba el apoyo del suelo, de modo que no llegue a sentir esa libertad y vitalidad necesarias. Por tal razón es muy importante que establezca su espacio de trabajo de forma ergonómica. No está en el ámbito de este libro hablar de este tema en profundidad. Pero, de momento, al menos trate de ajustar la altura de su asiento de modo que los muslos se encuentren en una ligera inclinación respecto a las caderas. Del mismo modo, la altura del teclado debiera permitir que sus antebrazos se encuentren en el mismo ángulo de inclinación con respecto a los hombros y muñecas. La altura y el ángulo de la pantalla debiera permitir que el reflejo de lo que en ella aparece fluya a través de los ojos y llegue hasta la nuca, de manera que los ojos puedan descansar. Sienta como si los ojos estuvieran flotando en el agua mientras atrae el horizonte hacia usted. Asegúrese de que no tiene que estar moviendo la cabeza arriba y abajo para leer lo que aparece en la pantalla del ordenador. Esta misma relación de altura y ángulo debe aplicarse cuando se está ante el piano.

Meditación ante el teclado

Para hacer la siguiente meditación le daré algunas instrucciones de cómo ha de sentarse ante un teclado ya sea de ordenador, de piano, etc.; no obstante, usted puede modificar ligeramente dichas instrucciones.

Antes de empezar a trabajar, siga las instrucciones necesarias para conseguir el adecuado alargamiento de la columna delante de su ordenador (véase más arriba), a fin de extender su presencia en un plano de silencio mental. Cuando se encienda el monitor trate de ver lo que aparece en la pantalla, sin «agarrarse» a ello. En lugar de concentrarse en las imágenes o palabras que aparezcan, deje que floten y entren en los ojos en un estado de vaciedad y relajación.

Cuando empiece a leer o a escribir, trate de estar presente de una manera proprioceptiva a fin de sentir la gravedad y, de este modo, continuar erguido «flotando» en las ondas de su respiración. Preste una particular atención a cómo se encuentra flotando su cabeza. Siga comprobando hasta qué punto sigue haciéndolo sin esfuerzo o, por el contrario, ha de ser sostenida muscularmente mientras escribe. Cuando compruebe que está tenso, tómese un momento para realizar un alargamiento.

A medida que la onda energética va abriendo espacio en la columna a nivel torácico, suelte la energía atrapada y deje que le llegue a los brazos. Sienta cómo las puntas de sus omóplatos flotan cuando reciben el soplo de la brisa liberada procedente de su espalda. Perciba ese alargamiento que recorre por entero sus brazos convirtiéndolos casi en alas. De este modo las manos pueden deslizarse sobre el teclado como si fueran pájaros que se mecen en el viento.

Sucede frecuentemente que a medida que se entrega con intensidad a su trabajo se va perdiendo esta atención proprioceptiva. De hecho, si dispone de un cronómetro (elemento muy corriente en la mayoría de los relojes digitales y en los teléfonos móviles), y comprueba de vez en cuando su estado, se dará cuenta de que esa atención proprioceptiva ya no está presente en usted. Le aconsejo que haga esa comprobación de vez en cuando.

Si utiliza el protocolo de «guardar/enviar» para el alargamiento, mencionado anteriormente, la columna logrará eliminar esos «bloqueos» y esos patrones tensionales propios de un sistema cerrado. Cando usted funciona como un sistema cerrado, está descansando en su propia energía para «mantenerse erguido», y manteniendo una relación antagónica con la gravedad. Pero puede volver a sentirse más libre si extiende su presencia mediante un alargamiento que le hará retomar un estado de autosensación, de autoorganización y de autorrenovación, que logrará abrir ese sistema que estaba cerrado. De esa forma transformará su relación con la gravedad, y conseguirá mantener un estado de autoapoyo.

Evalúe su ejercicio

- ¿Qué le sucede a su percepción cuando ya no trata de «agarrarse»?
- ¿Cómo se sienten su cuello y su columna, y cuál es la posición de su cabeza y de sus hombros?
- ¿Se encuentra su mente más serena y más receptiva?
- ¿Se ha aumentado el «ruido mental».
- En un estado de atención relajada, ¿se siente más receptivo a las percepciones internas?

Conducir un vehículo

Cuando esté conduciendo... observe si está «tensionándose para conseguir algo» que está allí... o, por el contrario, se siente presente, aquí, sentado en su asiento de conductor. ¿Se da cuenta de que su espacio se reduce cuando se ve presionado por el tiempo? ¿Su estado de tensión hará que llegue más rápidamente? Incluso si logra adelantar a unos cuantos coches, ¿vale la pena vivir esa tensión? ¿Y cuánto tiempo necesitará para relajarse después, cuando llegue adonde va? Compare esa ingrata sensación con el tiempo que tal vez ganó con sus prisas.

¿Cree usted que por apresurarse va a disfrutar más de la conducción? ¿Que va a ver, a sentir y a percibir más en el trayecto?

La meditación en la conducción puede ser el mecanismo adecuado para vivir una diferente relación con el tiempo y el espacio que no le ocupará tiempo alguno a lo largo del día. Sea amable mientras experimenta el hecho de estar alerta a los peligros de la carretera, al tiempo que relaja su tensión pero no su atención. La práctica ampliará su visión periférica y el marco de sus referencias de una manera que le convertirá en un mejor conductor.

Meditación en la conducción

Sienta la ola y trate de cabalgarla como si fuera un surfista, de modo que pueda crear tanto espacio intrínseco como le sea posible en todo su esqueleto, en las articulaciones, entre las vértebras y hasta dentro de los mismos huesos. Después, sienta cómo los músculos se vuelven a alinear para modificar la longitud del esqueleto, al tiempo que las fibras musculares se alargan sin contraerse. Perciba el espacio que se va abriendo en las cavidades de su cabeza, de su pecho, abdomen y pelvis, mientras usted respira. Sienta la libertad de sus órganos al flotar. Deje que las ruedas motoras ofrezcan una ligera resistencia, mientras se acentúa la ola que recorre su columna y sus brazos.

El coche le proporciona un maravilloso contexto para aprender una nueva forma de ver...una forma más relajada de mirar, dejando que «el horizonte» o, en este caso el tramo de carretera que se abre ante sus ojos venga hacia usted, porque eso será lo que indiscutiblemente sucederá mientras conduce. Esta actitud le aliviará de estrés en el cuello mientras mantiene erguida y relejada la cabeza.

Cuando usted también «acerca el camino, o el horizonte, a su ombligo», puede tener la sensación de estar montado sobre una estela. A menudo tengo la sensación no de estar viajando a través del espacio, sino que más bien el espacio se despliega ante mí. Percibir esta sensación no me resulta esforzada cuando me encuentro somáticamente presente.

Si está viajando con otra persona, observe si puede hablar o escuchar al otro sin perder el estado meditativo mientras conduce. Incluso si está hablando puede pararse un segundo para saborear ese delicioso momento meditativo. Deje que el espacio venga... necesita llenarlo.

Usted puede entrar y salir de este sentimiento de conexión ampliada con el tiempo y el espacio, mientras los pensamientos tratan de engancharle. No hay necesidad de hacer otra cosa. Cada vez que se vea enganchado, deje ir sencillamente esos pensamientos. Este ejercicio puede transformar ese diario y obligatorio desplazamiento en coche en algo verdaderamente delicioso.

La historia de Carlos:
Un joven de sesenta años con rodillas de adolescente

Me llamo Carlos Davis. Soy un joven de sesenta y un años; no tengo el menor dolor y me siento más ligero que nunca.

Me acuerdo de que cuando tenía cincuenta y uno o cincuenta y dos años me quedaba mirando con desesperación los veinte peldaños de la escalinata de mi casa. Me decía a mí mismo: «Si ahora apenas puedo subir estos peldaños con mis rodillas doloridas, ¿qué futuro me espera?».

Me he dedicado al atletismo durante toda mi vida. Parte de mis problemas se deben indiscutiblemente a los miles de carreras que hice, arriba y abajo, sobre pistas de asfalto y de dura madera entregado a mi deporte favorito: el baloncesto. Mis lesiones empezaron cuando estudiaba bachillerato, pero nunca les hice demasiado caso. Mi sueño era jugar con el equipo del colegio, pero volví a lesionarme. A los cuarenta y cinco años tenía que llevar protectores en las rodillas si tenía que estar algún rato de pie. Afortunadamente la mayor parte de mi trabajo lo realizaba sentado. Otra de mis pasiones fue la fotografía y para eso tenía que moverme. Pensé en la cirugía, pero no sabía de nadie que hubiera quedado mejor tras pasar por el quirófano y, por supuesto, que se hubiera librado definitivamente de los dolores.

Me he pasado gran parte de mi vida adulta visitando a los quiroprácticos; he vivido con ellos y trabajado con ellos, de modo que sé bastante sobre la anatomía humana. He sido un asiduo visitante de los gimnasios, levantando pesas y utilizando máquinas. Solía decir que tenía la suficiente musculatura como para poder cargar con un peso como el de mi cuerpo, que siempre fue bastante alto. Pero si no puedes caminar, de qué te sirve eso. Ahora, a mis sesenta y un años de edad todavía puedo caminar unos cuatro kilómetros diarios.

Desde que tenía treinta años, más o menos, trabajé muy duro para liberarme de los típicos patrones represivos que, a mi juicio, constituyeron el origen de la mayor parte de mis traumas físicos. Creo haberlos superado con éxito desde hace más de veinte años, pero reconozco que mi cuerpo era una completa ruina.

Se dice que, cuando el discípulo está preparado, el maestro aparece. A los cincuenta y pocos años encontré a mi profesora hawaiana, la doctora Risa Kaparo, y empecé a conocer lo que es el Aprendizaje Somático. Aunque no es el remedio inmediato que todo el mundo espera encontrar, mi condición física ha mejorado mucho. Ahora, después de varios años de práctica, mis rodillas están mejor de lo que estaban cuando estudiaba bachillerato. Siempre digo que ella me dio sus enseñanzas, sus cuidados y su guía, pero yo no dudé en batir el cobre.

¿Y qué es el Aprendizaje Somático? Pues yo lo veo de este modo. Tanto los médicos como los quiroprácticos aplican sus conocimientos desde fuera. En el Aprendizaje Somático aprovechas tus conocimientos innatos y los aplicas desde tu interior. ¿Y sabes qué? Pues que todos tenemos esa inteligencia. El Aprendizaje Somático me llevó a esa inteligencia, me hizo consciente de ella y me enseñó a aplicarla en todo momento y en todos los movimientos que realizo. Pero eso no es todo. El Aprendizaje Somático se ha convertido en una forma de vida que yo pongo en práctica en cada momento consciente, en cada respiración que hago. Y así he de seguir mientras viva.

Capítulo 12

Cambiando niveles. Cambiando paradigmas

A ti apelo, gravedad. No me falles.
Llévame a casa.

RISA KAPARO [1]

Es corriente que la gente se esfuerce cuando cambia de una posición a otra. Veo el cambio de planos (por ejemplo, el pasar de una posición horizontal a otra sentada, o a otra en posición vertical) como una de esas «oportunidades peligrosas» a las que me refería en el capítulo 9. La forma cómo lo hagamos puede exacerbar viejas lesiones o, por el contrario, puede servirnos como una oportunidad para desarrollar la inteligencia somática, permitiéndonos mover de un modo que prevenga futuros daños.

Si usted cree que la gravedad es su adversaria, y que necesita levantar su peso para cambiar de planos (por ejemplo, de una posición sentada a otra de pie), se verá obligado a tensar los músculos para levantar el peso de su cuerpo. Sin embargo, puede utilizar el desafío que implica el cambio de planos para poner en práctica y comprobar sus nuevas ideas.

El objetivo de este ejercicio de cambiar de planos es desafiar a las viejas creencias y poner a prueba las nuevas, en el contexto de las actividades cotidianas que generalmente nos estresan. Si utilizamos estas actividades ordinarias como oportunidades para practicar el Aprendizaje Somático despertaremos una inteligencia somática más diferenciada en el transcurso de las tareas diarias que, de todos modos, necesitaremos llevar a cabo; y, naturalmente, también lograremos una mayor maestría en su desarrollo.

Espiral desde posición tumbada a posición sentada

Antes de que empiece físicamente el ejercicio practique el movimiento en su imaginación. De este modo perfeccionará el movimiento antes de empezar a realizarlo. Puesto que la mayoría de nosotros estamos muy acostumbrados a mover nuestro «cuerpo objeto» espacialmente, no es necesario concretar más estos patrones habituales. Imagínese que está moviéndose en espiral para sentarse siguiendo la descripción que se muestra en las imágenes.

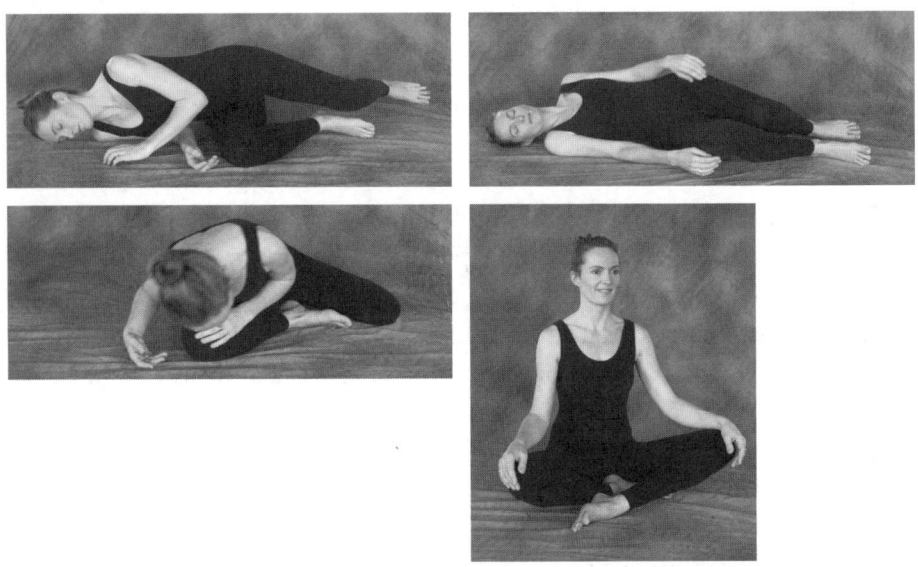

De la posición yacente a la posición sentada en un movimiento continuo.

Percíbase como un fluido, como un balón de agua, a fin de encontrar el flujo de este movimiento, rodando sobre un costado y levantándose. Haga la espiral con un movimiento continuado.

Empecemos rotando hacia la derecha. Rote la cabeza sobre las rodillas, al mismo tiempo que rota las rodillas hacia la cabeza. Trace un amplio círculo con la cabeza, manteniéndola baja. A medida que su cabeza pasa sobre las rodillas, siga el movimiento espiral hacia una posición elevada, mientras rota la rodilla izquierda para adoptar la posición india de piernas cruzadas.

Espiral de posición sentada a posición tumbada

Vuélvase de nuevo hacia la derecha y empiece por doblar cabeza y rodilla barriendo el suelo con su mano derecha a medida que hace la espiral hacia ese mismo lado, manteniendo la cabeza hacia el suelo. Una vez que la cabeza sobrepasa la rodilla derecha, la columna rota sobre el suelo al tiempo que se extienden las piernas.

Direcciones invertidas: Trate de invertir las direcciones y realizar la espiral hacia la izquierda, inclinándose nuevamente sobre la izquierda.

Variaciones

Rotaciones «donut»: Se trata del mismo ejercicio hecho de forma continuada, realizando la espiral desde el suelo. Disfrute del ejercicio, como lo hacen los niños cuando descubren cómo sentarse de forma natural y tratan de llegar con la cabeza hasta la punta de los pies.

Al contrario de las agujas del reloj: Ahora trate de rotar hacia la derecha bajándose hacia la izquierda, y siga haciendo varias veces este ejercicio, arriba y abajo. Trate de moverse de una forma fluida y continuada mientras realiza la espiral.

Siguiendo las agujas del reloj: Invierta la dirección del movimiento manteniendo esa espiral fluida. Como suele suceder, advertirá cualquier diferencia entre las dos direcciones del movimiento. Si siente incomodidad en uno, o en ambos lados, practique este ejercicio de forma más suave y sin esforzarse, haciéndolo solo mentalmente. Cuando lo domine, realice el movimiento físicamente.

Posición asimétrica sentada: Si no ha rotado la rodilla izquierda hacia afuera, adoptará una posición asimétrica sentada, como se ve en la figura. Esta posición es muy útil para abrir las articulaciones de la cadera, puesto que un lado de la cadera rota hacia adelante y el otro lado de la cadera rota hacia atrás. Como suele suceder, un lado se sentirá más cómodo que el otro. Por ello es conveniente que practique con ambos lados.

Para adoptar la posición de piernas cruzadas desde la posición asimétrica sentada, rote sobre el cóccix la pierna que tiene delante al tiempo que levanta la rodilla, rotando el pie en la posición de piernas cruzadas y apoyándose finalmente en el cóccix.

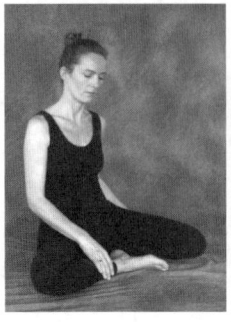 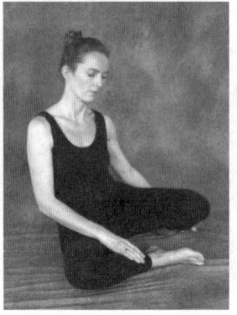 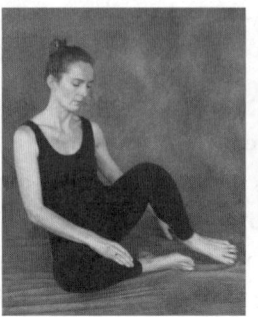 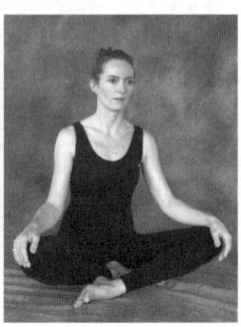

De la posición sentada asimétrica a la posición de piernas cruzadas.

La cola del escorpión

De la primera parte de este movimiento ya se habló en el capítulo 8, «Ejercicios matinales». En este capítulo podrá completar el movimiento para emplearlo en el cambio de planos entre la posición sentada y la acostada. Dado que el levantarse desde la posición tumbada representa un nuevo reto, trate de no emplear la musculatura para hacer el ejercicio, limitándose a realizarlo de la forma tradicional. Conviene, más bien, que confíe en su conciencia somática para sentir el movimiento dentro del movimiento, a medida que las diferentes capas de su estructura se van moviendo de forma independiente, reorganizándose en una nueva relación con la gravedad. Si se siente agotado, no trate de esforzarse, y vuelva a hacer el ejercicio de la espiral.

Parte 1: Rotación hacia abajo (desde la posición sentada con las piernas extendidas hacia adelante)

Usted puede empezar a sentir la ola energética de forma gradual moviéndose a través de su estructura fluida, haciendo al principio un pequeño movimiento (véanse las instrucciones en el capítulo 8).

Al exhalar, coloca toda la columna sobre el suelo, e invierte la ola al levantarse. El ejercicio resulta más fácil, sobre todo al principio, si usted se gira hacia atrás y hacia arriba mientras exhala. Para rendirse a la fuerza gravitatoria empiece por relajar lentamente la pelvis, de este modo la columna se pliega hacia el suelo desde las caderas. Gire la columna hacia la esterilla, vértebra a vértebra, controlando el movimiento mediante la extensión de sus huesos, especialmente en el espacio existente bajo las rodillas y alrededor del cóccix. Esto libera de trabajo a la musculatura abdominal, trasladándolo al esqueleto. Mientras realiza el ejercicio no contenga la respiración.

Sienta cómo se modifica la curvatura de la columna a medida que la onda la recorre, y advierta cómo los huesos resbalan dentro del tejido blando de las piernas a medida que usted se va relajando. Haga un completo vaciado de la respiración partiendo de los riñones; esto afectará al diafragma del peritoneo activando el flujo del *ki* y fortaleciendo los riñones. Utilice la energía para potenciar el movimiento, y evite tensarse, mediante la musculatura esquelética, para controlar el movimiento.

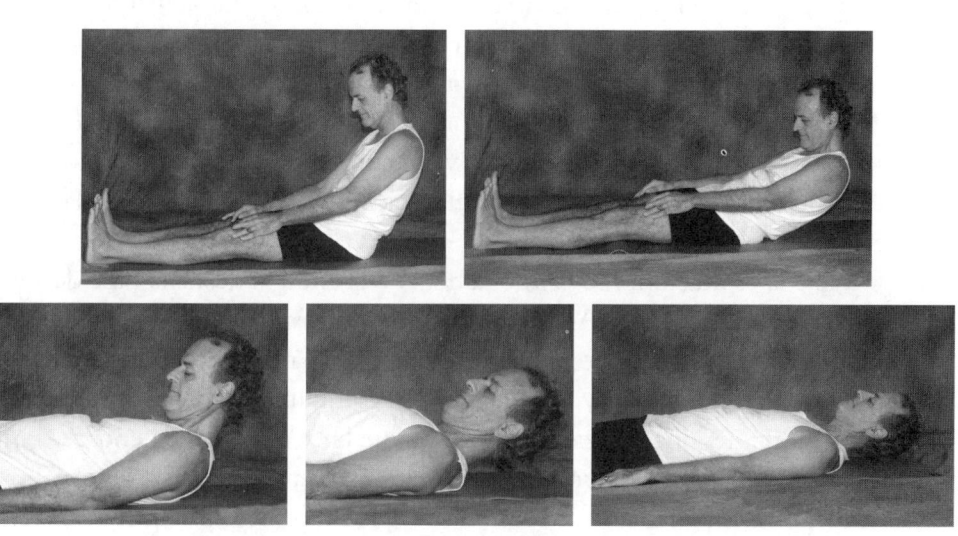

Primera parte de la cola del escorpión: rotar hacia abajo.

Cuando la base de la columna torácica toque el suelo, mantenga la cabeza doblada como la cola de un escorpión, y gírela desde el centro de la escápula hasta que los hombros lleguen a descansar sobre el suelo. Ahora abra el diafragma oral ampliando el espacio existente entre la parte posterior de la boca y las orejas. Trate de «acercar» el suelo a la base de su cráneo, en lugar de bajar la cabeza. Amplíe el espacio existente entre la parte posterior de los ojos y la coronilla, llevando la energía y el apoyo que proporciona el suelo hasta la parte superior de la cabeza, y aún más allá. Si ha perdido el ritmo respiratorio haga una pausa y relaje el diafragma, a fin de poder respirar sin colapsar su estructura corporal. Después, continúe el giro hacia abajo y la elongación en la siguiente exhalación.

Parte 2: Rotación hacia arriba

Notas precautorias: Aunque este ejercicio puede ayudar a descomprimir la columna también puede resultar peligroso si se realiza de forma incorrecta, especialmente en aquellas personas que han sufrido lesiones o traumas en la zona cervical o lumbar. No debe levantar el peso de la cabeza cargándolo sobre el cuello, ya que esto produciría una compresión y agudizaría cualquier inflamación que pudiera estar presente. ¿Cómo levanta usted la cabeza? Inicie el movimiento desde la parte baja de la columna y las piernas, tal como se indica más abajo.

Al exhalar volverá a sentarse. Tanto la cabeza como la columna se curvan como la cola de un escorpión hasta que la pelvis quede bien asentada. La onda energética envuelve la curvatura de la columna torácica de dentro afuera, ampliando el espacio existente entre todas las vértebras y dejando flotar la cabeza.

Inicie la espiración, moviendo la bola de la energía desde la base de la pelvis hasta la cabeza. Ahora la onda se alza desde la base de la columna, elevando al mismo tiempo los tres diafragmas, y asentando en ellos los talones, el sacro y el occipucio. El asentamiento de estos huesos proporciona una fuerza polarizadora que hace que la onda energética se extienda por la columna. Esto permite elevar la columna sin que se produzca una inadecuada presión sobre la musculatura esquelética.

Empleando la espiración vaya al encuentro del diafragma de la rodilla, el codo y la palma de la mano. Amplíe el espacio de la articulación de las rodillas, extendiéndola desde la parte lateral de la rodilla (entre la tibia y la fíbula) y facilitando el movimiento del talón. El mover los huesos de esta forma volverá ingrávida su cabeza, de manera que la parte superior de esta se curve como un escorpión y se recoja la barbilla. La extensión vertical de la columna torácica requiere una extensión de la zona baja de la espalda. Cuando se encuentre sentado, descargue el peso sobre la parte baja de la espalda y la pelvis hasta que se asiente en el suelo, mediante los huesos coxígeos.

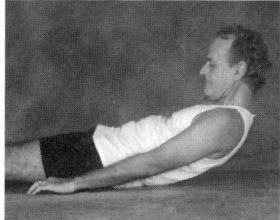 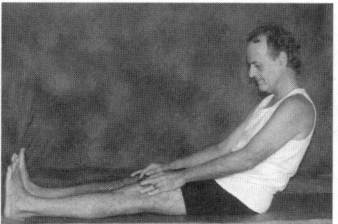 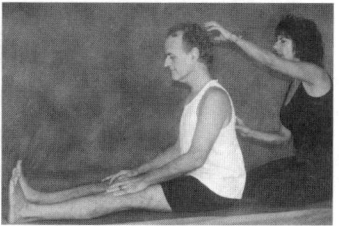

Segunda parte de la cola del escorpión: rotación hacia arriba.

La extensión de las rodillas vuelve ingrávido al torso. Hágase un ovillo llevando la base del esternón hacia la zona del ombligo y de la espalda. Al ampliar el espacio existente entre los huesos coxígeos y las rodillas se deshará el ovillo y se volverá a la posición erecta. Se tendrá la impresión de que la columna y la cabeza flotan sobre la pelvis, de una forma muy ligera y extensible.

Al inspirar, recuerde siempre que debe relajar todos los diafragmas y cualquier tensión que descubra en la estructura, dejando que el esqueleto flote en este mar de tejidos blandos.

Media espiral y levantarse

Inicie el movimiento desde la posición de sentado con las piernas cruzadas, con el pie derecho delante del izquierdo (invierta las instrucciones para el otro lado).

1. Con un solo movimiento, incline la cabeza mientras gira la estructura. Pies y manos se dirigirán hacia la dirección opuesta a la que usted tenía cuando estaba sentado. Mientras se levanta sobre los pulpejos de los pies coloque las manos sobre el suelo. (Ambas manos y pies deben estar separados a la distancia que media entre las caderas.)
2. Presione sobre los talones al extender las piernas; la pelvis se eleva mientras que la cabeza permanece baja y los brazos cuelgan libremente a ambos lados (esto fortalecerá las rodillas).
3. Afiance el sacro utilizándolo como una polea, enraizando la energía mediante el sacro y las piernas, lo que eleva las vértebras ha-

ciéndolas flotar unas sobre otras mientras usted se levanta, con la cabeza flotando sobre la última vértebra (imagínese que está tirando del cordón de una cortina para abrirla).
4. Si tiene bloqueadas las rodillas será debido a que ha perdido el anclaje del sacro, y la parte baja de la espalda se halla comprimida. Utilice la siguiente espiración para afianzar de nuevo el sacro. De ese modo quedará liberada la parte baja de la espalda y las rodillas quedarán desbloqueadas.

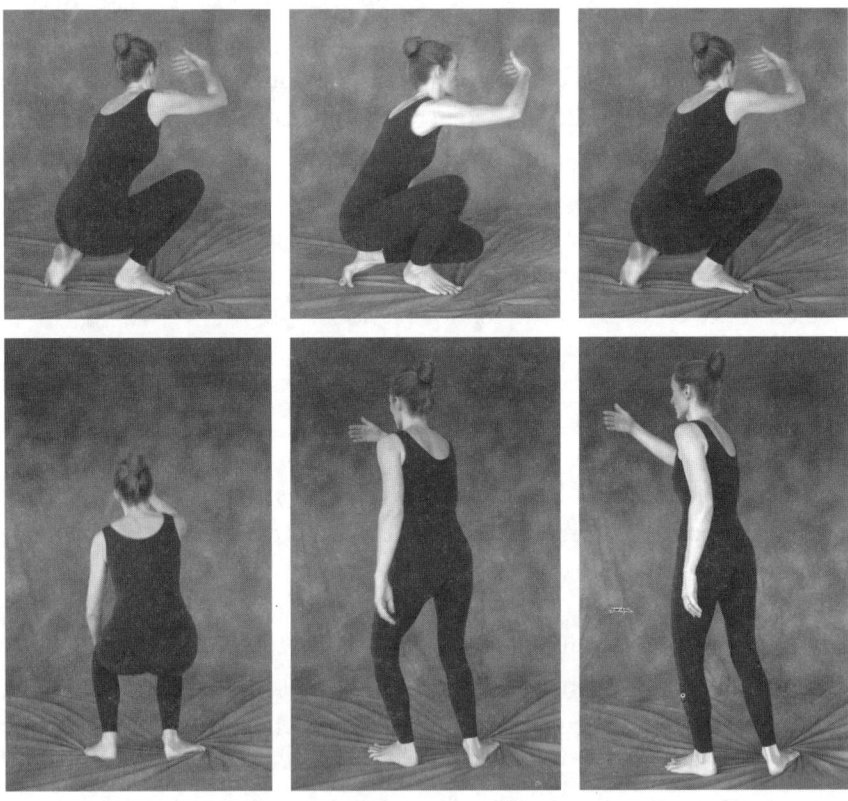

Utilizando los brazos para diseñar el horizonte desde el propio centro.

Doblándose hacia el suelo desde la posición de pie

1. Invierta el movimiento: Baje la cabeza mientras afianza el sacro para extender la parte baja de la espalda y mantiene las piernas

perpendiculares al suelo. Mantenga las rodillas relajadas, mientras con las manos toca el suelo que tiene delante de los pies.
2. En un solo movimiento y de forma simultánea gire sobre la parte blanda de los pies acercando las rodillas al pecho y haciendo resbalar las manos sobre el suelo, al tiempo que baja lentamente la pelvis. Las mano se apartan del suelo a medida que asienta lentamente la pelvis sobre él, permitiendo así que la cabeza se alce mirando en la dirección opuesta a la del principio del ejercicio.

Alternativa: Espiral para ponerse de pie

Sentado con la posición de las piernas cruzadas a la india mantenga la pierna derecha delante de la izquierda, coloque la mano izquierda sobre el suelo a unos cuantos centímetros a la izquierda de la cadera, y deje que la palma de su mano derecha «flote» a escasos centímetros de los ojos. Mantenga girada la mano derecha hacia la izquierda mientras la mira. Gire los pies sin caminar al tiempo que hace con la columna una espiral hacia arriba.

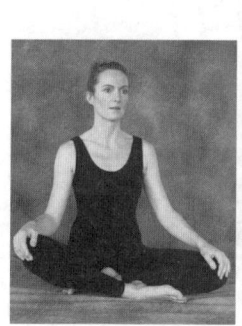
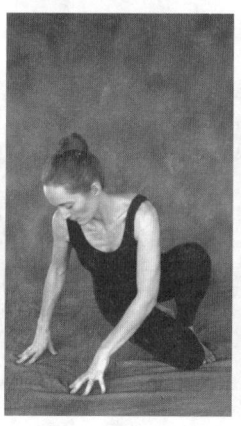
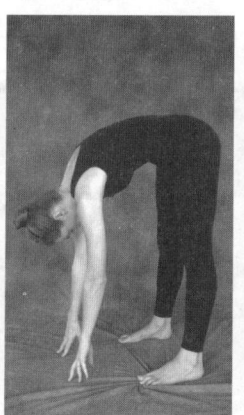
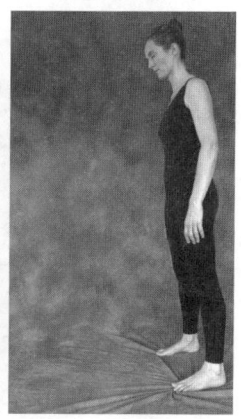

Implicándose todavía más: Advierta cómo los huesos se deslizan dentro de las envolturas de los tejidos blandos, al igual que una mano que se desliza dentro de un guante; de este modo, en lugar de moverse mecánicamente, como si se tratara de un movimiento exterior, empezará a sentir cómo su cuerpo se mueve «dentro» de los mismos movimientos, de una forma profundamente relajada.

Emplee la espiración para crear más espacio entre las vértebras, sintiendo el alargamiento omnidireccional en la onda de la respiración, afianzando el sacro y utilizándolo como una polea, de forma que las vértebras floten unas sobre otras.

Espiral desde posición erguida al suelo

En un único movimiento y de forma simultánea rote sobre los pulpejos de los pies y acerque las rodillas al pecho. Descienda lentamente sobre la pelvis mientras gira 180 grados, manteniendo la cabeza alta mientras hace el giro.

Alternativa: Emprenda la posición de pie

No utilice las rodillas como articulación sobre la que cargue el peso del cuerpo; el ejercicio debe hacerse considerando la articulación como una zona de paso del peso corporal. Empleamos un cambio de dirección en este ejercicio para elevarnos desde el suelo, mientras transferimos el peso utilizando las rodillas como zona de paso en lugar de hacer recaer sobre ellas el peso corporal.

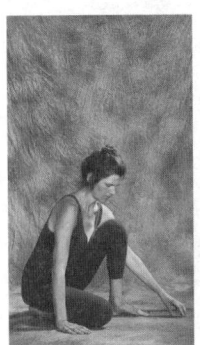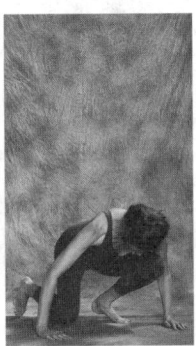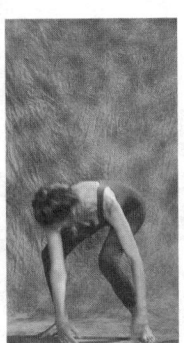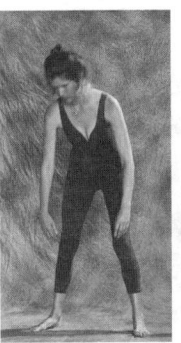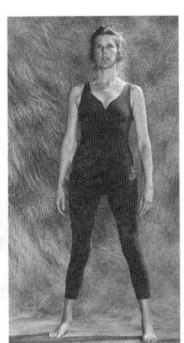

Esta secuencia de movimientos evita hacer recaer todo el peso corporal sobre las rodillas cuando se alce.

Desde la posición de piernas cruzadas y teniendo por delante el pie derecho gire hacia la izquierda colocando el pulpejo del pie derecho sobre el del pie izquierdo. Utilice las manos como apoyo adicional colocándolas a ambos lados del pie izquierdo. Ahora cambie el giro, haciendo la espiral hacia la derecha al tiempo que presiona el suelo con la pierna izquierda, extendiendo ambas piernas mientras hace la espiral.

En dirección al suelo

Invierta simplemente el ejercicio anterior. Gire hacia la derecha mientras descarga casi todo el peso corporal sobre el pie derecho y las manos. Ahora gire hacia la izquierda, cargando el peso sobre el pie izquierdo y las manos. Una vez más gire hacia la derecha bajando la parte izquierda de las nalgas hacia el suelo y dejando que la cabeza se alce sobre la pelvis. Lleve la pierna derecha, que ahora se siente ligera, a la posición de piernas cruzadas.

Sentarse en una silla desde la posición erguida

Es frecuente que la gente realice este ejercicio tensando el cuello y los hombros, acercando las nalgas al suelo en busca de apoyo y haciendo recaer mucho peso corporal sobre las rodillas. Por el contrario, uno se puede sentar mediante un alargamiento de la columna. Durante unos minutos mueva las piernas como si anduviese, pero sin moverse del sitio, delante de la silla, elevando las rodillas lo más posible hacia el pecho al mismo tiempo que alarga la espalda; después, siéntese sin pensarlo. Probablemente se habrá sentado sin necesidad de tensar el torso ni las nalgas, ni hacer recaer el peso corporal sobre las rodillas. Ahora realice ese mismo ejercicio de forma más lenta. Procure descender el sacro y alargar su columna mientras dobla las rodillas.

Levantarse desde la posición sentada

En vez de pensar que tiene que alzar su peso para ponerse de pie imagine que tiene dos válvulas en las que se conectan sus piernas, a cada lado de la pelvis. Cuando abre esas válvulas el peso de su torso cae como si fueran granos de trigo en un silo, extendiéndose sobre el suelo. Ahora su torso, que ha dejado caer el peso sobre el suelo, parece flotar hacia arriba. La extensión omnidireccional se produce al afianzar el sacro mientras extiende las piernas.

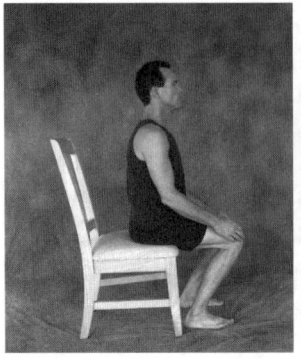 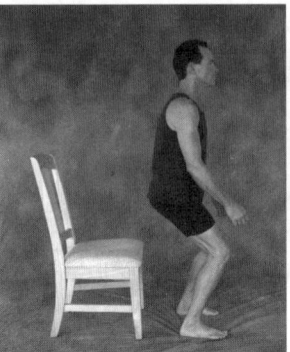 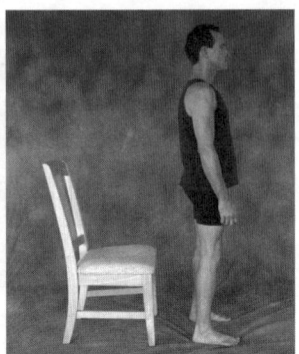

Una forma más rápida, pero más tosca, de activar este ejercicio es levantar ambos pies unos cuantos centímetros. Ahora, y de forma suave, «dé una patada» rápida en el suelo presionando sobre los pies para extender las piernas. Incluso al hacer este movimiento rápido es importante «cabalgar» sobre la onda omnidireccional, afianzándose desde el sacro y haciendo que la onda se extienda desde el suelo hasta la cabeza.

El error más común es inclinarse hacia adelante, levantando cabeza y hombros y dejando recaer el peso sobre las rodillas.

Si considera que este ejercicio resulta al principio todo un reto para usted, intente hacerlo desde una superficie más alta como puede ser un taburete o desde el mismo borde de una mesa. Una vez que lo pueda realizar sin esfuerzo intente volverlo a hacer desde una silla. Practique este ejercicio de sentarse y levantarse varias veces hasta que le resulte fácil.

Consecuencias

Trabajar conjuntamente con la gravedad constituye una nueva forma de funcionar tanto en el cuerpo-mente como en el resto de nuestro entorno. Cuando perciba que la gravedad atrae el peso de su cuerpo hacia el centro de la tierra podrá, con esta técnica, elevar su estructura corporal sin esfuerzo, recibiendo el apoyo del suelo que impedirá su caída.

Se ha hablado mucho sobre las perspectivas de los nuevos y los viejos paradigmas, y estas Meditaciones Somáticas proporcionan un modo de incorporar de forma plena estos cambios evolutivos del potencial humano, de una forma fluida y grácil, partiendo siempre del interior hacia el exterior.

La historia de David:
Recuperación de una lesión en la médula espinal

David vino a los ejercicios de Aprendizaje Somático tras su lesión en la médula espinal. Había empezado a sentir parálisis en un lado y se le llevó rápidamente al quirófano, porque, cuando un cirujano ortopédico le hizo girar el cuello para ponerle una inyección de cortisona, resultó dañada parte de la médula. Tras la operación su movilidad quedó seriamente reducida y los dolores se hicieron muy intensos.

Cuando David recuperó el sentido, estaba aterrorizado, temiendo que cualquier movimiento que pudiera hacer incrementase su malestar. No se trataba tan solo del dolor, sino del miedo que sentía a que volviese la parálisis y ya no pudiera hacer nada. Además de la lesión del cuello, padecía de dolores en la zona inferior de la espalda, lo que le obligaba a dormir en posición invertida y a poner hielo en la espalda durante una hora o más a fin de reducir la inflamación.

Al principio resultó muy difícil encontrar una posición en la que pudiera encontrarse confortablemente, tanto si estaba echado como sentado o de pie. Pero el explorar durante unos minutos cada una de estas posiciones le resultó muy beneficioso físicamente. Aprendió a relajar la estructura rígida de su cuerpo, la cual no le estaba protegiendo. A medida que el dolor fue cediendo empezó a aprender a moverse sin que volviera a producirse el dolor.

Además del miedo a hacer mal las cosas, le atormentaba el temor a que la limitación de movimientos y los dolores le acompañasen el resto de su vida, A sus cuarenta y tantos años David es el fundador y el directivo de un gran negocio. En su juventud hizo mucha gimnasia y en una caída se lesionó el cuello. La lesión no fue diagnosticada hasta que se le apreció, años después en una resonancia magnética. Antes de sufrir esa lesión en la médula era un gran entusiasta del deporte. Le encantaba esquiar por las laderas de las montañas, a las que a veces tenía que subir en helicóptero. Pero a pesar de ser un atleta consumado ninguno de sus entrenamientos anteriores le preparó para aprender a curarse ahora que tanto lo necesitaba. Así que al padecer tantos dolores crónicos creía que cualquier cosa iba a traumatizarle. Ahora le parecía maravilloso que pudiera volver a moverse con soltura de nuevo.

Los ejercicio del Aprendizaje Somático le proporcionaron a David un modo de moverse que le proporcionó una forma de curación. Aunque al principio se encontraba en un estado de práctica inmovilización, descubrió que era posible los sutiles movimientos intrínsecos que le facilitaron un mayor grado de movilidad.

David suele decir que esta lesión de la médula se convirtió en lo mejor que le pudo haber pasado:

Lo que aprendí con los ejercicios de Aprendizaje Somático cambiaron por entero mi vida de una manera que nunca pude imaginarme. Ahora soy una persona totalmente distinta. Me gusto a mí mismo y me agrada pasar tiempo a solas, por primera vez en mi vida. La relación que mantengo con mis hijos, con mi pareja, amigos y empleados ha mejorado enormemente. Es muy liberador aceptarme y amarme tal como soy.

Ya no estoy paralizado por causa del miedo o de la vergüenza. Al haber desarrollado cierta confianza en sentirme liberado del dolor y poder moverme de una manera que no me causa daño, llego a pensar que pase lo que pase en mi vida siempre podré encontrar una forma que me proporcione mayor libertad.

Lo que recibí del Aprendizaje Somático no solo favoreció mi recuperación, sino que cambió la forma en que vivo mi cuerpo. A veces vuelvo a pensar que siempre que quería entrenarme en atletismo estaba dañando mi cuello o mi espalda, dada la manera que tenía de hacerlo. Ahora me doy cuenta de lo violento que era conmigo mismo, y lo mucho que me moví empleando una fuerza innecesaria. Finalmente me libero de la idea de «estar en forma», en pro del hecho de saber moverme de una manera que me resulta deliciosa. Entonces me doy cuenta de que ya no daño mi cuerpo cuando realizo los movimientos de esta nueva forma.

Mediante este autoconocimiento David pudo ver de qué manera se había presionado, no solamente en sus movimientos físicos, sino en su vida en general.

La diferencia más grande que he podido comprobar en el Aprendizaje Somático procede de lo que la doctora Kaparo llama «diferenciación». En Aprendizaje Somático la diferenciación significa prestar atención a uno mismo, y ser capaz de de darse cuenta de las pequeñas diferencias, las cuales, en el fondo, son enormes.

Gracias al Aprendizaje Somático fui capaz de aprender a diferenciar la continuidad de los procesos; algo parecido a aprender a alejarse del conflicto antes de verse atrapado en la reacción. El Aprendizaje Somático me ha proporcionado las herramientas para «comprobarme». Aprendí a diferenciar y a identificar cuáles eran mis reacciones, en lugar de permanecer furioso: a ser un observador de mis propias emociones. Esa es la parte psicológica. La parte física es, por ejemplo, la que vivo cuando realizo un alargamiento. Si me centro en la energía que asciende por la columna y presto atención empiezo a sentir dolor en lugares en los que no lo sentía antes; y a través del dolor puedo reconocer una tensión, por ejemplo, en mis omóplatos. Entonces respiro y me relajo, lo mismo que pueda hacer con un pensamiento o con un sentimiento. Puedo sentir cómo me llega toda la energía del mundo. La fuerza de la gravedad me libera, y a medida que me abro, llega esa energía y suaviza mi esfuerzo. He comenzado a confiar en mi energía, pues siento cómo se mueve para armonizarme por completo.

No se trata de una manipulación de la estructura corporal que proceda del exterior. Mi cuerpo se reorganiza en torno a la energía de una forma que maximiza la libertad y el flujo de energía por todo mi cuerpo. Gracias al Aprendizaje Somático siento cada vez el tiempo de una forma más intensa. Y a partir de ahí todo se convierte en un regalo. Soy más feliz que nunca. Incluso cuando me siento triste, puedo sentir el daño y comprender que hay belleza en la tristeza. He llegado a comprender que tanto la felicidad como la tristeza son experiencias válidas, al igual que el nacimiento y la muerte. La gente teme la muerte. Cuando se pierde el miedo, se le abre a uno todo el mundo; puedes pararte para aceptar lo que es.

Mis ejercicios de Aprendizaje Somático lo convierten todo en un regalo. Incluso mi dañado cuello se convirtió en un regalo. Antes, cuando tenía problemas para recorrer distancias largas, me sentía triste. Y esa tristeza me atosigaba como un ramillete de nervios que se enredaran en mí, y esto solo servía para prolongar el problema. Gracias a la diferenciación, cuando me sentía triste podía aceptar la tristeza y vivirla. Eso me tranquilizaba. Era capaz de reconocer esa reacción en mí, y entonces utilizaba el Aprendizaje Somático para vivir esa tensión.

El Aprendizaje Somático hizo que empezara a prestarle atención a lo que verdaderamente sentía, y a dejar de ocultarme tras mis miedos y ansiedades impidiendo que viera lo que realmente tenía que ver. De este modo aprendí a mirar todo aquello que constituía mi responsabilidad, lo que es una parte del Aprendizaje Somático. Me presté atención a mí mismo, respirando y llenando mis pulmones de un aire beneficioso y, moviéndome internamente a lo largo de todo mi cuerpo, me quedaba tranquilamente dormido. La diferenciación me permite darme cuenta de cuándo me siento atrapado por los pensamientos y puedo volver a fundirme con lo que realmente está sucediendo dentro de mi cuerpo.

Parte IV

Profundizando en sus ejercicios

Capítulo 13

Profundizando en el diálogo

Todo lo que palpo es Dios
que nos toca como un instrumento
todavía tengo poca experiencia para ser todo lo que soy
haz que tenga conciencia de mí...

Carezco de luz para nutrir el tronco
soy el tronco que alza ingrávido a mi amante
mi fuerza está adornada con tu belleza invulnerable.

No importa saber qué es la raíz, el tronco, las ramas o las hojas
solamente saber cómo amas lo que amas
cómo nutres la semilla de lo otro
que florece en lo que deseamos llegar a ser.

RISA KAPARO, «Todo lo que palpo» [1]

Autofacilitación mediante el toque

Una de las técnicas más desarrolladas para facilitar el Aprendizaje Somático es el «trabajo de toque». No está en el ánimo de este libro desarrollar esta técnica en profundidad; sin embargo, ha demostrado ser tan valiosa que quisiera el toque como una forma de autofacilitación, y finalmente introducirla para facilitar otras.

La autofacilitación conseguida mediante el tocamiento le permite ir más allá de lo que conseguiría mediante el uso de su percepción interna. Mediante el tocamiento usted puede conseguir una mayor información de cómo y dónde puede relajarse.

El tocamiento no le proporciona un estado de atención superficial, sino que despierta y relaja el movimiento desde lo más profundo. Para lograr esa penetración más profunda mediante el tocamiento es necesario que usted perciba lo que está tocando de una forma que no es sólida. Para hacer esto ha de estar fundido enteramente con lo que significa ese tocamiento. Todo sucede desde el plano interior. Abandone la idea de «hacer» algo «desde fuera». Como sucede en el cuento de Lady Ragnell, en cuanto usted se libera de esta creencia anula la «maldición» que le hace regresar a la forma sólida (a la «vieja bruja»). No acepte como respuesta solamente lo que es sólido; cambie el modo en que esté investigando. Muévase dentro del espacio que usted mismo se ha creado y descubre la que sucede en su espiración. Cuando me toco, o toco a otra persona, mi presencia surca la onda energética abriéndome a un infinito amor. Esté presente al espacio ilimitado, mientras se entrega a su inspiración. Maximice el placer de ese momento, entregándose al espacio infinito en cada inspiración y en cada espiración. Para que su tocamiento sea penetrante, para que no se vea obstaculizado por nada, ha de aprender a sentir con una mayor sutileza. Al igual que si se entregara a la reverberación sonora del sonido de la campana de un monasterio, usted puede extender su presencia ilimitadamente. Del mismo modo, puede seguir las olas de energía y del movimiento mediante el tocamiento, cual una presencia que se extendiese en todas direcciones. Sabiendo que usted incluso puede ir de forma más profunda y «más implicada», su presencia continúa abriéndose.

El tocamiento no solamente le sirve para moverse, sino que le ofrece una información para que pueda hacerlo de forma más precisa. No es el propio toque el que crea el espacio, es su atención y su respiración la que está creando el espacio para que usted se mueva en él. Su capacidad para envolver su esqueleto en ese espacio le permite montar más libremente en la onda energética.

Finalmente, aprenderá a transferir la sensación a distintas partes de su estructura corporal utilizando tan solo su atención, sin necesidad de tocamiento alguno. Puesto que hay zonas a las que le resulta imposible tocar, puede sintonizar con ellas como si las estuviera tocando, y aprender a moverse con ese toque, mediante la creación mental de un acompañante invisible —al que yo denomino «el amante invisible»— que proporciona esta posibilidad de interpenetración. Este es el contexto que yo pongo en práctica cuando hago yoga. Puedo moverme desde ese toque, porque lo he convertido en algo vívido. Parte de mi intención en animar a la práctica de la autofacilitación mediante el tocamiento es que usted pueda interiorizar de tal modo la experiencia que pueda realizarla con su imaginación y hacer que se produzcan todas las demás sensaciones.

En cuanto aprenda a realizar la auto facilitación con su tocamiento, no solo podrá ampliar su propia información en cualquier momento... sino que también aprenderá a tocar a cualquier persona de un modo que les permita extender su presencia, con lo que lograrán abrirse a una mayor libertad y viveza. Esto evita el problema que viven muchos «trabajadores corporales» que sacrifican su propio bienestar para apoyar el de los demás, lo cual eterniza las limitaciones tanto en el dador como en el receptor.

Tenga muy presente que siempre que no sea capaz de relajar totalmente sus brazos sobre el suelo —especialmente cuando descansen sobre la cabeza o en otras posiciones, mientras se procede a realizar el tocamiento de la auto facilitación— puede colocar un cojín o una toalla enrollada para apoyarlos, de manera que puedan descansar y no se tensen muscularmente. Usted no debe sentir ningún tipo de molestia o de tirón.

Durante los ejercicios de autofacilitación procure utilizar uno, o los dos brazos, para realizar el abrazo. Cualquiera de ambas opciones será válida. Mientras utilice solo una mano, deje que la otra descanse sobre el suelo, ya sea a un costado o sobre la cabeza. Utilice ese brazo para afianzar el flujo de energía. Deje que la matriz del líquido cristalino de sus huesos descanse sobre el suelo, como si usted estuviera vertiendo los granos de un reloj de arena en los codos, las muñecas y las manos.

Además de afianzarse mediante el brazo que se halla descansando, logrará que el otro brazo que está abrazándoles le permita percibir las diferencias existentes entre sus dos costados, cuando se observa descansando en ambas posiciones. Si bien todo el organismo responderá a cada toque, el costado que perciba de forma más directa el tocamiento será el que se sentirá más libre. Podrá diferenciar mejor estas nuevas sensaciones y la calidad del flujo energético al sentir la diferencia existente entre ambos costados. También será interesante explorar diferentes funciones para ver cómo se producen los cambios en las distintas posturas; por ejemplo, para sentir qué lado es el que se mueve cuando respira. O también para comprobar cómo, al inhalar, se produce una presión en un lado, mientras que el otro está completamente libre y abierto.

Integrando otras formas de percepción

También resultará generalmente válido realizar otras formas de percepción. Le pondré distintos ejemplos, animándole a que piense sobre ellos del mejor modo. Puede incorporar una percepción visual mediante la propriocepción. Por ejemplo, cuando se esté haciendo un toque en el rostro, el tener un pequeño espejo cerca de usted le servirá de información para poder calibrar su grado de propriocepción, y comprobar los cambios que se producen, por ejemplo, al abrir ampliamente un ojo, o bien al estirar la cara y el cuello.

Del mismo modo puede integrar la percepción auditiva mediante la propriocepción.. Al hacer un sonido profundo distendiendo boca y garganta podrá sentir la diferencia de reverberación de ese sonido en los tejidos de un lado y otro de la cara. También podrá notar cómo percibe ese sonido en cada uno de los lados. Incluso en una respiración, y siguiendo las ondulaciones energéticas producidas por un mínimo tocamiento podrá sentir todo un mundo de diferencias en la capacidad de las células al resonar en un estado de coherencia. Podrá aprender a sentir una mayor libertad y vitalidad mediante esa vibración ampliada que se produce a nivel celular.

Si está utilizando una sola mano no olvide comprobar la diferencia existente entre ambas partes de la cara tras una serie de autofacilitaciones. También podrá alternar los tocamientos en ambas partes con lo cual logrará equilibrarlas de forma más inmediata. Este enfoque le permitirá sentir la relación existente entre los brazos y el resto de su estructura corporal, con lo que dejará de considerar el funcionamiento de las manos como si estas fueran algo externo a esa estructura.

Existen otras localizaciones para las que es menos necesario afianzarse mediante el brazo, y en las que el abrazo de dos manos resultará mucho más satisfactorio o valioso...siga su propia sensación en esos casos. Le ruego que tome lo que aquí se dice a nivel de sugerencias que sirvan para estimular su propia experimentación. No le estoy dando estas instrucciones como una receta que deba seguirse en cada ocasión. Teniendo en cuenta que el Aprendizaje Somático es un proceso no mecánico ni determinista, no existe una técnica precisa. Y el hecho de que pueda funcionar una vez de una determinada manera no quiere decir que haya de funcionar siempre de esa forma. Yo le aconsejo a que siga su propia intuición y experimente por su cuenta. Las posibilidades son infinitas, como lo es también su imaginación.

Autofacilitación en posición supina

Nota: Si no puede llegar a esas partes que le indico sin necesidad de esforzarse, no lo haga. Habrá otras zonas que usted podrá ejercitar. Tómeselo como una oportunidad para practicar el tocamiento con su imaginación, en lugar de hacerlo con las manos.

Abrazo de los tobillos

Puede sujetarse los tobillos teniendo los pies desnudos, un tobillo cada vez, manteniendo las pantorrillas perpendiculares al suelo, aunque sin esforzarse, a fin de que se sienta cómodo. A medida que el espacio de sus articulaciones se va abriendo, la articulación de la rodilla también se irá abriendo gradualmente de dentro afuera. En cuanto ponga los pies sobre la esterilla, sienta cómo el movimiento de su estructura fluida va respondiendo a la posición de las piernas.

Tómese un momento para encontrar el arco de los pies. Ha de sentir el hueso del talón bien extendido sobre el suelo, de modo que se abra la articulación del tobillo. Asegúrese de que el arco transversal está abierto apartando los dedos, y alargando el espacio existente entre los huesos del pie, desde los pulpejos hasta el talón. Cuando se sienta «cabalgando» sobre la onda energética, notará más espacio en su tobillo, y una mayor libertad en las articulaciones de la cadera y de las rodillas, y una sensación de relajación de los músculos de sus muslos.

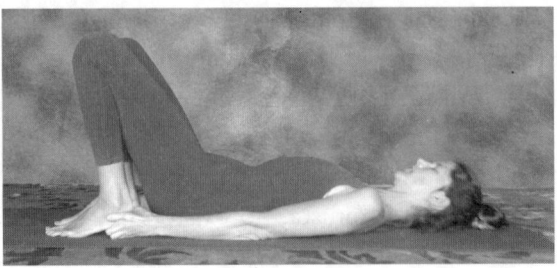

Sienta los puntos de atención en esta posición.

Hágase un test, liberándose de cualquier resto de tensión que pueda sentir, especialmente en los tobillos y en los músculos de las caderas. Compruebe si puede contonear las piernas y que, sin embargo, continúen siendo un soporte para su cuerpo. Ese soporte de su esqueleto debiera ser lo que se apoya en las piernas, no en la musculatura de las caderas.

La primera zona que ha de trabajar con las manos es el tobillo y el hueso del talón. Ha de poder alcanzar esas partes siempre que las piernas se encuentren en posición perpendicular al suelo. Si no le es posible hacerlo, no se preocupe por adoptar esa posición. Si logra llegar a los laterales de los talones, presiónelos de forma que pueda percibir si esos huesos se están moviendo realmente cuando usted se alarga. Debe fijar su atención en el movimiento de los diafragmas, y en su relación con el resto de su esqueleto y con los movimientos más intrínsecos y profundos. Al espirar sienta la onda energética a lo largo del diafragma pélvico desde la parte inferior de la espalda y, a través de la zona interior torácica, hasta la parte superior de la cabeza y bajo las axilas. Sienta cómo todo su esqueleto se mueve. Cuando los diafragmas mayores se encuentran activados se mueven todos los huesos; y este constituye su oportunidad para relajar toda la tensión existente en los tejidos blandos. Perciba los puntos de atención sin perder el contexto de todo el movimiento.

Abrazando las piernas

Sujete la parte central o los laterales de las rodillas. ¿Puede sentir la apertura de las rodillas a medida que el alargamiento se mueve por toda la pierna?

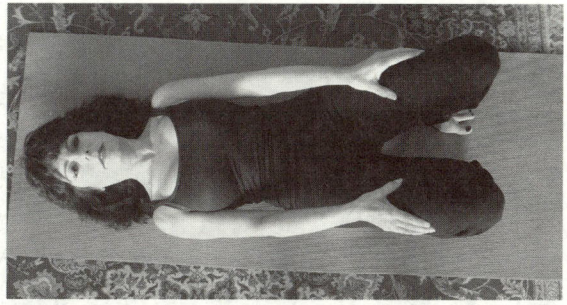

Autofacilitación utilizando la posición pélvica
con alargamiento sobre sábana o cojín

Voy a proporcionarle los siguientes ejercicios en posición pélvica; no obstante, puede continuar haciéndolos sin cambiar de posición, descansando en posición supina con las rodillas/pies elevados. (Para más detalles véase capítulo 8 «Ejercicios matinales».)

Abrazando la pelvis

Coloque las manos en un punto blando de los laterales de sus caderas, percibiendo el lugar en el que se une la cabeza del fémur con la pelvis.

Haga algo de presión para sentir la onda energética en el punto en que empiezan las piernas. En cuanto el sacro se asiente y el diafragma pélvico se eleve deberá sentir una apertura de la zona a medida que la onda se mueve a lo largo de las piernas. Sienta cómo se produce la apertura en la cadera con cada respiración.

A fin de profundizar en ese alargamiento no se limite a asentar el sacro. Desde este puede ampliar su presencia a cada una de las puntas del cóccix, dejando que se mueva la onda energética. Eleve la pelvis del suelo, al tiempo que extiende el sacro y el cóccix. De este modo impedirá que se le arquee la espalda mientras se eleva. Incluso si padece alguna inflamación en la zona baja de la espalda o en el sacro-ilíaco, este ejercicio de elevación no le dañará.

Una vez que se haya elevado deslice el cojín entre la pelvis y el suelo. Haga descender el cojín, vértebra a vértebra desde las vértebras cervicales. Siga haciendo este alargamiento hasta llegar al sacro y el cóccix.

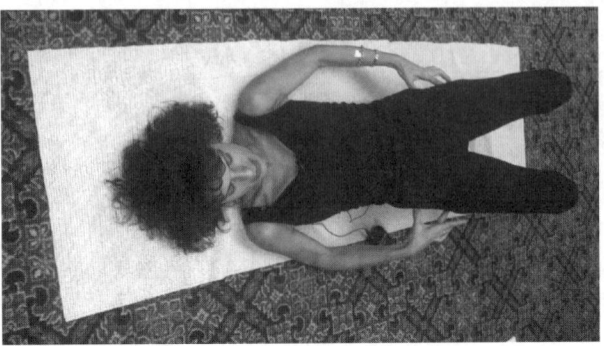

Sintiendo la apertura a los lados de las caderas.

Abrazando la parte interna de los muslos

Lleve una mano hasta la ingle y sienta ese pequeño hueco que existe en la parte interior, justo en el punto en el que la pierna parte de la pelvis. Con la otra mano presione la zona blanda del lateral de la pelvis. Al espirar, sienta cómo se extiende el fémur desde la cadera, al tiempo que la onda se mueve a lo largo de la columna y la pierna. Descubra la placentero que le resulta este movimiento.

Haga un par de alargamientos manteniendo las manos en esta posición, sintiendo el movimiento de su base pélvica. Sienta también la respuesta que se produce en sus genitales con el movimiento de la respiración. Es algo como si estuviera soplando sobre ascuas e irradiando calidez.

Continúe percibiendo el movimiento de sus piernas desde la parte interna de la pelvis. Sienta el psoas, el músculo interno que conecta la región lumbar de la parte inferior de la espalda con la parte interna de su fémur. Mientras espira alargue la columna extendiendo su percepción a lo largo de las piernas, mientras afirma la posición de su sacro. Perciba el movimiento a lo largo de las piernas, elevándose cada vez más por el interior de la pelvis hasta su mismo inicio. Es algo parecido a sentir el flujo de las aguas de un río desde su cabecera.

Cuanto más cerca de la cabecera pueda sentir el movimiento, más se soltará la energía desde la base de la columna enraizándose en el suelo. El grado de su afianzamiento en el suelo determina hasta dónde se extiende la onda; es decir, si se extiende por la cabeza con suficiente energía y vitalidad antes de disiparse. Perciba el flujo omnidireccional de la fuerza, moviéndose a lo largo de toda su estructura y aún más allá.

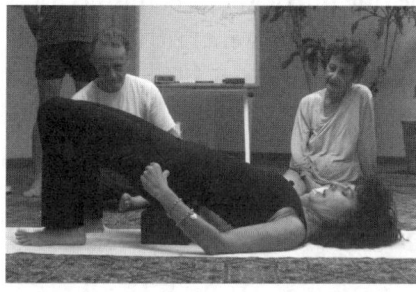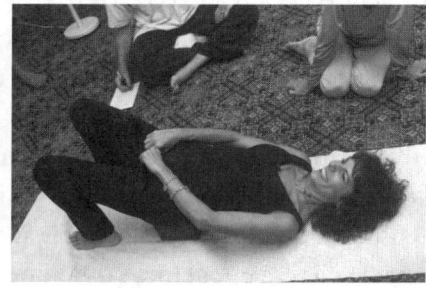

Sienta los efectos del alargamiento a los lados de la pelvis y de la zona de la ingle.

Ponga ahora de nuevo las manos en la parte central y posterior de la ingle para sentir cómo se extiende el alargamiento desde esa zona. Disfrute de la corriente energética que recorre su columna y su pelvis.

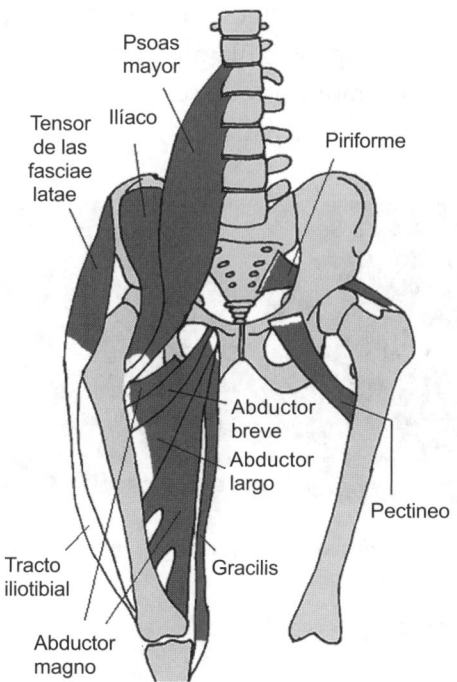

El psoas y los músculos cercanos.

Abrazando las costillas

Ponga las manos en sus costillas inferiores. Asegúrese cuando está haciendo el ejercicio con los brazos de que puede sentir el mismo tono a lo largo de todos los brazos a medida de que la energía los recorre. El tríceps, o parte interior, necesita una atención particular para igualar el tono.

Los músculos intercostales crean una especie de enrejado entre las costillas. La elasticidad de estos músculos se mueve en la diagonal. La sensación que usted va a percibir al abrazar las costillas es la de que cada una de ellas se encuentra como liberada del resto de la caja torácica. En cuanto sienta que las costillas flotan en la onda energética del alargamiento a lo largo de toda la columna, puede seguir moviendo las manos más hacia arriba.

La elongación no es completa hasta que usted pueda sentir cada una de sus costillas. Es en el momento en que tiene la impresión de que es su estructura la que lo envuelve por completo cuando empieza a sentir que cada una de las costillas se mueve de forma independiente, en lugar de sentir que es su inspiración la que está «golpeando» contra su caja torácica. Por el contrario, si todo se mueve cuando usted respira, no hay nada que golpee contra nada.

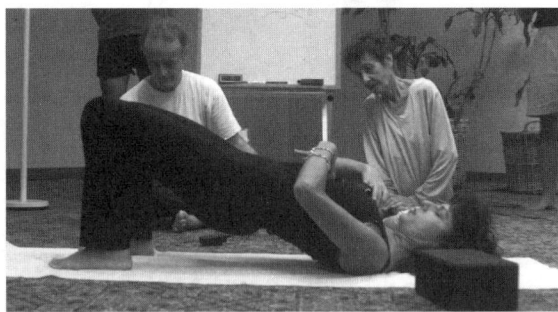

Trate de liberar cada costilla y siéntala flotar.

Abrazarse los riñones

Manteniendo las dos piernas en alto mueva las manos de forma que abracen los riñones por detrás de las costillas. Por medio de ese abrazo sienta lo que sucede en el diafragma del peritoneo mientras inicia la exhalación que involucra el diafragma de la base pelviana. Sienta cómo se van vaciando la parte baja de los pulmones, desde la espalda hasta el nivel de los riñones.

Abrazarse el esternón

Una vez que haya trabajado los costados mediante los músculos intercostales, ponga las manos suavemente en la zona media del pecho, de forma que pueda sentir la zona que rodea el esternón, en donde se articulan las costillas. Establezca una presión que le permita sentir el movimiento de la elongación que va elevándose por la columna. Cuando relaje la mandíbula podrá sentir cómo, con ese abrazo, la onda energética se abre intensamente en su cráneo.

Coloque una mano justo debajo del pequeño hoyo que hay en la punta del esternón. Presione ligeramente alrededor de la primera y la segunda costilla en el punto en que se articulan con el esternón. Le será posible sentir una agradable sensación de apertura en el entrante torácico que fluye hacia los hombros. Si se fija en sus brazos podrá sentir cómo se libera la energía desde la columna, a través de la escápula; esto también liberará su cuello y cabeza. Disfrute de esta sensación de apertura desde el interior de su garganta. Es este un buen momento para sentir cómo la respiración produce un cambio vibratorio en esta zona, al producir un sonido con toda la garganta, algo parecido a un «Aahh».

Limpieza de los ganglios linfáticos y del tejido pectoral

Puede utilizar una mano, mientras el otro brazo descansa en el suelo por encima de la cabeza, para tocar la zona que se encuentra bajo la axila. Esta es una buena forma, especialmente para las mujeres, para descongestionar los tejidos pectorales y los ganglios linfáticos que se hallan bajo el brazo. La elongación es un modo perfecto para limpiar la linfa con cada respiración. El movimiento de su esqueleto, al relacionarse con los tejidos blandos, hace circular el fluido linfático. Como sucede cuando se exprime una esponja, el movimiento limpia los nódulos linfáticos. Advierta cómo esta limpieza incrementa la circulación en todas las zonas en las que existe una fuerte concentración linfática, como pueden ser la ingle, la zona de debajo del brazo, la de alrededor de la garganta y la zona torácica. Puede colocar las manos alrededor de estas zonas para vitalizar el movimiento y poder así ampliar la limpieza linfática. Pasar de largo por este ejercicio es como devorar a toda prisa una deliciosa comida. Trate de saborearlo. Del mismo modo que no es necesario hacer una buena comida de una sentada, permítase dejar algo de la sensación del grato abrazo para la próxima vez. Disfrute de ese momento placentero.

Retorno a la posición supina

Una vez que haya sentido cómo se mueve la onda energética por su cráneo, levante la columna desde la pelvis, en el siguiente alargamiento, y retire la almohada o el rollo de manta que tenía bajo la espalda. Repose la columna sobre la esterilla, vértebra a vértebra, desde la base del cuello hasta el cóccix. Después, extienda lentamente las piernas, una a una, en forma de uve abriéndolas desde la cadera hasta los talones. Suavemente deslice los talones a lo largo de la esterilla sin levantar los pies. A medida que espire sienta cómo la onda energética del alargamiento se prolonga desde el fémur hasta la cadera, y los huesos de la pierna (tibia y peroné) hasta la rodilla, comprobando como toda la onda energética se extiende a lo largo de sus extremidades hasta los pies, percibiendo esta sensación como la sintió cuando, en su momento, afianzaba el sacro en el suelo.

Continúe percibiendo esta sensación de ingravidez mientras respira y se va asentando, dejándose caer más sobre el suelo. Del mismo modo que las olas marinas van cubriendo la arena y son absorbidas por esta para penetrar en la tierra, sienta cómo el suelo también lo va absorbiendo a usted. Relájese por completo, viviendo la conciencia infinita de que usted es tan solo una forma y, al mismo tiempo, fundiéndose enteramente con esa totalidad indiferenciada que le proporciona la respiración. Deje que esa respiración le lleve a lo profundo de usted mismo, a su verdadero hogar, fundiéndose con la Gran Madre, para llegar al centro de la Tierra. Este ejercicio le producirá una sensación de bienestar, de tal manera que deseará prolongar ese estado de bienestar por toda su estructura corporal, y aún más allá.

Exploración y reposo basados en la gravedad

- Sienta la diferencia en sus rodillas.
- Disfrute de la sensación de las caderas sueltas.
- Sienta cómo sus huesos flotan sobre el suelo como si lo hicieran sobre el agua.

Recuérdese de volver al silencio. Dedique un momento a percibir cualquier pensamiento, sentimiento o sensación que pase por su mente. No abandone su «cuerpo» y deje que su mente vaya a la deriva. Entréguese poco a poco al suelo como lo haría ante su ser amado. Despréndase lentamente de todo cuanto le atenaza para poder percibir el suelo, y deje que esta suave sensación se convierta en una relajación consciente. ¿Cómo podría usted interiorizar esta nueva relación si no se concede tiempo para sentirla e integrarla?

Es posible que desee utilizar su sentido del tacto durante el período de reposo con el fin de incorporar ciertas áreas que todavía sigue sintiendo como separadas o que se mantienen externas al resto de su estructura total. Igualmente, el tacto puede facilitar la integración y el desprenderse de sentimientos que se mantenían previamente en la carne que se relajó con el abrazo. Más adelante de este capítulo volveré al tema con más profundidad en la sección sobre «Implicaciones».

Abrazarse el bajo vientre

Contraiga los pies, uno cada vez, hasta una posición vertical, y reciba la onda que se inicia y se extiende a lo largo de toda la espina dorsal.

Coloque las manos sobre la parte inferior de su abdomen dejando el extremo de los dedos sobre el hueso púbico y sienta suavemente cómo los tejidos internos de esa zona le invitan a atravesarlos. A medida que extiende su propia presencia sobre el suelo, sobre el anclaje de su sacro, sobre el diafragma de la base pélvica elevándose, mueva lentamente los dedos hasta sentir que su colon se desenrolla a la vez que usted extiende la longitud de su zona lumbar. Deje que los órganos se expandan y se muevan más libremente en relación con su respiración y con su propia motilidad. Sienta la sutil liberación de la membrana abdominal que rodea los intestinos (el omentum mayor). Esta zona corresponde al lugar en que la medicina china localiza el *dantian*, o centro del flujo del chi, en el cuerpo físico. La liberación de la membrana abdominal no solo permite un movimiento más amplio o peristalsis en los intestinos, mejorando así la digestión (la absorción de nutrientes y la eliminación de desechos), sino que propicia un mayor flujo de chi hacia todos los sistemas del cuerpo. Al facilitar que por medio del tacto sus órganos se extiendan hacia el espacio que creó el alargamiento de su columna vertebral, el funcionamiento de sus órganos se integra como un todo en un nivel superior de coherencia.

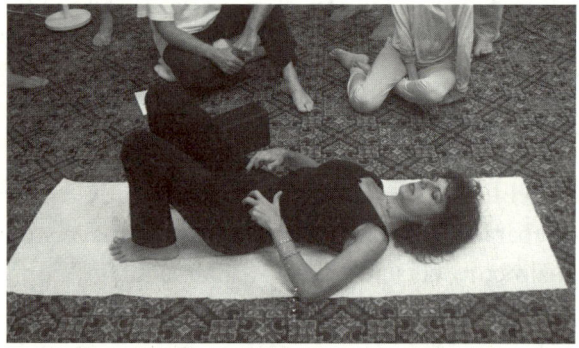

Es posible soltar la membrana abdominal que rodea los intestinos.

Con frecuencia invito a mis alumnos a «penetrar», por así decir, en el espacio para disfrutar del lujo de una nueva libertad y vitalidad como la que ofrece el incremento de la motilidad y movilidad. Como reza el antiguo proverbio: «La posesión constituye las nueve décimas partes de la ley». Si extiende su presencia hasta apoderarse o poseer el espacio, es mucho menos probable que lo vuelva a perder.

Abrazarse el ombligo

Coloque un brazo sobre el suelo por encima de la cabeza (o sobre una almohada) y llévese una de las manos hacia el ombligo, presionando suavemente hasta que sienta una pulsación bajo el dedo. El ombligo posee siempre una enorme fuerza vital propia. Inicialmente fue el origen del sustento de cada uno de nosotros y continúa siendo uno de los centros de nuestra fuerza vital. Deslice lentamente los dedos desde el ombligo hacia el hueso púbico a medida que respira. Continúe percibiendo las pulsaciones al mover los dedos alrededor de la zona. Siga liberando las tensiones que vaya sintiendo, que notará que se revelan bajo la presión del suave roce.

Si hubiese colocado la mano en esta zona antes de haber realizado su primera exploración basada en la gravedad, habría obtenido un resultado completamente diferente. A muchas personas les resulta extremadamente doloroso tocarse esta zona. Ahora que existe tanto espacio en el abdomen, la sensación de presión cambia dramáticamente.

Siga liberando la zona pélvica, creando y descubriendo más espacio con cada respiración. Cuanto más siga anclándose en todo el sacro al exhalar, tanto más desaparecerá usted y liberará espacio para que todos los órganos del abdomen se desplieguen.

Coloque de nuevo las manos a los lados y dedique un momento a sentir sus manos y brazos sobre el suelo como parte del movimiento total de la respiración. Recuérdese del peligro de esta práctica: los brazos pueden convertirse en una referencia externa respecto a la imagen que tiene de sí mismo «menos los brazos». Es posible que se acostumbre a sentirse de este modo. Es sumamente importante volver una y otra vez a ser consciente y a sentir la relación intrínseca de todas las partes con sus brazos.

Abrazarse el cráneo

Colóquese una mano sobre la mandíbula y con la otra tírese suavemente del pelo de la base del cráneo (tan cerca del cuero cabelludo como sea posible). Cuando se aplique esta presión, perciba entre sus oídos, el lugar por donde la columna penetra en la cabeza. Mientras se apoya totalmente sobre el occipucio, en la base del cráneo, perciba el movimiento al experimentar el alargamiento que se extiende por este.

Abra la cavidad interior de la boca a la vez que se mueve el diafragma superior del paladar, con el fin de relajar cualquier tensión pre-

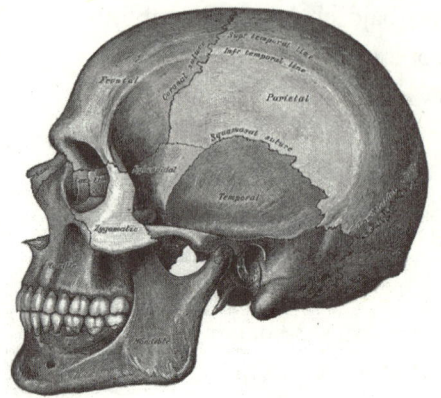

sente en la parte posterior de la lengua y de la mandíbula. Muy probablemente esta operación aumentará la amplitud de la onda dentro del cráneo, maximizando el movimiento a través de este, así como el flujo del fluido cerebroespinal que atraviesa el cerebro, y alterando estructuralmente el eje cabeza-columna. Sentirá el cráneo como una flor resplandeciente.

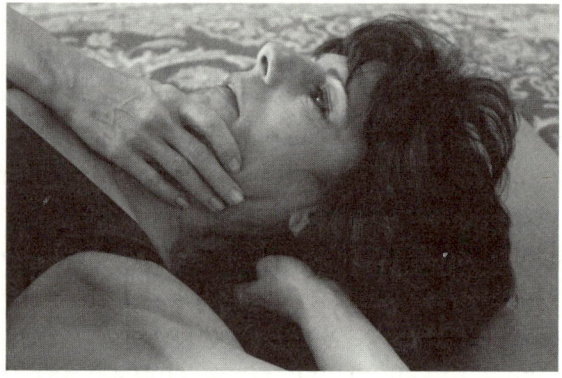

Anclar la base del cráneo para amplificar la onda que lo atraviesa.

Abrazarse la coronilla

Presiónese suavemente sobre la parte superior del cráneo con ambas manos a fin de percibir la onda que atraviesa la coronilla. Desde la posición donde se articulan los dos huesos parietales, puede disfrutar del sutil movimiento que se produce cuando estos se abren un poco, a la vez que se produce la relajación de la membrana que separa los dos hemisferios cerebrales. También podrá saborear el delicioso despertar de las terminaciones nerviosas en su cráneo, a medida que los músculos se relajan ante la onda.

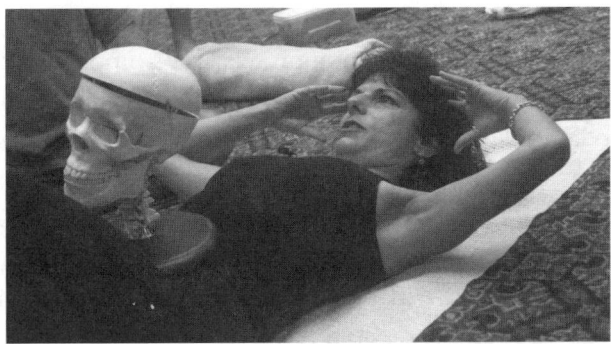

Disfrute de la sensación al relajarse y abrirse ligeramente los huesos del cráneo como si fueran los pétalos de una flor.

Abrazarse la columna desde el coxis hasta la coronilla

Mantenga una mano sobre la coronilla y lleve la otra hasta tocarse la punta del cóccix. A medida que se alarga, sienta la onda que atraviesa la base de su espina dorsal con una mano al tiempo que extiende sus raíces a través del suelo desde sus talones, y con la otra mano sienta la apertura entre los huesos parietales, y cómo la onda sigue avanzando y atraviesa la parte superior de su cabeza.

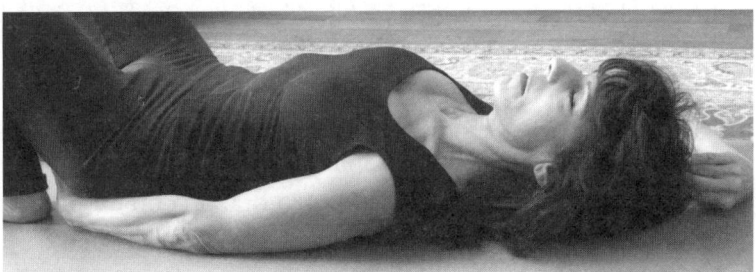

Abrazarse los brazos

Una vez que sea capaz de sentir el movimiento total, relaje su toque y deje que los brazos descansen sobre el suelo por encima de la cabeza. Preste atención en especial al alargamiento que se produce a lo largo de los brazos. A medida que usted se vacía desde el diafragma de la base de la pelvis a lo largo de la espalda y por los riñones, continúe percibiendo cómo se mueven cada una de las costillas siguiendo el alargamiento. Determine dónde se logran relajar los omóplatos como consecuencia de la onda y ábralos completamente. Esto llevará la onda de energía a lo largo de los brazos. Perciba el flujo energético desde la axila hasta el codo, avanzando hacia la parte inferior de los brazos. Permita que ese flujo se localice sucesivamente en los codos, las muñecas, las palmas, y sienta como se extiende la energía hasta la punta de los dedos a medida que la onda se expande por los brazos. No los oprima contra el suelo, pero afine su percepción hasta sentir cómo los cristales de sal de sus huesos se esparcen como un montón de arena a lo largo de una pendiente, resbalando por brazos y antebrazos, entre los soportes más importantes situados en el codo, la muñeca y la mano.

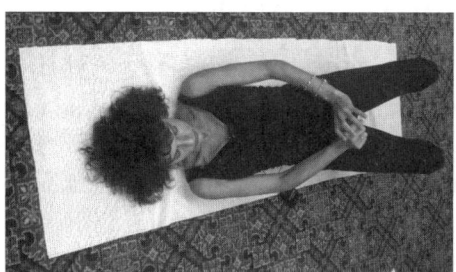
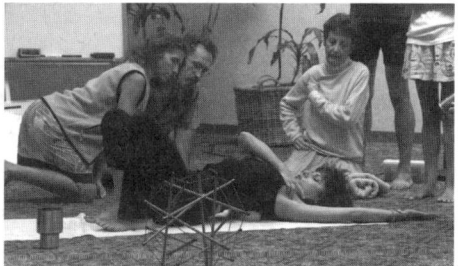

Abrazándose la muñeca y la cabeza del húmero por la axila para amplificar el alargamiento del brazo.

Si nota que tiene un brazo más tenso que el otro y le resulta más difícil apoyarlo sobre el suelo, puede aplicarse una suave presión entre el esternón y las primeras costillas con el otro brazo, a fin de proporcionarse un anclaje adicional que se extenderá a lo largo del brazo.

Llegar al reposo

De momento mantenga los brazos extendidos es esta posición por encima de la cabeza. Extienda las piernas de modo que la zona inferior de la espalda repose más profundamente en el suelo. De inmediato, la pierna se separa de su encaje en la cadera, la rodilla se separa de la parte inferior de la pierna, y el talón se separa del pie, y todos los huesos de este responden a la onda que recorre la pierna.

La manera en que usted regresa al silencio está estrechamente relacionada con la riqueza y profundidad del silencio al que retorna. Si renuncia repentinamente perderá la profundidad del matiz con el que puede acercarse al silencio. Es preferible que llegue al silencio igual que se presentaría ante el huésped más honorable que haya podido recibir, o que abrazaría a alguna persona muy querida. Preséntese ante el suelo; no se limite a dejarse caer sobre él. Usted está elevando su posición para encontrarse con el silencio en el suelo ante una extensión de su presencia. Con actitud amorosa, extendiendo su presencia como para envolver al infinito en un abrazo íntimo como si fuera el ser amado, podrá embeber la totalidad del silencio. Al invitar al suelo y al silencio a compenetrarse con usted, siéntase completamente inmerso, bañado en el gozo del corazón.

Sus brazos han sido realmente buenos con usted; exprésales su gratitud estando presente en ellos, permitiéndoles sentirse conectados a la totalidad a la que han servido. Al igual que es posible que sienta que sus piernas no están solo apoyadas sobre el suelo, sino que también fluyen fuera de sus caderas, sienta sus brazos flotando fuera de sus hombros y columna, desde el codo a la muñeca, y de esta hasta las puntas de los dedos. Descanse en este fluir y no se limite a bajar los brazos, percibiendo el avance de la onda de alargamiento a lo largo de los brazos pues ellos están intrínsecamente relacionados con la totalidad de su estructura.

¿Cómo puede saber cuándo está listo para moverse? Cuando ha logrado la suficiente coherencia tras toda la desorganización y reorganización que ha surgido de la práctica. Una pequeña reacción de la que todavía deberá liberarse llevándola a un estado de mayor fluidez es cualquier tensión existente entre los tejidos o en el interior de estos. Continúe la labor hasta que todas estas sensaciones dejen de existir. Deje que se amortigüen los pulsos ondulantes y los cambios de formas antes de que usted se mueva. Cuando perciba que está listo para moverse y se sienta suficientemente renovado, relajado y alerta, dé una vuelta y levántese.

Al sentarse, dedique un momento a sentir que está sentado. No dé por descontado que sabe lo que necesita para estar sentado. Cierre los ojos y averígüelo proprioceptivamente. En otras palabras, al moverse en el espacio no se amolde a la antigua imagen de sí mismo moviéndose. Al moverse, descubra lo que necesita.

Moldea la arcilla en forma de vasija;
es el vacío que resulta
lo que crea la utilidad de la vasija.
... En consecuencia, lo que poseemos puede ser algo substancial,
pero su utilidad reside en el espacio no ocupado, vacío.
La substancia de tu cuerpo será vivificada
manteniendo la parte de ti que está desocupada.

LAO TSE [2]

Elongaciones facilitadas: Rápido perfil

Tras haberse familiarizado con el texto, este rápido recuento puede ayudarle a recordar las posiciones primarias de las manos que deberá incorporar en su práctica. Utilice el firme abrazo de sus manos para avivar la onda, de modo que pueda maximizar el movimiento por toda su estructura a la vez que respira y se alarga.

Sugerencias para el soporte craneal y cervical

- Sujétese el borde central del hueso ilíaco.
- Sujétese la zona lateral superior del muslo.
- Sujétese la zona lateral del talón.
- Sujétese el borde de las costillas a lo largo del esternón, moviendo hacia arriba hasta que los bordes de los omoplatos descansen sobre el suelo.
- Sujétese los parietales en la parte superior de la cabeza y en las articulaciones temporales.
- Sujétese la articulación mandibular temporal después de que el occipucio se ha descomprimido.

Vuelva a colocar siempre los brazos en el suelo, ya sea sobre la cabeza o a los lados, y perciba la onda de alargamiento avanzando por los brazos en correspondencia con su avance por la totalidad de su estructura.

En las posiciones torácica y pélvica

Repita las tres primeras posiciones de las manos como se indica arriba, e intente usar una mano cada vez mientras que la otra se alarga. Con el fin de mejorar la percepción del movimiento de las costillas, mueva las manos tocando tanto desde el centro a los lados, como de arriba a abajo, para terminar colocando las manos por encima de la cabeza.

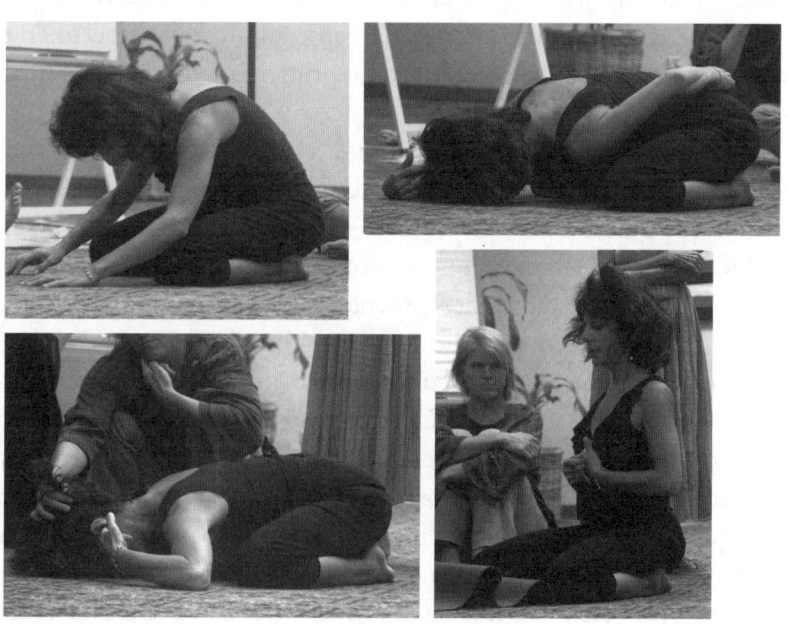

Posición del niño.

Otras posibilidades

El tema del tacto es tan amplio que no es posible abarcarlo por completo aquí. Sin embargo, debido al significativo papel que ha desempeñado en el Aprendizaje Somático espero haber dejado suficientes indicios para que cualquiera que desee emprender este viaje del despertar pueda orientarse aun en ausencia de camino. Sería demasiado complicado describir cada una de las posibilidades para la autofacilitación, de modo que me he limitado a exponer las más importantes a las que presumo que usted volverá a recurrir una y otra vez desde diversas posiciones. Incluyo aquí algunas fotos que le darán idea de las abundantes posibilidades que están aguardando una exploración futura. Le aliento a que saboree la delicia de este abrazo.

Facilitar a otros

Repito que todo lo que puedo decir aquí solamente refleja la punta del iceberg de este arte y práctica que denominamos el tacto del Aprendizaje Somático. Le animo encarecidamente a buscar un experto en ella para que disfrute de una experiencia de primera mano de parte de una persona que haya sido entrenada.

Queda patente que practicamos una clase especial de tacto en el Aprendizaje Somático. Por una parte, es no intervencionista y no coercitivo, lo que quiere decir que nosotros no empezamos desde una imagen «ideal» que intentamos cumplir por medio de manipulaciones. Asimismo, el tacto que estamos describiendo no está dirigido «hacia fuera». Como lo describimos por medio de la metáfora del cuento de hadas, se trata de un abrazo, que disipa el curso de la dualidad. Hacia dentro o hacia fuera, mundo privado y espacio público, aposentos y corte, ya no son confundidos como propiedades de la realidad. Son vistos como distinciones que hacemos persiguiendo un propósito. El tacto es una prueba positiva de que la naturaleza de la realidad no tiene una base «objetiva» final. La naturaleza responde conforme a cómo la tocamos o la sondeamos.

No conozco mejor modo de aprender a tocar a otros con el nivel necesario de diferenciación y sensibilidad como para extender la presencia más allá de «lo conocido», que mediante el abrazo a uno mismo. Quitarse de en medio, por así decir, liberando e invitando a la presencia del vasto espacio, para poder ofrecer a otros una invitación que no puedan rechazar. Cuando alguien crea espacio dentro de sí mismo para recibir al infinito a través de usted, no le queda otra elección sino abrirse y florecer a lo que ha anhelado en convertirse.

Lo animo a explorar este abrazo generador de alma, no solo en el contexto de la facilitación, sino también en cada uno de los contextos en los que tenga la oportunidad de tocar a otro ser. A continuación, incluyo algunas fotos para proporcionarle ejemplos de dónde se puede ubicar usted cómodamente con el fin de ofrecer el toque a otras personas mientras practican alargamientos.

Recuerde que si no está experimentando una mayor libertad y vitalidad en su toque, la otra persona tampoco recibirá estos beneficios. Utilice la retroalimentación que experimente en la interpenetración para calibrar el movimiento de esa persona y el toque suyo. Recuerde que usted no está esperando que suceda algo en el futuro, ni trabajando con algo que ha ocurrido ya en el pasado. Usted está inventando/descubriendo el presente en su participación creativa, compasiva y autorizada con lo que es. Comience por sentir su respiración, despertando para recibir al Amado que viene hacia usted, extendiendo su presencia con su toque.

Facilitación compartida desde las posiciones rectas (sentada y de pie)

Como facilitador, usted puede apoyar a otros para que sientan la onda de alargamiento de forma más vívida enviando energía hacia los anclajes que enumeramos anteriormente. Adicionalmente, pueden usarse las siguientes colocaciones:

1. Colocando una mano inmediatamente debajo del ombligo y la otra en el lado opuesto, a la misma altura sobre la espina dorsal, recibir la «energía» que fluye por esta mano mientras su compañero atrae el horizonte.
2. Colocando una mano sobre la base del cráneo y la otra sobre la frente, sentir que la cabeza flota cuando su compañero atrae el horizonte.
3. Colocando una mano sobre el sacro y la otra sobre la espina torácica, y luego anclándose en el sacro y recibiendo la onda que sube por la espina torácica, dará soporte a su compañero para crear más espacio entre las vértebras ubicadas entre sus manos. No intente facilitar esto oprimiendo con sus manos, sino alargando su propia columna vertebral al compás de las ondas de su respiración. A medida que usted inventa y descubre más espacio, esto se traslada directamente por medio de sus manos desde su estructura a la de la otra persona.
4. Cuando opera de esta forma, usted está haciendo un ofrecimiento que su compañero no puede rechazar.

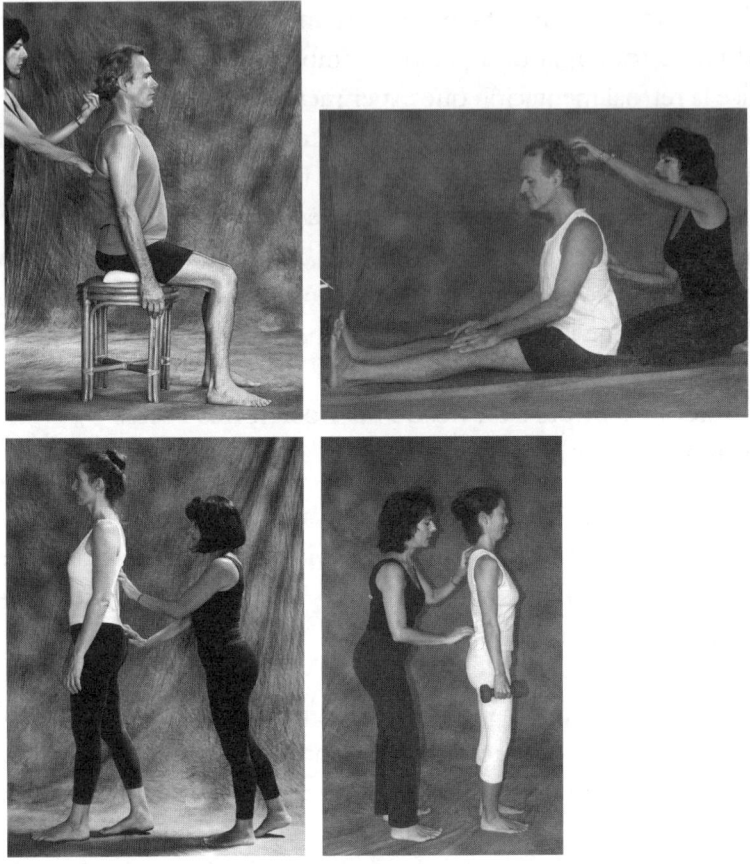

La facilitación a compañeros permite que ambos participantes sentir mejor las ondas de alargamiento que se mueve por todo el cuerpo.

Acerca del yacer

Cuando alguien comienza a apoyarse en la pelota, suele empezar resistiéndose a la incomodidad de la presión que ejerce la pelota. A medida que usted acepta la invitación de la pelota a entrar en una relajación más profunda, puede surgir una sensación igualmente más profunda de libertad y energía. Además de utilizar el tacto para brindar apoyo a su compañero en experimentar más espaciosidad en toda su estructura, usted puede usar pesas para dar más vida a la invitación de la gravedad a liberar los patrones de la tensión.

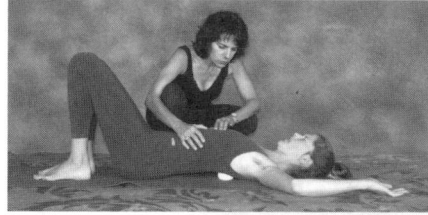
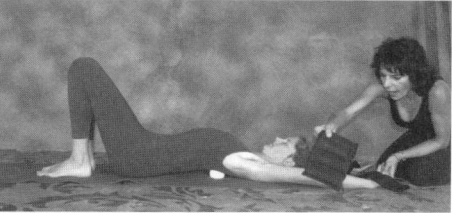
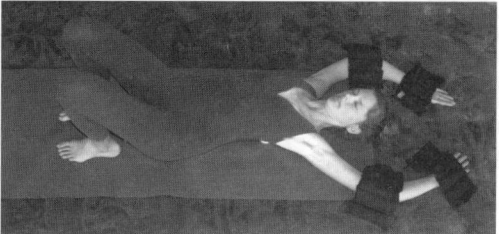

Acerca de la posición del niño: facilitada por el compañero

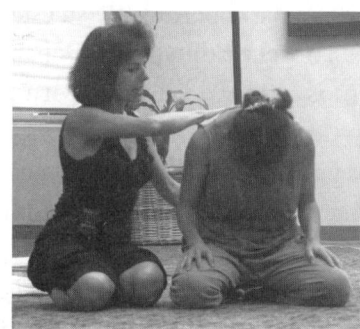
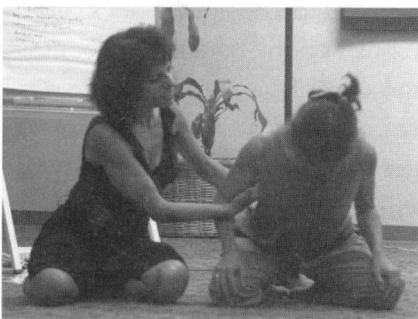
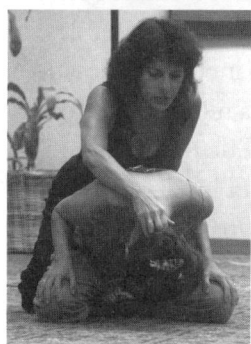
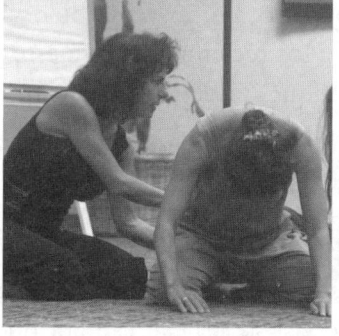
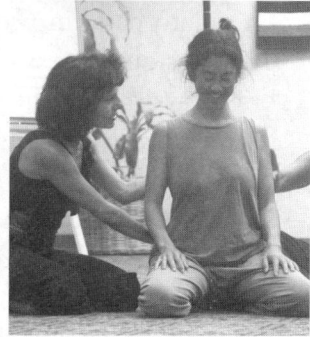

Aplicar el tacto durante la ejecución de la posición del niño puede ayudar a ampliar la sensación de espacio y alargamiento.

Curación de traumas e integración de sentimientos mediante el Abrazo

El abrazo puede servir de apoyo especialmente en el momento en el que el tacto pone en movimiento recuerdos dolorosos o sentimientos profundos que no habían sido integrados con anterioridad. Debido a que nuestra respuesta al trauma suele ser la disociación, el abrazo puede integrarle nuevamente «dando la bienvenida» a los aspectos disociados del yo. Como ha revelado el trabajo somático llevado a cabo por Peter Levine [3], cuando un animal sale del *shock* traumático, con el fin de desprenderse del trauma que se mantiene en los tejidos el organismo requiere liberarse de su paralizante respuesta. Esto se consigue completando el movimiento que había estado en proceso en el momento que quedó paralizado por el temor. Su autoabrazo puede brindar apoyo al «animal traumatizado» que hay en usted, liberando todo cuanto persiste aferrado a él como protección o defensa. No existe ningún inventario de limitaciones para sacar esta parte perdida de su estado de congelación. Podemos encontrarnos con el traumatizado «enano» como el adulto capaz en el que nos hemos convertido, y abrazarnos a nosotros mismos a fin de llegar al estado de presencia. Tenemos que recoger todos los sentimientos disociados y recibirlos de regreso en casa, traerlos a nuestro «carne generosa» [4], si nos proponemos volver a integrarnos otra vez.

Abrazarse a sí mismo está presente en nuestro condicionamiento cultural, que solo admite que nos relacionemos con nosotros mismos como un objeto para un propósito, como verse bien y estar presentables. Tenemos que observar a los recién llegados a este planeta para descubrir otra forma de autotoque. Podemos ver a algunos niños tocándose a sí mismos de manera inconsciente, tranquilizándose de modo natural para así aliviarse de su estrés y sus molestias. Pero esta inteligencia somática se va perdiendo gradualmente a medida que los niños se vuelven más autoconscientes y aculturados. Para poder prosperar de algún modo, la mayoría de las personas han tenido que experimentar alguna forma de toque amable; así de crucial es para nuestra supervivencia. Un estudio reciente mostró que la «estimulación kinestésica tactil» (término científico que equivale a toque) aplicada durante cinco minutos cada día fue suficiente para que los niños prematuros ganaran un promedio de cuarenta y siete por ciento más peso con el mismo tipo de alimento, que otros niños no tratados (lo que llevó a los investigadores a concluir que era un tratamiento cuyo costo estaba justificado)[5].

Sin embargo, nuestra posibilidad de aproximación al toque amable queda limitada a un contexto: entre padres e hijos y entre enamorados. La clase de abrazo que «celebra nuestro regreso» se experimenta raramente en relación con nosotros mismos. Creo que esta es la causa de que encontremos tanta codependencia en nuestras relaciones. Debido a que tenemos tan escasa experiencia en «abrazarnos a nosotros mismos» de una manera autorrelajante y sustentadora, estamos desesperados por asirnos a cualquier soporte que nos pueda proporcionar la comodidad que instintivamente sabemos necesaria para nuestra supervivencia. El aprender a abrazarnos a nosotros mismos nos libera, en parte, de esta dependencia de otros, y nos permite recibir el amor ilimitado que ha estado siempre allí esperándonos. Una vez hayamos aprendido y aceptado esta forma de auto abrazo, podremos invitar a otra persona a esa intimidad que celebra la belleza de nuestra interdependencia como humanos.

Cuando entregamos la totalidad de este elemento crucial de nuestro bienestar y felicidad a otras personas, nos arriesgamos a pasar el resto de nuestra vida tratando de controlar lo que estas personas hacen con ello. Debería ser obvio que se trata de una receta peligrosa para mantener una relación. No obstante, se trata de una situación en la que estamos atrapados muchos de nosotros. Culparnos a nosotros mismos cuando semejante relación no nos proporciona el santuario que necesitamos perpetúa las pautas lamentables que a veces orientan nuestra vida.

Resumen

Las implicaciones de este «abrazo» alcanzan más allá de lo que normalmente consideramos como «el cuerpo». Podemos apartarnos en nuestra vida de seguir las pautas automáticas del trauma personal y del condicionamiento social, a medida que aprendemos a mantener una ecología saludable de afecto que nos libera. No importa lo que haya sucedido en sus años de desarrollo, cuando usted haya incorporado la atención, los aspectos de la autosensibilidad, la autoorganización y la autorrenovación de la inteligencia somática revelarán su propia naturaleza.

Al desprendernos de nuestros comportamientos dependientes y codependientes, podremos recibir más libremente amor y sustento directamente del infinito y ser el Amor que anhelamos ser, sin el temor del apego. La práctica de este abrazo otorga tal inmediatez e intimidad a mi sentido de espaciosidad omnipenetrante e ilimitada que «Amado» se ha convertido en mi término favorito para nombrarlo. Este es un proceso en el que tanto la imagen aprendida del yo como la distorsionada, junto con la experiencia del cuerpo como un mero objeto, desaparecen, dejando únicamente lo delicioso del amor. ¡Ciertamente…!

Estimado Lector, le invito a ofrecerse por completo a este abrazo. Despréndase de todo. No hay nada que hacer, nada que mejorar, nada que lograr. Abra su corazón y relájese cada vez más profundamente ante el desconocido territorio de la conciencia.

¡Disfrute!

> ¿A qué orilla cruzarías, oh mi corazón?
> No hay viajero antes que tú, no hay camino:
> ¿Dónde esta el movimiento, dónde está el reposo, en esta orilla?
> No hay agua; no hay barca, no hay barquero allí;
> No existe nada como una cuerda para arrastrar la barca, ni un hombre que la arrastre.
> No hay tierra, no hay cielo, no hay tiempo, no hay nada allí: ¡no hay orilla, no hay vado!
> Allí no hay ni cuerpo ni mente: y ¿dónde está el lugar que pueda calmar la sed del alma? No hallaréis nada en ese vacío.
> Sed fuertes, y entrad en vuestro propio cuerpo: pues allí vuestra pisada será firme.
> Tómalo bien en cuenta, ¡oh mi corazón! No vayas a otro lado.
> Kabir dice: «Arroja todas las imaginaciones, y permanece firme en aquello que eres».
>
> KABIR[6]

Glosario

Aprendizaje somático

El arte y la práctica de la atención incorporada. Una metodología no dual para despertar la inteligencia somática, sintetizando las disciplinas meditativas, psicológicas y somáticas. Igualmente, el desarrollo de la alerta percepción directa e inmediata orientada a cómo crear significado (evaluar y responder), con especial énfasis en una conciencia sensorial y afectiva.

Atención

— Conciencia del momento directa e inmediata matizada por la compasión, el no enjuiciamiento, la no dualidad.
— El sereno conocimiento de las funciones y sentimientos de nuestro cuerpo, los contenidos de la conciencia y la conciencia misma.
— La atención (del Pali: *sati*, del Sánscrito: *smrti*) desempeña una función central en la meditación budista, en que se considera como el factor crítico en la liberación y la iluminación.
— Practicar la atención en el budismo significa desempeñar todas las actividades conscientemente con la cualidad de observar la experiencia con desapego y ausencia de juicios.

Atención incorporada

En el Aprendizaje Somático utilizo este término para referirme a un estado despierto en el que la inteligencia somática se involucra en la totalidad. También se puede describir como el «embeber» y el «devolver amor» del infinito como el amado.

Nuestra incorporación a este sistema de retroalimentación finamente sintonizado (el cuerpo humano) es un don. A medida que se recibe este entorno de aprendizaje perfecto para la extensión de la presencia a fin de incorporar la vasta espaciosidad, se reivindica nuestro estado natural.

Auto organización y auto regulación organísmica

En el contexto del Aprendizaje Somático, utilizo este término para referirme a una persona responsable desde su propio estado natural y necesidades, que está aprendiendo a obtener una mayor coherencia a partir de la retroalimentación que le proporciona su organismo funcionando como una totalidad en relación a su ambiente, en contraste a un funcionamiento en estado de fragmentación con una dependencia en regulaciones externas. Esto requiere una atención inmediata y directa (*awareness*) de las profundidades de la experimentación, incluyendo modos de experiencia electromecánica, neuromuscular, sensorial, intuitiva, afectiva y cognitiva, en relación a las circunstancias y condiciones presentes.

Coronal

Un plano coronal (llamado también frontal) es un plano Y-X, perpendicular al suelo, que (en los humanos) separa la zona anterior de la posterior, lo de delante de lo de detrás, lo ventral de lo dorsal.

Diafragmas

Se suele pensar que se trata de un diafragma respiratorio, por referencia al diafragma torácico. Sin embargo, yo me refiero a otros varios músculos, membranas y estructuras fluidas (que definen diferentes cavidades o áreas) que se mueven al respirar, como los diafragmas.

Diferenciación

— Percepción simple de un cambio o movimiento.
— La diferenciación es un proceso fundamental que conforma el Aprendizaje Somático. Por diferenciación queremos decir la capacidad de percibir cambios o movimientos cada vez más sutiles.

Cuanto más sintamos las diferencias, más responsivos somos y más eficientes se vuelven nuestros movimientos. Cuando minimizamos la tensión somos más sensibles.
— Aprender a percibir las diferencias, el movimiento, el cambio. Ciertas áreas que parecen fijas o sólidas desde fuera, se abren cuando se perciben cambios y movimiento desde dentro. Su atención somática se vuelve cada vez más sutil a medida que se desarrolla el proceso de diferenciación.

Distal

El punto más distante del punto de contacto con el cuerpo.

Estar presente

En la Inteligencia Somática utilizo el término *estar presente* para expresar la incorporación de la espaciosidad tras haber despertado la inteligencia somática. Extender la presencia se refiere al proceso de vivir en lo desconocido, relajados y curiosos, sin hacer esfuerzo por captar una cosa: conscientes de lo que sucede en el cuerpo/mente a medida que cesa la lucha por «rodear algo con la mente». Si podemos estar presentes o conscientes a la vez que vivimos en lo desconocido, el infinito se nos revelará a sí mismo, de modo que lleguemos a conocerlo inmediatamente.

Funcionamiento organísmico

El modo en que el organismo funciona en su totalidad para su propio mantenimiento y renovación. Nuestro funcionamiento organísmico refleja nuestro estado de conciencia.

Inteligencia somática

— Utilizo este término para denotar el sistema basado en el aquí/ahora, integral, auto sensible, auto organizado. La sabiduría natural del cuerpo/mente.
— La inteligencia de la matriz viviente, a la que los Oschmans se refieren como una «auténtica sinfonía de mensajes vibratorios».

— Requiere una alerta percepción directa e inmediata de las profundidades de la experiencia, incluyendo modos de experiencia electromecánicos, neuromusculares, sensoriales, intuitivos, afectivos y cognitivos en relación con las circunstancias y condiciones presentes.

Interocepción

Conciencia de nuestro estado interior.

Lateral

Lateral significa «a un lado», en oposición al término *medial*, que se refiere a lo «intermedio». La expresión «mediolateral» describe la posición relativa a lo largo del eje izquierda-derecha, con el fin de evitar confusión con los términos «superficial» y «profundo».

Medial

La línea vertical central.

Meditaciones somáticas

Las prácticas de atención incorporada diseñadas con el fin de que la inteligencia somática participe en extender la presencia e incorporar la totalidad espacial. A medida que despierta la inteligencia somática, se vuelve obvia la sabiduría heredada del cuerpo/mente, la cual es auto sensible, auto organizada y auto renovadora. De este modo, se puede reconocer y transformar la identificación equivocada de tomar la conciencia «imagen/objeto» por el campo de la realidad.

No dual

El término «no dual» (que significa «no dos») se usa para denotar afinidad o unidad, en contraste con la dualidad, la separatividad o la multiplicidad. Se refiere a la idea de que las cosas parecen distintas aunque no estén separadas.

Prono (decúbito prono)

Posición del cuerpo echado boca abajo.

Propriocepción

La propriocepción es, literalmente, cómo nos «sentimos nosotros mismos». Existen tres vías de entrada hacia nuestro sistema proprioceptivo: la *Kinestesia* que es la percepción del movimiento derivada de las estructuras muscular y del esqueleto, la kinestesia incluye también la sensación de pánico, la orientación en el espacio, el paso del tiempo y el ritmo. La *retroalimentación visceral* consiste en las expresiones misceláneas provenientes de nuestros órganos internos. La *retroalimentación laberíntica o vestibular*, la percepción del equilibrio relativa a nuestra posición en el espacio, la proporciona la cóclea, órgano del oído interno.

Proximal

Cercano al centro del cuerpo (en oposición a «distal», que significa distante, en la periferia).

Relevate

Proceso de pensamiento no mecánico por el que un significado relevante se eleva espontáneamente a la conciencia siguiendo el flujo de significado. Esto es equivalente al proceso de intuición.

Existe una modalidad no mecánica de pensamiento al que David Bohm se refería como *relevación*. Se trata de una antigua palabra inglesa que cayó en desuso. Etimológicamente se deriva de dos raíces: *relevante* y *elevar*. Se refiere a situaciones en las que el significado se eleva espontáneamente fuera de su relevancia hacia el flujo de la significación percibida. Por ejemplo, traducir nuestros pensamientos mientras aprendemos un nuevo idioma siendo adultos requiere del proceso mecánico de buscar una determinada palabra para cada cosa. Por el contrario, el hablar en nuestro idioma nativo no es mecánico: este es el proceso de relevación. Una idea se presenta por sí misma en la «pantalla de la conciencia» y las palabras surgen espontáneamente para expresarla... no requerimos estar buscando las palabras. De forma similar, el proceso de intuición surge de la atención sin esfuerzo a la corriente espontánea del significado. Es un proceso de «embeber hacia adentro y de devolver amor» lo que se nos revela por sí mismo sin la crear una tensión por lograrlo.

Sagital

Plano sagital (también llamado lateral), es un plano Y-Z perpendicular al suelo, que separa la izquierda de la derecha. El plano sagital medio es el plano sagital específico que se ubica exactamente en medio del cuerpo.

Somático

La palabra «somático» se deriva de la raíz griega *soma*, con el significado de «cuerpo». El uso convencional de la palabra «cuerpo» implica un «objeto» observado desde el exterior. Yo utilizo el término «soma» para referirme a cómo percibimos el desarrollo de la vida desde dentro. Utilizo este término para referirme al modo en que percibimos el desarrollo de la vida desde dentro. Utilizo el término «somático» para implicar la inteligencia incorporada como primera persona, aquí y ahora y de forma integral, es decir, cómo percibimos, sentimos y conocemos a nivel de proceso, desde dentro hacia afuera. Esto es lo que somos íntegramente sin mediar «ninguna distancia», en contraste con la imagen de «lo que es», desde el punto de vista de una «tercera persona» que lo ve a distancia.

Supino (decúbito supino)

Echado sobre la espalda con la cara hacia arriba.

Tensegridad

Término acuñado por Buckminster Fuller como contracción de «tensional integridad». Utilizo este principio en el Aprendizaje Somático para referirme a una estructura con fuerzas tensionales ecualizadas que son las que requieren una mínima tensión para auto sostenerse.

Notas

Agradecimientos

1. «¿Qué puedes dar que nunca se pueda perder?», Risa Kaparo, letra del poema «Querencia» (versión cantada) del álbum *Awaken* (Portal Arts, Las Vegas, Nevada, 2010), www.portalarts.com.

Introducción

1. Harrier Witt-Miller, «The Soft, Warm, Wet Technology of Native Oceania», *Whole Earth Review* (otoño, 1991), pp. 64-69.

   > Es posible que los testículos humanos no se vean como algo que pueda ser usado en la navegación, pero esto ocurría y todavía sigue ocurriendo en la Oceanía nativa. Igualmente se usan las estrellas, la madera a la deriva, las nubes, las algas, los vientos, los pájaros, el clima, el olfato, el gusto y la temperatura del océano, los patrones de interferencia sobre la superficie marina, y el sentido del olfato de un cerdo a bordo.
   >
   > ¿Cómo sucede esto? Nuestra búsqueda de la respuesta comienza en Hawai.
   >
   > Hawai es el archipiélago más aislado de la Tierra, con más de 2.000 millas de distancia a cualquier otra tierra, pero estaba habitado por polinesios que encontraron su forma de llegar hacia el año 500 d. de C. como muy tarde y posiblemente tan pronto como el año 100 d. de C. Los límites del océano Pacífico que rodea a Hawai comprenden un tercio de nuestro planeta y su extensión es mayor que todos los continentes juntos. Posee 995 partes de agua por 5 partes de tierra; sin embargo, casi la totalidad de sus más de 10.000 islas habían sido descubiertas mucho antes de que los exploradores europeos llegaran a la región hace unos pocos siglos.

2. *Diversity in Saami terminology for reindeer and snow*, doctor Ole Henrik Magga, www.articlanguages.com/papers/magga_reindeer_and:snow.pdf
   The Sami Language, Department of Scandinavian Studies, The University of Wisconsin-Madison, consultado 4/18/2011. http://scandinavian.wisc.edu.

ACIA 2005, «Artic Climate Impact Assesment», Cambridge University Press, p. 973, «Los Sami reconocen cerca de 300 calidades distintas de nieve y pastos de invierno, cada uno definido por una palabra de su idioma».

Capítulo 1: El amanecer comienza en los huesos

1. Risa Kaparo, letra del poema «Querencia» (versión cantada) del álbum *Awaken* (Portal Arts, Las Vegas, Nevada, 2010), www.portalarts.com
2. Vanda Scaravelli, *Awakening the Spine: The stress-free New Yoga That Works with the Body to Restore Health, Vitality and Energy* (HarperOne, San Francisco, 1991), second edition.
3. Alfred Korzysbsky acuñó la expresión: «El mapa no es el territorio» en «A Non-Aristotelian System and its Necessity for Rigour in Mathematics and Physics», un informe presentado ante la American Mathematics Society, en Nueva Orleans, Louisiana, en un encuentro de la American Association for the Advancement of Science, Diciembre 28, 1931. Reimpreso en *Science and Sanity*, 1933, pp. 747-61.
4. Bohm relaciona tres clases de incoherencia en nuestros pensamientos:

    1. El pensamiento niega que es participativo.
    2. El pensamiento deja de rastrear la realidad y se comporta como un simple programa.
    3. El pensamiento establece su propio estándar de referencia para resolver problemas, problemas que ha contribuido a crear anteriormente.

5. Término acuñado por mi amigo, el autor Steve Bhaerman, coautor junto con Bruce Lipton de: *Spontaneous Evolution: Our positive Future and a Way to Get There from Here* (Hay House, Carlsbad, California, 2003). Valoro el término porque describe un proceso autosostenido y no dual que repesenta un paradigma diferente del de autoayuda.
6. Jacques Lusseyran, *And There Was Light* (Morning Light Press, Sandpoint, Idaho, 1987), pp. 26-27.
7. Samuel Bois, *The Art of Awareness*, sobre el proceso de abstracción (W. C. Brown Co., Dubuque, Iowa, 1966).

Capítulo 2: Principios fundamentales del Aprendizaje Somático: Ciencia y práctica del despertar de la inteligencia somática

1. Risa Kaparo, del poema canción «Veils of Sleep», en el álbum/CD *Awaken* (Portal Arts, Las Vegas, Nevada, 2010), www.portalarts.com.

2. Krishnamurti, de «Authentic Report of Sixteen Talks given in 1945 and 1946» (Whitefish, MT, Kessinger Publishing LLC, 2004), p. 85.
3. Donald O. Hebb, *The Organization of Behaviour: A Neuropsychological Theory* (Psychology Press, Sussex, 2002).
4. Daniel J. Siegel, MD, «An Interpersonal Neurobiology Approach to Psychotherapy: Awareness, Mirror Neurons, and Neural Plasticity in the Development of Well- Being», *Psichiatry Annals*, vol. 36, n.º 4 (abril 2006).
5. Doctores Rick Hanson y Richard Mendius, del audiolibro *Meditations to Change Your Brain* (Sounds True, Louisville, CO, 2009). Extracto de la pista 5, 10:20-12:20.
6. *Ibíd.*
7. *Ibíd.*
8. Matthew Sanford, *Walking: A Memoir of Trauma and Transcendence* (Rodale Books, Emmaus, PA, 2008), p. 197.
9. Louise Steinman, *The knowing Body*, «Proprioception» (North Atlantic Books, Berkeley, California, 1995), 2.ª ed., p. 27.
10. Matthew Sanford, *Walking: A Memoir of Trauma and Transcendence*, p. 189.
11. Bruce Lipton, *the Biology of Belief: Unleashing the Power of Consciousness, Matter, and Miracles* (Mountain of Love/Elite Books, Santa Rosa, California, 2005).
12. Daniel J. Siegel, MD *The Mindfull Brain* (W. W. Norton & Company, Nueva York, 2007), pp. 159-62.
13. En *The New Quotable Einstein* (2005), la editora Alice Calaprice sugiere estas dos citas atribuidas a Einstein para las que no pudo hallar las fuentes: «Los problemas más significativos que encaramos no pueden ser resueltos al mismo nivel de pensamiento en que nos hallábamos cuando los creamos» y «El mundo que hemos creado hoy como resultado de nuestro pensamiento hasta el momento, presenta problemas que no pueden ser resueltos pensando de la misma forma que lo hicimos cuando los creamos». Ambas pueden ser frases de la cita de 1946: «Un nuevo tipo de pensamiento es esencial si la humanidad ha de sobrevivir y avanzar hacia niveles superiores». De «Atomic Education Urged by Einstein», *The New York Times* (25 de mayo de 1946), y citado posteriormente en el artículo «The Real Problem is in the Hearts of Man» por Michael Amrine, *The New York Times Magazine* (23 de junio de 1946).
14. James y Nora Oschman, «An Expanded view of the Living Matrix», *Massage Therapy Journal*, vol. 34, n.º 3 (verano 1995).
15. Thomas Hanna, *The Body of Life* (Alfred A. Knopf, Nueva York, 1979), p. 198.

Capítulo 3: Captar la sabiduría natural de la conciencia incorporada

1. Deepak Chopra, «Quantum Healing», *Yoga Journal*, n.º 87 (julio de 1989). Publicado por Active Interest Media, Inc.

2. Francisco J. Varela, Humberto R Maturana y R. Uribe (1974), «Autopoiesis: The Organization of Living Systems, Its Characterization and a Model», *Biosystems*, vol. 5, pp. 187-96. Uno de los informes originales sobre el concepto de *autopoiesis*.
3. J. L. Oschman (1983), «Structure and properties of ground substances», *American Zoologist 24*, pp. 199-215.
4. Joy Brugh, *Joy's Way* (J. P. Tarcher, Inc., Nueva York, 1977).
5. David Bohm, *Wholeness and the Implicate Order* (Routledge, Gran Bretaña, 1980).
6. Peter Levine, PhD, *Walking the Tiger: Healing Trauma* (North Atlantic Books, Berkeley, California, 1997).
7. Thomas Hanna, *The Body of Life* (Alfred A. Knopf, Nueva York, 1979).
8. «Por lo tanto la entropía es un completo estado de caos en el que la radiación electromagnética sigue existiendo, pero está tan dispersa que es prácticamente inexistente en un punto singular. Finalmente (billones y billones de años más adelante), todos los soles se habrán consumido... todo movimiento planetario habrá cesado... y todo el conocimiento se habrá perdido. En consecuencia, el antónimo de entropía podría definirse (y así ocurre a menudo) como "información organizada". Pero, tengo un punto de vista algo diferente respecto al antónimo de entropía; creo que se trata de "evolución". Si la entropía es el destino final de la información... entonces la evolución es la conclusión espontánea del orden». Citado por George W. Potts en http://junksci.blogspot.com/ (23 de enero de 2006).
9. Rick Hanson y Richard Mendius, *Buddha's Brain: The Practical Neuroscience of Happiness, Love, and Wisdom* (New Harbinger Publications, Oklahoma, CA, 2009).

Capítulo 4: El abrazo

1. Albert Einstein, Carta de 1950, como se cita en *The New York Times* (29 de marzo de 1972) y *The New York Post* (28 de noviembre 1972).
2. Risa Kaparo, del poema «The Invocation», publicado en theartofawakening.com revista online de poesía, 2003.
3. Silvan Tomkins, *Affect Imagery Consciousness, Volume I: The Positive Affects* (Springer Publishing Company, Nueva York, 1962), p. 13.
4. «Gawain and Ragwell, Dispelling the Curse», transcrito de una charla dada por Risa Kaparo, abril 2003.
5. Cita de Meister Eckhart, *German Mystical Writings*, «Selected Sermons», editado por Karen J. Campbell (The Continuum Publishing Company, Nueva York, 2002), p. 137.
6. Estas son distinciones de Affect Theory, fundada por Silvan Tomkins (ver nota 3 anterior). Una buena referencia de este trabajo por su protegido Donald Nathanson se titula *Shame and Pride* (W. W. Norton & Company, Nueva York, 1994).

7. Cita de Rumi de *The Essential Rumi,* traducciones por Coleman Barks con John Moyne (HarperOne, Nueva York, 1995).
8. Masaru Emoto, *Messages from Water*, vol. 1 (Hado Publishing Company, Sluisvaart 66, Netherlands, 1999).

Capítulo 5: La invitación: Nazca lentamente

1. Esta cita de Rumi es de fuente desconocida. http://en.wikiquote.org/wiki/Talk: Rumi.
2. Hermano David Steindl-Rast, *A Listening Heart* (The Crossroad Publishing Company, Nueva York, 1994).
3. Risa Kaparo, del poema «Every One I Touch», del album/CD, *Awaken*. Disponible en www.portalarts.com.
4. Mary Oliver, *Dream Work* (Atlantic Monthly Press, Nueva York, 1986).
5. Donald Nothanson, *Knowing Feeling*, «Compass of Shame» (W. W. Norton & Company, Nueva York, 1996), pp. 19-20.
6. Lista incluida en la obra de Donald Nathanson, *Shame and Pride: Affect, Sex, and the Birth of the Self*, «The Innate Affects», p. 136 (W. W. Norton & Company, Nueva York, 1994). Debido a que es probable que la mayoría de estos estados afectivos le resulten familiares al lector, para el propósito de esta discusión definiré solo cuatro de ellos, que posiblemente no le sean tan familiares: sorpresa-asombro, olor desagradable, disgusto y vergüenza.

Sorpresa-asombro

Por ejemplo, si nos asombramos cuando oímos una voz poco familiar, puede que nos saque repentinamente de cualquier estado afectivo en el que nos halláramos previamente. Y si reconocemos la voz como la de un viejo amigo saludándonos en voz alta... el afecto neutro se convertirá en gozo e interés. Si lo identificamos como un peligro potencial, el asombro puede convertirse rápidamente en miedo.

Olor desagradable y disgusto

Ambos estados afectivos están relacionados. Representan una aversión a algo y presentan una gran necesidad evolutiva. Si nos hallamos cerca de un alimento podrido, sentimos disgusto por el mal olor, y esto nos hace alejarnos de la sustancia que reconocemos a distancia como tóxica. Sin embargo, si por circunstancias hemos llegado a ingerir la sustancia tóxica, sentimos el estado afectivo de disgusto. Esto se aplica a cualquier sustancia que reconocemos como tóxica, ya se trate de un «guion», de una creencia condicionada, de una persona o de una situación.

Vergüenza-Humillación

Es importante distinguir el estado afectivo de vergüenza-humillación de la emoción que conocemos como sonrojo. El sonrojo es una emoción que involucra un estado de vergüenza. La vergüenza tiene muchas más variadas expresiones y presentaciones.

En la experiencia de vergüenza como emoción, estamos avocados a perpetuar el mismo ciclo repetitivo de vergüenza genera vergüenza que, a su vez, genera vergüenza, que puede resultar paralizante. El problema con todo lo que hacemos para huir de la vergüenza (un guión para la vergüenza) es que perpetúa más vergüenza.

Es igualmente útil tener en mente, como señaló Tomkins, «la vergüenza como impedimento», el hecho de que la vergüenza aparece cada vez que existe un impedimento para uno de los dos estados afectivos positivos. Por ejemplo, si yo estoy interesado en hacerme notar por ti y tú no me lo demuestras, aparecerá la vergüenza, aun cuando no exista un sonrojo específico.

He aquí algunas descripciones ofrecidas por Nathanson:

1. **Interés-Entusiasmo:** ceño fruncido, la mirada fija en todo lo que haya despertado el interés-entusiasmo, la boca entreabierta. A menudo, la lengua presiona un extremo de la boca. Las cejas hacia abajo, hacer seguimiento, mirar, escuchar.
2. **Gozo-Placer:** cara resplandeciente, músculos relajados, labios ampliamente abiertos. Sonrisa, labios abiertos y proyectados.
3. **Sorpresa-Asombro:** las cejas hacia arriba, los ojos parpadeando o muy abiertos, boca abierta.
4. **Temor-Terror:** mirada congelada, cara pálida, frío, sudoroso, pelo erizado.
5. **Aflicción-Angustia:** llorar, sollozo rítmico, cejas arqueadas, boca hacia abajo.
6. **Ira-Rabia:** boca y barbilla rígidas, los ojos achicados, piernas plantadas firmemente, puños cerrados, musculatura isométrica, ceño, mandíbula apretada, cara enrojecida.
7. **Olor desagradable:** labio superior levantado o arrugado, cabeza hacia atrás.
8. **Disgusto:** labio inferior hacia abajo y saliente, cabeza hacia adelante y hacia abajo.
9. **Vergüenza-Humillación:** los ojos caídos, cabeza hacia abajo y escondida, rubor.

7. De www.affectivetherapy.co.uk/affect_emotion08.html.
8. Donald Nathanson, *Shame and Pride*.
9. Silvan Tomkins, Affect, Imagery, Consciousness, volúmenes 1-4 (Springer Publishing Company, Nueva York, 1962-1963).

10. Robert Bly, *Forty-Four of the Ecstatic Poems of Kabir* (Beacon Press Books, Toronto, Canadá, 1977).
11. Estudios realizados por Bruce Klingbeil y su hijo John Klingbeil entre 1969 y 1993 en Mount Prospect, Illinois. Ver http://spindriftresearch.org. Desde que se publicó el estudio sobre el Spindrift se han realizado varios estudios más que cuestionan el uso sanador de la oración en los humanos, el más notable es el de H. Benson, J. Dusek, J. Sherwood, *et al.*, «Study of the Therapeutic Effects of Intercessory Prayer (STEP) in Cardiac Bypass Patients: A multicenter randomized trial of uncertainty and certainty of receiving intercesory prayer». Este estudio concluyó que los pacientes que creían que habían rezado por ellos, en realidad presentaron más complicaciones post cirugía. Se observó que «en general, su población de estudio presentaba un mayor nivel de complicaciones que lo observado típicamente. También se observaron varias limitaciones a su estudio, tales como restricciones impuestas al método de orar de sus intercesores». Esto difería del modo de orar usado en los estudios del Spindrift.
12. Larry Dossey, *Recovering the Soul* (Bantam, Nueva York, 1989), p. 56.
13. *Ibíd.*
14. *Ibíd.*
15. *Ibíd.*
16. Robert Owen, *Qualitative Research: The Early Years* (Grayhaven Books, Salem, OR, 1988), p. 22.
17. Robert O. Becker, MD, y Gary Selden, *The Body Electric* (HarperCollins/William Morrow Paperbacks, Nueva York, 1998).
18. Cita de Mozart de Brewster Ghiselin en *The Creative Process*, editado por Roger Sessions (University of California Press, Berkeley, 1985).

Capítulo 6: Haciendo surf con la gravedad sobre las ondas de la respiración

1. Cita de Rumi de *The Essential Rumi*, traducciones por Coleman Barks con John Moyne (HarperOne, Nueva York, 1995).
2. David Bohm, *Wholeness and the Implicate Order* (Routledge, Gran Bretaña, 1980).
3. Gabriel Cousens, *Spiritual Nutrition: Six Foundations for Spiritual Life and the Awakening of Kundalini* (North Atlantic Books, Berkeley, California, 2005). El título original era *Spiritual Nutrition and the Rainbow Diet*, publicado por Cassandra Press, 1986).
4. Michael Winn, del prólogo de *Bone Marrow Nei Kung*, por Mantak Chia (Huntington, Healing Tao Books, Nueva York, 1989).
5. David Bohm, *Wholeness and the Implicate Order*.
6. Incluido en www.drweil.com/«Spirit & Inspiration».

Capítulo 7: Ejercicios para hacer a la hora de acostarse

1. Cita de Rumi extraída de «The Dream That Must be Interpreted», de *Essential Rumi*, traducciones por Coleman Barks con John Moyne (HarperOne, Nueva York, 1995).
2. Solemos pensar que nos sentimos más cómodos sobre muebles blandos que se adaptan a uno. Lamentablemente, debido a que no proporciona la firmeza que necesitamos para encontrar apoyo, puede que nos volvamos más rígidos en nuestros patrones de tensión. Esto es especialmente importante por la noche, porque disponer de un apoyo firme nunca es tan crítico como cuando vamos a dormir. La firmeza de la superficie proporciona la resistencia que nos permite sentirnos tan fluidos como somos.
3. Usted puede descargarse o comprar un CD o DVD desde nuestro sitio web www.awakeningsomaticintelligence.com, donde también encontrará otras informaciones, recursos y programas útiles que le ayudarán en su práctica evolutiva.
4. El profesor James Oschman es el autor de dos obras innovadoras, *Energy Medicine: The Scientific Basis* y *Energy Medicine in Therapeutics and Human Performance*. Sus escritos proporcionan al científico más escéptico una base teórica para explorar la fisiología y la biofísica de las medicinas energéticas.
5. Cita de Rumi en *The Essential Rumi,* traducciones por Coleman Barks con John Moyne (HarperOne, Nueva York, 1995).
6. Risa Kaparo, del poema «Awake», en el libro *Embrace* (Scarlet Tanager Books, Oakland, 2002).
7. Una nota sobre las posiciones para dormir: generalmente, la forma más aconsejable para dormir es sobre un costado, con la espalda ligeramente curvada en una suave postura fetal, con rodillas y codos doblados. Recomiendo colocar una almohada larga (o dos más pequeñas) entre las rodillas y los codos, con el fin de evitar comprimir las caderas o los hombros. Asegúrese de encontrar una almohada que dé apoyo al cuello y la cabeza, de forma que la línea de la columna se mantenga paralela al colchón a todo lo largo hasta la cabeza. Esto requiere el soporte de un buen colchón y de una almohada del tamaño, forma y textura adecuados. Es posible que usted haya buscado una almohada en algún almacén especializado, pero, normalmente he visto que a la mayoría de las personas les va bien con una de tamaño viaje, de la marca Tempurpedic (o similar), que es fácil de ajustar cuando cambia de posición y de llevarla consigo a todos los sitios que vaya.
8. James y Nora Oschman son directores de Nature's Own Research Association, en Dover, New Hampshire. Pueden obtener una relación de sus libros y artículos escribiendo a P. O. Box 5101, Dover, NH 03820. Teléfono 603-742-3789.
9. Werner Heisenberg, como se le cita en la obra de Fritjof Capra, *The Turning Point: Science, Society, and the Rising Culture* (New York, Random House Digital, Inc., 1983).

Capítulo 8: Ejercicios matinales

1. Cita de Rumi extraida del poema «Spring Giddiness» en *The Essential Rumi*, traducciones por Coleman Barks con John Moyne (HarperOne, Nueva York, 1995).
2. Extractos de las páginas 202-204 de *The Poetics of Reverie* por Gaston Bachelard (Beacon Press, Ypsilanti, Michigan, 2002).

Capítulo 9: Ejercicios para cualquier momento y para cualquier lugar: De pie

1. Risa Kaparo, del poema «Living On Island» en el libro *Embrace* (Scarlet Tanager Books, Oakland, 2002).
2. El término *sinestesia* se utiliza generalmente de dos formas: una, para describir un estado patológico en el que el sistema nervioso interfiere con los sentidos. La otra se utiliza más metafóricamente, en poesía por ejemplo, a fin de describir el intercambio de metáforas entre diferentes sentidos, como «el sabor del verde». En el contexto del Aprendizaje Somático, utilizo el término para hablar de la tendencia a usar una forma más dominante de percepción en reemplazo de una forma menos desarrollada, aun cuando no posea los mismos atributos o capacidad, como en el ejemplo que antecede.

Capítulo 10: Ejercicios para cualquier momento y para cualquier lugar: Caminando

1. Risa Kaparo, del poema-canción «Water», del CD *Grateful*, disponible en www.portalarts.com.
2. Franz Kafka, de «Senses». En *Portables & Paradoxes* (Schocken Books, Nueva York, 1958).
3. Para leer más sobre el método de la Idiokinesis, recomiendo: Lulu E. Sweigard, *Human Movement Potential: Its Ideokinetic Facilitation* (Harper and Row Publishers, Nueva York, Inc., 1974).
4. Para mayor información sobre correr con la parte delantera, ver los artículos de Rick Williams.
5. Risa Kaparo, del poema «Overtones» en el libro *Embrace* (Scarlet Tanaget Books, Oakland, 2002).
6. Adrienne Rich, extracto de «Transcendental Étude», de *The Dream of a Common Language* (W. W. Norton, Nueva York, 1978), p. 76.

Capítulo 11: Ejercicios para cualquier momento y para cualquier lugar: Sentarse

1. Risa Kaparo, del poema «The Invocation». Publicado en theartofawakening.com, revista online de poesía, 2003.
2. Padmasambhava, *Natural Liberation*, traducido por Alan Wallace (Wisdom Publications, Somerville, Massachusetts, 1998), pp. 105-109.
3. Profundizo en el experimento sobre el diálogo en un artículo sobre «Integrating Multiples Modes of Intelligence». Consulte en www.awakeningsomaticintelligence.com a fin de continuar con la exploración de estas áreas.
4. Un proceso de pensamiento no mecánico por el que el significado relevante surge espontáneamente a la conciencia siguiendo el flujo del significado. Esto es los que describe el proceso de la intuición.
5. Ver Risa Kaparo, «Somatic Learning Writing Experiments» (Yo he usado «SomaLogics» para el diálogo del Aprendizaje Somático y en las prácticas de escritura) en *E Prime III, An Anthology*, editado por D. Bourland (International Society of General Semantics, Concord, CA, 1997), pp. 289-300.

Capítulo 12: Cambiando niveles- Cambiando paradigmas

1. Risa Kaparo, del poema-canción «Exequy» en el álbum/CD *Awaken*. Disponible en www.prtalarts.com.

Capítulo 13: Profundizar el diálogo

1. Risa Kaparo, del poema-canción «Everyone I Touch», del álbum/CD *Awaken*. Disponible en www.prtalarts.com.
2. Lao Tse, como lo citan en Ruthie Rosauer, *Singing Meditation: Together in Sound and Silence*, Unitarian Universalist Association of Congregations, noviembre 2010.
3. Peter Levine, *Waking the Tiger: Healing Trauma* (North Atlantic Books, Berkeley, California, 1997).
4. Risa Kaparo, frase del poema «Querencia» (versión cantada) en el álbum *Awaken* (Las Vegas, Nevada, Portal Arts, 2010, www.prtalarts.com
5. Un estudio reciente mostró que la «tactile kinesthetic stimulation» (término científico que equivale a tocar) aplicado durante cinco minutos al día, ayudó a bebés prematuros a ganar un promedio de 47 por ciento más de peso con el mismo tipo de leche que otros bebés. *Journal of Perinatology*, 29 (2009), pp. 352-357. Nature Publishing Group.
6. De *Songs of Kabir*, traducido por Rabindranath Tagore (Samuel Weiser, Inc. 1977).

Índice temático

Abrazar el cráneo, 363
Abrazar el esternón, 359
Abrazar el ombligo, 362
Abrazar la columna vertebral, 365
Abrazar la coronilla, 364
Abrazar la pelvis, 355
Abrazar las costillas, 358
Abrazar las piernas, 354
Abrazar los brazos, 365
Abrazar los muslos, 356
Abrazar los riñones, 358
Abrazar los tobillos, 353
Abrazo, 32, 94, 103-119, 125, 126, 146, 224, 252, 351, 374-376
Abrir el corazón, 194, 270
Alargamiento de la columna, 132, 167, 188, 216, 274, 290, 295, 312, 324, 341
Alargamiento espinal, 54, 166, 216, 272, 312, 315
Altman, A. Arthur, 291
Amnesia, 95-96
Amor, 16, 22, 24, 28, 55, 57, 59, 94, 118-119, 126, 153, 172, 178, 218, 224, 350, 376
Andar natural, 291
Aprendizaje somático, 28-33, 41-44, 51-52, 55-78, 85, 91-93, 96-101, 103-105, 120-124, 128, 137-139, 149, 154, 156-157, 171, 173, 191, 205-208, 245, 253, 258, 281, 298, 330, 343-346, 370

Atención diferenciada *vs* dirigida, 143
Atención incorporada, 27, 28, 60, 72, 144, 146
Autofacilitarse, 34
Autopoiesis, 83, 386

Bachelard, Gaston, 153, 391
Base del cráneo, 163, 165, 167, 168, 192, 221, 231, 264, 267, 269, 276, 310, 363, 371
Becker, Robert, 145, 389
Bhaerman, Steve, 18, 19, 93, 384
Bhaerman, Trudy Siewert, 18, 94
Bohm, David, 16, 65, 82, 154, 200, 286, 310, 381, 384, 386, 389
Buda, 15, 16, 43, 55, 57, 297

Caminar, 290-294, 297, 298, 329
Cáncer, 85, 143, 145
Capra, Fritjof, 390
Castaneda, Carlos, 198
Cepillarse los dientes, 202, 240
Chipkin, Lisa, 18, 139
Chopra, Deepak, 79, 385
Ciclo de aprendizaje, 80, 82
Cohen, Leonard, 44
Cola del escorpión, 224, 334-337
Conciencia, 50-52, 58-65, 71-74, 79, 94, 103, 112, 197, 296, 320
Conciencia no dual, 56, 140, 147, 155
Conciencia sin elección, 115
Correr, 294-295

Costillas, 193, 195, 214, 303, 358, 366, 368, 369
Cousens, Gabriel, 161, 162, 389
Cultivar la energía sexual, 218
Cyriax, James, 203

Dantian, 362
Diafragmas, 157, 158, 164-166, 183, 212, 215, 241, 264, 354
Diferenciación, 57, 73, 83, 87, 127, 132, 142, 146, 166, 210, 256, 345
Disociación, 115, 261, 304, 374
Dolor, 41, 44-52, 56, 64, 85, 97, 104, 120, 133-136, 207, 245, 329, 343-345
Dolor de espalda, 56, 89, 238
Dossey, Larry, 141, 389

Eckhart, Meister, 386
Eddington, Arthur, 297
Efecto placebo, 141
Einstein, Albert, 72, 103, 385, 386
Ejercicios Kegel, 158, 229
Ejercicios para cualquier momento y para cualquier lugar
    Caminando, 283-297
    De pie, 249-280
    Sentarse, 299, 328
Ejercicios para hacer a la hora de acostarse, 175-206
Emoto, Masaru, 118-119
Energía, 140, 147, 154, 177, 197, 218, 219, 226, 236, 262, 269, 270, 277, 308, 310, 314, 326, 335, 345, 366
Epigenética, 25, 67
Escribir, 308, 323
Esfínter anal, 158, 242
Esfínter oral, 242
Esfínter urinario, 241
Estar presente, 29, 36, 43, 50
Estrés, 24, 41, 56, 59, 77, 95, 128, 140, 141, 149, 177, 219, 228, 315, 374

Experiencias de aprendizaje somático
    Carrie (un parto), 156
    David (lesión en espina dorsal), 343
    Ellen (convertirse en ligereza, facilidad y comodidad), 253
    Jerry (problemas en las rodillas), 85
    Joan (bailar sin dolor), 207
    Katrama (crear espacio y transformar la estructura), 208
    Kay (envejecer dignamente), 149
    Larry (una curación multigeneracional), 53
    Lisa (transformar una crisis de salud), 137
    Marty (transformar un dolor crónico), 120
    Penny (curación transformadora de la enfermedad), 298
    Reka (más allá de la limitación aparente), 281
    Ron (pasando de la contracción al placer), 173
    Shosanah (sanadora sensitiva y profunda), 75
    Steve (liberarse del esfuerzo), 99
    Tatiana (transformar las limitaciones), 245
Exploración de la referencia gravitatoria, 178, 185

Faulkner, William, 68
Felicidad, aumentando la, 28, 57-61
Fortalecer los órganos, 219
Fragmentación, 32, 65, 72, 90, 105, 109, 112, 115, 240, 378

Genes, su función, 67, 73
Glándula prostática, 218
Gravedad, 29, 43, 69, 79, 96-98, 109, 153, 166-169, 182, 190, 226, 243, 252, 254, 287, 305, 317, 326, 331, 361
Gravedad y envejecimiento, 96-97

Hablar por teléfono, 242
Hanna, Thomas, 73, 96, 385, 386
Hanson, Rick, 20, 21, 60, 98, 385, 386
Hebb, Donald, 58, 385
Heisenberg, Werner, 206, 390
Holomovimiento, 82, 154, 200
Horizonte, 262-264, 306-309, 317

Ínsula, 22, 60
Interocepción, 57

Joyce, James, 199

Kabir, 133, 376, 389, 392
Kafka, Franz, 391
Kinestesia, 64, 381
Krishnamurti, 15-17, 30, 58, 111, 115, 178, 251, 385

Lao Tse, 392
Levine, Peter, 95, 374, 386, 392
Libertad, 41, 44, 115, 154, 263, 307
Lipton, Bruce, 67, 68, 177, 384, 385
Lucidez, 178, 196, 198
Lusseyran, Jacques, 48, 66, 384

Marea de respiración, 159
Maturana, Humberto, 83, 386
Meditación somática, 94-96
Meditación somática del sueño, 198
Meditación, 223, 320, 322, 325, 327
Memoria de los tejidos blandos, 204-206
Mendius, Richard, 60, 98, 385, 386
Mente subconsciente, el poder de la, 68
Moléculas de agua, transformación de las, 118
Movimiento ideokinético, 293-297
Mozart, Wolfgang Amadeus, 147, 389

Nathanson, Donald, 17, 131, 386, 387, 388
Neuroplasticidad, 57-59

Oliver, Mary, 126, 387
Oración, 137, 140-147, 389
Oschman, Nora y James, 20, 23-25, 72, 84, 192, 202, 204, 385, 386, 390

Padmasambhava, 320, 392
Percepción, 61, 65, 67, 191, 284, 352
Peritoneo, 160-162, 166, 168
Pies, 165, 168, 186, 211, 220-221, 228, 234, 259, 337, 339
Posición del niño, 228-229, 369, 373
Propriocepción, 57, 64-65, 87, 142, 261, 284-285, 352
Psoas, 356, 357
Pulmones, 159, 160, 212

Rápida liberación espinal, 180-181, 273
Regeneración, 50, 83, 145, 176, 202
Regeneración de heridas, 145
Relajando los esfínteres, 75, 241-242
Respiración de serpiente, 170, 182
Respiración natural, 263, 309
Respirar y nacer, 156
Restablecer la respiración natural, 263
Retroalimentación, 371, 378
Retroalimentación laberíntica, 381
Retroalimentación vestibular, 381
Retroalimentación visceral, 381
Rich, Adrienne, 296, 391
Rolf, Ida, 203
Rumi, 74, 113, 175, 197, 209, 387, 389, 390
Sacro, 167-168, 182, 212-216, 221, 231, 267, 269, 272-278, 288, 304, 337, 355
Sanación, 77, 146, 202
Sanford, Matthew, 62, 65, 66, 385
Scaravelli, Vanda, 17, 125, 253, 261, 384
Secuencia LUV, 231, 237-238
Selden, Gary, 145, 389

Sentarse, 220, 300, 305, 341
Sentir los órganos pélvicos, 161, 215
Series de alargamientos, 210, 272, 312, 355
Siegel, Daniel, 59, 72, 385
Sinestesia, 261, 391
Sistema linfático, 163, 237
Sistema nervioso parasimpático, 176
Sistema nervioso simpático, 176, 197
Sivander, Gitta, 93
Spindrift Research Group, 140-146, 389
Star, Steve, 19, 99
Steindl-Rast, David, 123, 262, 387
Steinman, Louise, 64
«Surfear» la gravedad, 156, 168-171, 182

Temor, 71, 135, 343, 374, 388
Tenzin, Lama Pema, 144
Thubten, Anam, 321
Tomkins, Silvan, 17, 109, 131, 386, 388

Tonglin, 224
Transformar el cuerpo/mente, 155

Uribe, Ricardo, 83, 386
Uttanasana, 220

Varela, Francisco, 83, 386
Vergüenza, 110, 112, 129-131, 388
Verse en el espejo, 241
Visualización, 86, 142-143

Weil, Andrew, 171
Weiss, Paul, 203
Whyte, David, 115
Winn, Michael, 162, 389
Wren, Maurice, 19

Young, J. Z., 203, 205

Zakili, Katayoon, 93